Body *for* LIFE®

para

MULHERES

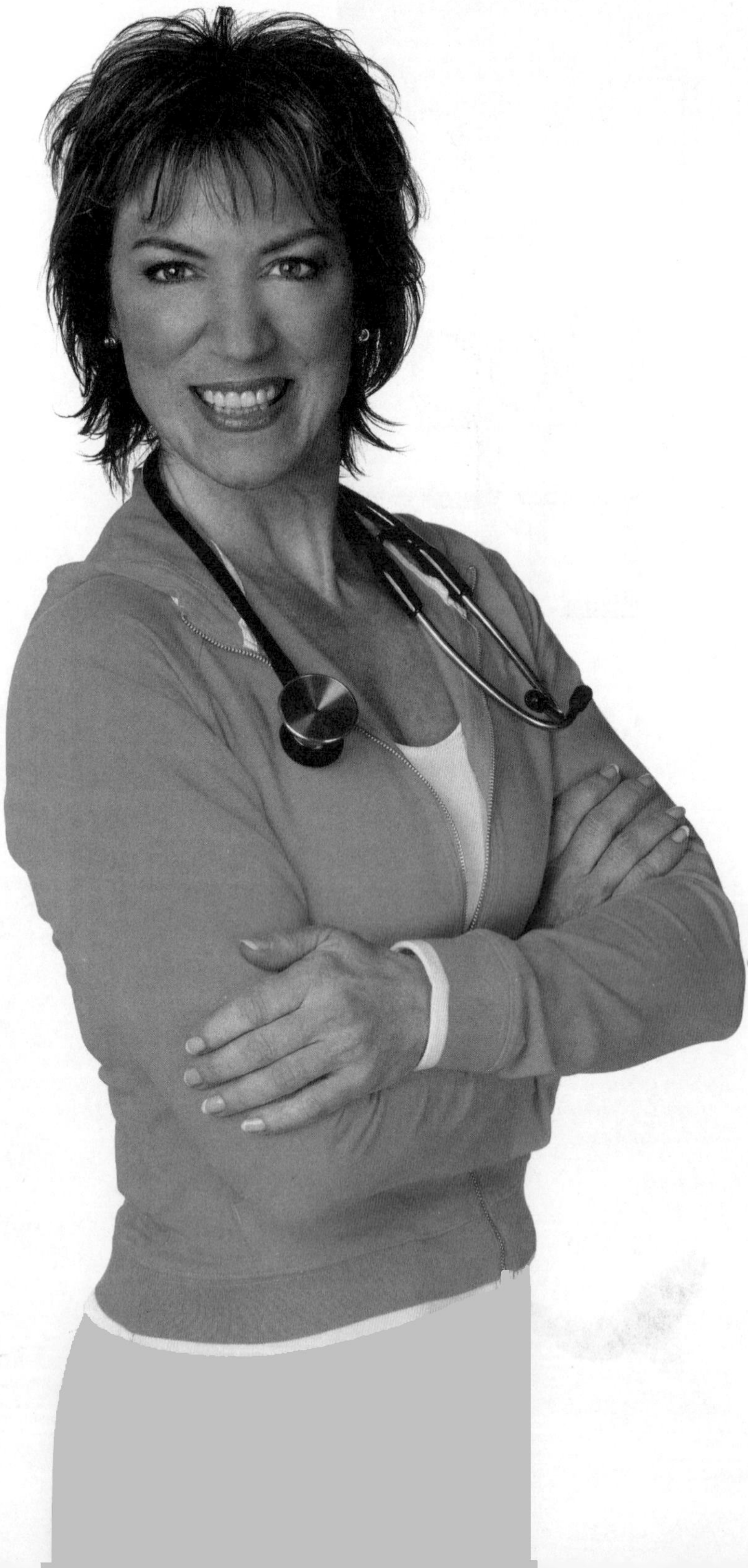

Body *for* LIFE®

para

MULHERES

Um programa que vai mudar sua cabeça, deixar seu corpo em forma e garantir uma boa saúde em todas as fases da vida

Dra. Pamela Peeke

SEXTANTE

Atenção

Este livro é uma obra de referência, e não um manual médico. As informações contidas aqui têm o objetivo de ajudar o leitor a tomar decisões conscientes sobre sua saúde, sua dieta, seu bem-estar e seu programa de exercícios. O propósito desta publicação não é substituir orientações de profissionais das áreas médica e de condicionamento físico. Caso você suspeite de que tem um problema de saúde, nós o(a) aconselhamos a consultar um médico. Além disso, busque a orientação e a aprovação desse profissional antes de dar início ao seu programa de exercícios. A menção de determinadas empresas, organizações e autoridades neste livro não corresponde a uma recomendação do editor nem quer dizer que tais empresas, organizações e autoridades corroboram o conteúdo desta obra.

Título original: *Body*-for-*LIFE for Women*

tradução: Sonia Maria Moitrel Schwarts
preparo de originais: Valéria Inez Prest
revisão: Luis Américo Costa, Sérgio Bellinello Soares e Sonia Peçanha
adaptação da capa e diagramação: Miriam Lerner
fotolitos: R R Donnelley
impressão e acabamento: Lis Gráfica e Editora Ltda.

CIP-BRASIL. CATALOGAÇÃO-NA-FONTE
SINDICATO NACIONAL DOS EDITORES DE LIVROS, RJ

P421b

Peeke, Pamela
Body-for-LIFE para mulheres: um programa que vai mudar sua cabeça, deixar seu corpo em forma e garantir uma boa saúde em todas as fases da vida / Pamela Peeke; tradução de Sonia Maria Moitrel Schwarts. – Rio de Janeiro: Sextante, 2006.
Tradução de: Body-for-LIFE for women
ISBN 85-7542-255-3

1. Mulheres – Saúde e higiene. 2. Mulheres – Saúde mental. 3. Aptidão física em mulheres. 4. Emagrecimento. I. Título.

06-3557

CDD 613.04244
CDU 613.99

Rua Voluntários da Pátria, 45 – Gr. 1.404 – Botafogo
22270-000 – Rio de Janeiro – RJ
Tel.: (21) 2286-9944 – Fax: (21) 2286-9244
E-mail: atendimento@esextante.com.br
www.sextante.com.br

Dedico este livro a todas as mulheres com quem trabalhei, assim como às pessoas que as amam, que me encantaram com suas histórias de resistência diante da adversidade e obstinada capacidade de se reestruturar quando os obstáculos da vida pareciam intransponíveis. Suas experiências confirmaram minha inabalável convicção de que podemos aprender tudo o que quisermos sobre alimentação saudável e atividades físicas, mas, se não começarmos pela mente, jamais alcançaremos a meta de adquirir bem-estar físico e mental para toda a vida. Com a ajuda dessas pessoas fui capaz de criar a Fórmula Mente–Boca–Músculos, conferindo uma abordagem mais holística e integradora aos cuidados com a mente e com o corpo. Enquanto escrevo estas palavras, me lembro do grande número de mulheres que conheci ao longo dos anos – um infinito mar de coragem e tenacidade feminina.

Também dedico este livro às mulheres que desejam aceitar o desafio de se desvencilhar dos seus invólucros femininos e transformar sua vida. Todas elas possuem a capacidade de alcançar condições excelentes para seu corpo e sua mente. Nas palavras de Tommy Lasorda: "A diferença entre o impossível e o possível está na determinação de uma pessoa." Mais uma vez, trata-se da mente.

Portanto, do fundo do meu coração, digo-lhe como fonte de inspiração: quando você iniciar sua jornada, estarei nos bastidores, aplaudindo seus esforços e incentivando-a com meu entusiasmado "Bravo! Vá em frente, garota!".

Pam, você sempre me forneceu a inspiração, o incentivo e a coragem para enfrentar os tempos difíceis. Com tantos desafios – familiares com câncer em estágio avançado, inclusive meu marido, e o meu recorrente câncer de mama –, é fácil me sentir sobrecarregada. Eu lhe pedi a "mágica" que me permitiria enterrar bem fundo a angústia e me concentrar em aproveitar intensamente cada precioso dia com meu marido. Seu conselho foi: "Preencha os dias com o máximo possível de alegria e amor. A mágica é essa, assim como a paz mais profunda que você obtém quando abraça a convicção de que sua mente, seu corpo e seu espírito formam um conjunto maravilhoso e que esse é seu presente para o mundo." Minhas aventuras com as Peeke Performers e você – tanto a inesquecível Maratona da Cidade de Nova York após o atentado de 11 de setembro quanto a escalada ao cume da Green Mountain, em Aspen, em agosto de 2003 – foram simplesmente magníficas para a mente, o corpo e o espírito. Essas duas experiências me permitiram agarrar a oportunidade de esquecer, por alguns dias, a quimioterapia, respirar cada segundo com amor, descobrir a maior alegria imaginável na beleza da natureza e saborear intensamente a paixão pela vida. Até hoje aqueles momentos de alegria e encantamento permanecem vívidos na minha memória. Será que existe uma forma melhor de viver o presente de modo tão profundo como nós fizemos?

Lembro-me de chegar ao cume da montanha e, surpresa com minha conquista, admirar a indescritível beleza do vasto panorama das outras montanhas ao redor. Foi lá que, de repente, percebi que toda a minha preocupação com o câncer havia desaparecido. No lugar desse sentimento instalou-se uma imensa calma enquanto observava o poder do meu corpo e a força da minha mente. Eu posso fazer qualquer coisa.

– BETTY LAWSON, sobrevivente de câncer de mama e uma das Peeke Performers, grupo de pacientes da Dra. Pamela Peeke que participa de eventos esportivos com ela.

Sumário

Vencendo a realidade

Prefácio

"Se eu consegui fazer isso, qualquer mulher consegue. Você verá que não existe absolutamente nada que você não possa fazer a partir do momento em que acreditar que você pode."

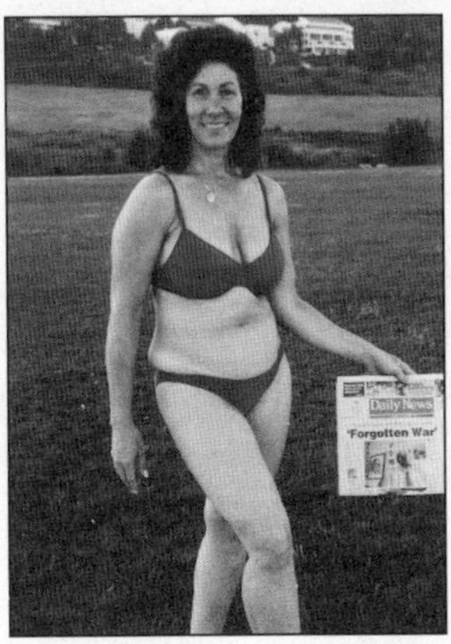

Antes

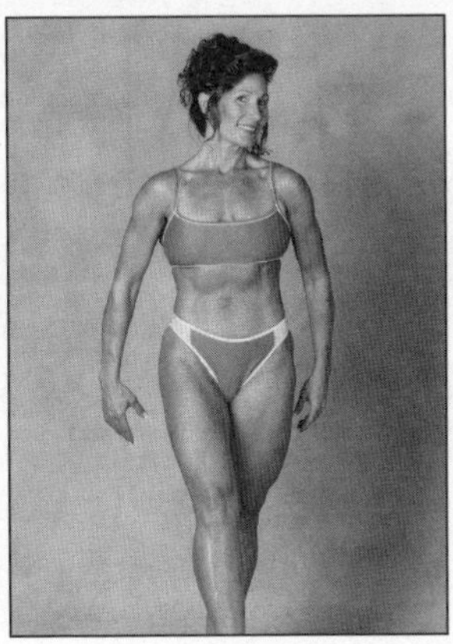

Depois

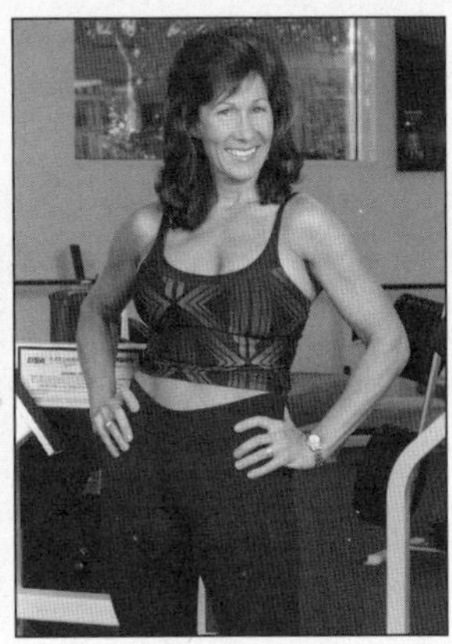

Quatro anos depois

Por Pamela Hickerson

Como uma mulher de 47 anos que acabou de receber os papéis do divórcio, que precisa emagrecer 13kg e que não possui nenhuma auto-estima dá uma guinada na sua vida?

Naquela época eu teria dito: "Não me pergunte." Eu havia acabado de sair de um casamento de 10 anos com um advogado atraente e bem-sucedido. Estava tão entristecida por minha incapacidade de lhe agradar que o deixei tratar de todas as questões relacionadas ao divórcio.

Meu ex-marido é uma boa pessoa, porém éramos totalmente incompatíveis. Durante todo o nosso casamento, vivi com um homem que nunca sentira atração por mim. E meu peso havia se tornado um problema. Nessa união sem amor, nós compartilhávamos uma vida social ativa, mas não havia muito mais além disso. Eu estava deprimida e muito solitária. E você sabe o que as mulheres fazem quando estão deprimidas, solitárias, entediadas ou zangadas, não é? Nós comemos. Fazemos isso para tentar preencher esse vazio. E, quanto mais eu engordava, menos atraente me sentia.

Após o divórcio, mudei para uma casa decrépita, a 3km da caríssima residência de frente para a praia de Malibu, onde eu tinha morado antes. Lembro-me de pensar na minha carreira como produtora de programas de televisão e de me perguntar: "Eu era um sucesso – o que foi que aconteceu?" Agora, meu único consolo era uma pizza grande e uma garrafa de um bom vinho, que eu podia devorar diante da TV. Ainda me lembro das visitas, tarde da noite, à geladeira para comer sorvete às colheradas diretamente no pote.

Na ocasião do divórcio, eu, que tenho 1,70m de altura, estava pesando 71kg. Durante o ensino médio, tinha sido líder de torcida e adorava ginástica. Como foi que me desliguei do meu corpo? De que modo me deixei engordar tanto? Eu havia tentado entrar em forma algumas vezes, basicamente para obter a atenção e a aprovação do meu marido. Quando via uma mulher de corpo perfeito correndo na praia, eu pensava: "Se eu conseguisse ficar como ela, ele me amaria."

E agora eu estava sozinha. Nos primeiros seis meses após o divórcio, vivia numa situação tenebrosa. Tudo o que eu fazia era trabalhar, voltar para casa e comer.

Meu único motivo de alegria era Paul, que havia se mudado para uma casa ao lado da minha. Um havaiano atraente, 10 anos mais jovem do que eu, que adorava o mar e surfava sempre que podia. Ele também tinha acabado de sair de um divórcio difícil e parecia compreender meu sofrimento. Paul me ajudou a consertar a casa e, durante esse processo, nos tornamos grandes amigos.

Seus filhos moravam com ele metade do tempo e, quando estavam lá, nós brincávamos juntos na praia.

Nessa ocasião, uma amiga me falou sobre o programa de condicionamento físico do *Body*-for-*LIFE: em plena forma para a vida* e o Desafio. Um dia, ela me disse: "Pam, eu vou fazer. Você topa entrar nessa comigo?"

Eu tinha acabado de completar 47 anos e me sentia desorientada – sem energia, sem tônus muscular, sem entusiasmo pela vida. Até aquele momento, nunca havia concluído nada que tivesse iniciado. Precisava de alguma coisa para me motivar. Necessitava desse Desafio. Decidi me dedicar inteiramente a isso e não deixar que nada se metesse no meu caminho.

Eu era muito disciplinada em relação à parte da dieta indicada no Desafio – sim, eu mesma, a comedora emocional. Chegava à academia na mesma hora todas as noites. Vestia camisetas compridas e largas e um boné e colocava fones de ouvido para não precisar falar com ninguém.

Apesar da determinação, o primeiro mês foi muito difícil. Todos os músculos do meu corpo doíam. A dor era opressiva, mas eu a adorava. Sentia como se estivesse acordando de novo e que ela era a prova de que eu estava viva. Não observei nenhuma mudança até à oitava semana. Lembro-me de estar escovando os dentes quando vi um músculo no meu braço. Lá estava ele – um bíceps. Eu disse: "Uau! Quando foi que isso aconteceu?"

Mas, justamente quando estamos progredindo, a vida joga alguma coisa no nosso caminho. Na oitava semana, recebi uma notícia devastadora: o homem que eu mais amava neste mundo, meu pai, estava com câncer de próstata. Depois que ele fez a cirurgia, era eu quem o levava às sessões de rádio e quimioterapia. No início, achei que precisaria abandonar o Desafio.

Quando falei com o Paul sobre a possibilidade de parar, ele observou: "Como é que você vai ajudar seu pai se você não consegue se ajudar? Você precisa ficar forte para ajudá-lo a ser forte."

Aquele foi um momento decisivo na minha vida: compreendi que só poderia ser útil a meu pai se, primeiro, eu cuidasse de mim. Quando fui para a academia naquela noite, e daquele momento em diante, minhas sessões de exercícios se transformaram. Passei a usar cargas maiores do que antes. Encarei o medo de frente – o medo que sentia em relação à saúde do meu pai e em relação à minha vida – e derrotei todos os meus temores.

Em resumo: na décima segunda semana, eu tinha emagrecido 11,8kg de pura gordura e havia adquirido 2,6kg de músculos. Minha gordura corporal foi reduzida de 27 para 13,9% e o tamanho de meus vestidos diminuiu bastante. Antes, eu lutava para entrar num manequim 44/46. Agora, conseguia vestir 40. Mal reconhecia a pessoa que eu havia me tornado. As paredes que eu levantara ao meu redor haviam desabado. Eu provara algo a mim mesma: na vida não há barreiras, apenas desafios. "Você é uma vencedora", Paul me disse.

Logo depois que terminei o Desafio, eu e Paul nos casamos. Agora moramos numa casa na praia de Malibu, bem perto de onde meu ex-marido ainda mora. Recebi de presente os dois adoráveis filhos de Paul. O câncer do meu pai está regredindo, e ele e eu temos uma empresa juntos. Paul me ensinou a surfar. Nós saímos de caiaque. Construímos castelos na areia. Adoramos nossa vida juntos.

Por incrível que pareça, meu ex-marido e eu somos amigos agora. Mas sei que lá no fundo ele ainda está surpreso com minha aparência atual. Vou contar uma história que ouvi de um amigo dele. Cerca de dois meses antes de Paul e eu nos casarmos, eu estava tentando surfar, e meu ex-marido e esse amigo estavam na praia, me observando de longe.

– Dá uma olhada naquela mulher na prancha – ela é um avião. Você a conhece? – o meu ex-marido perguntou.

– Você está brincando, não está? – o amigo dele respondeu. – Aquela é sua ex-mulher. É a Pam.

Essa foi a conquista que obtive com o Desafio – e, se eu consegui fazer isso, qualquer mulher consegue. Você verá que não existe *absolutamente nada* que você não possa fazer a partir do momento em que acreditar que você pode.

Vamos. Acredite em si mesma. Brigue por si mesma. Respeite a si mesma. Aceite o Desafio. Diga sim.

Prefácio

Por Cindy Crawford

Sou modelo desde os 17 anos e, infelizmente, não estou entre aquelas mulheres que podem comer o que querem e não precisam fazer ginástica. Tive que escolher um estilo de vida saudável, aprender a me alimentar corretamente – na maior parte do tempo – e a me exercitar. O fato de precisar vestir um biquíni na frente de críticos de moda a qualquer momento e em qualquer tipo de clima certamente me motiva a me manter em forma.

Hoje em dia, há uma enxurrada de dietas milagrosas prometendo um emagrecimento rápido, tentando nos fazer acreditar que, se eliminarmos isso, controlarmos aquilo, pararmos de comer ou tomarmos uma pílula, obteremos milagrosamente o corpo dos nossos sonhos. Apesar disso, eu mantenho basicamente o mesmo regime de saúde e boa forma que adoto desde os 22 anos. É claro que, em ocasiões distintas da minha vida, surgiram desafios diferentes: reduzir o peso adquirido com a gravidez, me preparar para fotografias para a *Playboy* ou me sentir especialmente bem no meu vestido de noiva. Mas continuo acreditando que o caminho mais importante e eficaz para melhorar a saúde, ter vitalidade e emagrecer é a motivação constante e duradoura, o que a maioria das dietas não consegue oferecer – e é exatamente isso que este livro aborda. Ele trata de mudanças, do comprometimento com uma nova maneira de viver que assegura auto-estima e autoconfiança permanentes. *Body*-for-*LIFE para mulheres* está estruturado na fundamental compreensão do que dá resultado e do que não dá resultado tanto em relação à nossa mente quanto ao nosso corpo.

Enquanto eu lia as histórias pessoais de sucesso das mulheres que se comprometeram a mudar seu estilo de vida e como elas se sentiram em relação a si mesmas depois disso, pensei imediatamente na minha mãe. Ela sempre me disse que era mais fácil manter o excesso de peso longe do que se livrar dele. Infelizmente, essa foi uma lição que ela sofreu para aprender. Minha mãe estava sempre lutando para emagrecer uns 10kg, e me lembro de vê-la passar fome e até de experimentar uma dieta que incluía comer seis bananas por dia. A comida não era sua amiga e, embora lhe proporcionasse conforto, continuava a ser um problema na sua vida. Foi somente quando ela se comprometeu a seguir o programa do *Body*-for-*LIFE para mulheres* que recuperou seu bem-estar físico. Pareceu até ter crescido 2cm em decorrência da melhora na sua postura. Além disso, sua recém-descoberta força de vontade e sua reconquistada confiança conferiram uma nova dimensão ao nosso relacionamento. Nós conversávamos sobre proteínas e carboidratos e comparávamos rotinas de exercícios.

Body-for-*LIFE para mulheres* fala sobre todas as inseguranças e fraquezas femininas. Depois, nos fortalece com informações e ferramentas para superá-las. Este livro enfatiza a importância do entendimento das tensões da vida, não importa quais sejam nem o fato de serem grandes ou pequenas. Além disso, é um guia motivacional que trata do tema com profundo respeito e cuidado. As histórias reais de sucesso descritas aqui são provas de que a Dra. Pamela Peeke conhece e compreende mulheres de diferentes idades, profissões, raças e tamanhos. Essas narrativas servem também de incentivo para continuarmos num caminho de vida saudável.

A saída para as mulheres

Parte 1

"O otimismo é a fé que conduz à vitória. Sem esperança e determinação, nada pode ser feito."
– Helen Keller

Nós nos conhecemos num agradável dia no outono de 2001. Na época, aos 48 anos, Margaret, uma talentosa editora que aguardava com ansiedade na minha sala de espera, estava em plena perimenopausa. Eu a conduzi ao meu consultório, ofereci-lhe uma cadeira e depois perguntei qual era o motivo da sua consulta.

Eu tinha uma boa idéia do que se tratava.

Ela olhou para mim e tentou sorrir. Só que, em vez disso, seus olhos se encheram de lágrimas. "Tenho 1,67m de altura e peso 107kg. Visto manequim 56. Estou desolada com meu corpo – e apavorada com a possibilidade de morrer."

Naquela época, pesquisas estavam começando a mostrar que o excesso de gordura abdominal interna – que eu chamo de "gordura tóxica" – era um fator de risco para doenças cardíacas e diabetes, entre outros males. Margaret ouvira falar sobre esses estudos e tinha motivos para se preocupar. O exame que fiz de sua condição física naquele dia revelou tudo.

Nada menos do que 45% do seu corpo era composto de gordura. Suas taxas de açúcar no sangue e de colesterol, bem como sua pressão sangüínea, estavam acima do normal. Sua mãe tinha doença cardíaca e diabetes, e ela estava indo pelo mesmo caminho. Margaret queria se manter viva por causa dos seus três filhos. Ela estava tendo pesadelos sobre a possibilidade de pôr tudo a perder.

Eu lhe disse que, para se salvar, ela precisaria mudar seu estilo de vida. Depois, juntas, esquematizamos um novo modo de viver que deu certo para ela – uma nova forma de comer, de exercitar o corpo e de lidar com o estresse, que estava debilitando seu bem-estar físico e emocional.

Após cumprir o programa por vários meses, Margaret me deixou uma mensagem gravada. Seu marido, Richard, estava doente. Ela voltaria assim que ele estivesse recuperado. Eu suspirei – fiquei preocupada com a possibilidade de ela abandonar todas as mudanças positivas que tinha adotado. Quem poderia culpá-la?

No entanto, cinco meses depois, lá estava Margaret na minha sala de espera. Passei direto por ela. De fato, Margaret havia mudado. A pessoa infeliz e derrotada que eu conhecera meses antes se transformara numa mulher sorridente, serena e em forma.

Ela me disse que seu marido tinha desenvolvido uma obstrução intestinal crítica e precisara permanecer um bom tempo na Unidade de Terapia Intensiva de um hospital a 97km da sua casa. Margaret passou quatro meses ao seu lado.

Eu pensei: "Esta mulher teve a desculpa perfeita para desistir – um marido doente, um estresse gigantesco. Ela poderia ter parado de fazer os exercícios e começado a comer da forma errada de novo."

Em vez disso, durante aquele período, Margaret levou suas próprias refeições saudáveis para comer no quarto em que seu marido estava internado e fez caminhadas diárias num ritmo acelerado em volta do hospital. Ela chegou até a se matricular por um breve período numa academia de ginástica para se exercitar com pesos.

Assim, conseguira emagrecer 20kg e sua gordura corporal diminuíra sete pontos. Livrara-se de 10cm de cintura. Suas taxas de açúcar no sangue e de colesterol voltaram aos limites normais. Sua pressão sangüínea baixara também.

– Incrível. Absolutamente incrível – eu disse ao abraçá-la. – Como é que você fez isso?

Sorrindo, ela respondeu:

– Quando meu marido adoeceu, eu queria me enfiar na cama e me esconder debaixo das cobertas. Eu sabia que precisava me manter forte para ele e para minha família, só não sabia como fazer isso. Um dia, quando estava muito estressada, uma imagem de mim mesma surgiu na minha cabeça. Eu era uma mulher guerreira. Tinha uma espada, uma proteção de metal no peito, enfim, a armadura completa, e estava lutando pela vida do meu marido.

Essa imagem fez com que Margaret se concentrasse. Deu-lhe um objetivo. Todas as vezes em que caminhava, exercitava-se com pesos e optava por se alimentar com uma comida boa e saudável, ela se fortalecia. Para o marido e os filhos.

Em determinado momento desse processo, no entanto, Margaret começou a ficar mais forte não apenas para eles, mas para si mesma.

– Eu me sentia poderosa – ela disse. – Meus músculos estavam mais fortes. Minha mente estava mais perspicaz. Quando meu marido finalmente se recuperou, senti como se tivesse renascido.

Naquele momento, entendi o que tinha acontecido. Aquela mulher havia decifrado o código. Ela continuou a seguir o programa porque decidira, conscientemente ou não, *lutar por sua própria vida com a mesma garra que tinha lutado pela vida do marido.*

E esse é o fundamento deste livro.

A PROCURA POR UMA FÓRMULA PARA AS MULHERES

Com meu primeiro livro, *Fight Fat after Forty* (Combata a gordura depois dos 40 anos), contribuí para divulgar a relação que existe entre estresse e gordura. Meu objetivo era ajudar as mulheres a evitar o que chamei de "gordura tóxica", aquela gordura teimosa que se acumula no abdômen quando o estresse está fora de controle e que tem sido associada a muitas doenças crônicas fatais.

Desde a publicação daquele livro, o conhecimento sobre a saúde da mulher cresceu muito, e a má notícia é que ela piorou. Mais de 30% das mulheres apresentam, pelo menos, 22kg a mais do que é recomendado para uma vida saudável. E, assustadoramente, suas filhas estão se tornando tão sedentárias e ganhando tanto peso que correm o risco de formar a primeira geração a não viver tanto tempo quanto os pais. Essas mudanças apenas fortaleceram meu propósito de desenvolver uma solução que ajudasse as mulheres a ter uma vida mais longa e mais saudável. Eu já tinha ouvido falar do livro *Body*-for-*LIFE*: *em plena forma para a vida*, que apresenta um programa para a transformação mental e física. Mas, quando elaborei o plano para meu segundo livro, eu não o havia lido ainda. Certa tarde, peguei o *Body*-for-*LIFE*: *em plena forma para a vida*, me sentei e o li do começo ao fim.

E ele me fez pensar. Eu tratara muitas mulheres ao longo dos anos. Elas haviam engravidado e tido filhos, apresentavam tensão pré-menstrual (TPM), estavam atravessando a perimenopausa ou tinham passado pela menopausa havia bastante tempo. Coisas normais de mulher. E, embora muitas delas tenham entrado em forma enquanto trabalhávamos juntas, elas precisaram lutar para criar um tempo e um espaço para si mesmas e assim modelarem o corpo do jeito que queriam.

Com minhas pacientes, aprendi que, para ter sucesso, o programa deveria levar em consideração todas as circunstâncias da vida da mulher atual – o trabalho de horário integral, a tarefa infindável de cuidar de alguém e o estresse que surge quando se tenta fazer tudo isso. Esse plano precisaria reconhecer também a importância de nutrientes específicos dos quais as mulheres necessitam para se manter saudáveis, como o cálcio, o ferro e o ácido fólico. Ele teria que se ajustar às flutuações no humor, na energia e no apetite que ocorrem em torno do período menstrual e durante a perimenopausa. E, é claro, deveria tratar as dificuldades relacionadas à gula emocional e ao descontentamento com o próprio corpo – problemas comuns no universo feminino.

Eu gostei da idéia de obter um corpo saudável "para toda a vida" e do fato de o programa girar em torno de um desafio pessoal de 12 semanas. Por meio do trabalho com minhas pacientes, aprendi que a palavra "desafio" sugere esperança, potencial e determinação. Quando aceitamos um desafio, subimos na arena e damos tudo de nós. Isto é, arregaçamos as mangas e vamos à luta. E, quando o desafio é vencido, saboreamos as recompensas do nosso esforço. Só por divertimento, comecei a brincar com o programa – minha intenção era adaptá-lo para a constituição física e emocional específica da mulher. E, por uma dessas coincidências da vida, numa gélida noite de janeiro de 2004, conheci, em Washington, D.C., Bill Phillips, o autor do livro *Body*-for-*LIFE: em plena forma para a vida* original. Conversamos durante horas, e ficou claro que queríamos ajudar as pessoas a conquistar condições excelentes para seus corpos e mentes, cada um de nós a partir da sua própria e exclusiva visão masculina e feminina. Foi naquele momento que decidi estender o programa do *Body*-for-*LIFE* para um número maior de mulheres e dar a elas a oportunidade de realizar suas próprias mudanças físicas e mentais.

O resultado foi este programa de transformação para a mente e o corpo destinado às mulheres, que sintetiza as mais recentes descobertas científicas nessa área, meu conhecimento nos campos de nutrição, estresse e metabolismo, além da experiência que obtive ao ajudar milhares de mulheres a revitalizar sua saúde e sua vida. Portanto, o programa do *Body*-for-*LIFE para mulheres* é um aperfeiçoamento do programa original contido no *Body*-for-*LIFE: em plena forma para a vida.* Um plano integrado e holístico que apresenta informações sobre nutrição, exercícios e controle do estresse especificamente selecionadas para ajudar as mulheres a manterem a saúde e a forma.

VIVA A DIFERENÇA!

Trabalho com mulheres de diferentes idades, pesos e condicionamentos físicos. O programa do *Body*-for-*LIFE para mulheres* está dando certo para elas, e acredito que funcionará no seu caso também. Ele leva em consideração fatores – como idade e níveis hormonais – que produzem um impacto significativo na composição, no peso e no condicionamento físico do corpo da mulher. E existe um guia para usar esse programa que é "para toda a vida". Veja a seguir como o programa a ajudará a conquistar uma saúde excelente.

Ele se baseia em descobertas científicas em duas importantíssimas áreas de pesquisa. A primeira está relacionada à medicina específica sobre gênero – a ciência que estuda a influência do gênero no diagnóstico e no tratamento de uma doença. Este livro focaliza os mais recentes estudos sobre nutrição e condicionamento físico que foram realizados com mulheres, e não com homens.

A segunda e crucial área de pesquisa é a da composição do corpo, isto é, as proporções de gordura, músculos e ossos que totalizam o peso corporal. Usando essa medida como base, o programa do *Body*-for-*LIFE para mulheres* apresenta um modelo totalmente novo de saúde e de prevenção de doenças. O peso que aparece na balança é apenas um dado referencial. Atualmente, nos concentramos na qualidade do peso, e não apenas na sua quantidade. Como disse minha paciente Marilyn: "Dra. Peeke, se eu perdesse as chaves de casa, gostaria de encontrá-las. Não perdi 28kg. Eu os *eliminei.*" Portanto, não falarei mais em "perda" de peso, e sim em "eliminação" de peso.

Ele é holístico. No programa do *Body*-for-*LIFE para mulheres*, a senha é "boa forma" – tanto a mental quanto a física. Trata-se de ter uma mente sadia num corpo saudável e de alcançar um equilíbrio entre a tarefa de se dedicar às pessoas que você ama e a de cuidar de si mesma. Nesse modelo, a mente sempre afeta o corpo e vice-versa, e é a sinergia entre os dois que produz saúde e boa forma.

Ele estabelece uma nova definição de corpo feminino saudável. Com este programa, o único padrão que existe baseia-se em você. Se você tem mais de 40 anos, não conte com ele para ajudá-la a caber num jeans tamanho PP. Mas espere uma recompensa mais duradoura: um corpo forte que lhe permita fazer as coisas que você precisa – e quer – fazer sem prejudicar sua saúde. Ele a estimula a aceitar e a otimizar sua força mental e física ao desafiá-la a dar o máximo de si.

Ele é à prova de mulheres. Já tratei de milhares de mulheres, e nenhuma delas saiu da linha por causa de preguiça ou de falta de força de vontade. Na verdade, elas foram derrotadas por características exclusivamente femininas.

A primeira: não impor limites nem restrições à sua dedicação aos outros. Enquanto as mulheres se mantêm ocupadas tornando um pouco mais fácil a vida de outras pessoas, seu corpo e sua mente se deterioram. Minha paciente Naomi disse certa vez: "Eu continuava gastando o estoque de energia do meu corpo cuidando de um monte de gente enquanto me esquecia de mim."

A segunda: atormentar-se ou tornar-se obsessiva com alguma coisa e não tomar nenhuma atitude a respeito do assunto. As mulheres raramente "fazem o que precisa ser feito". Em geral, nós "apenas nos atormentamos com algo". Isso está prestes a acabar. Não se torture mais com o fato de estar muito acima do peso para ser vista numa academia. Pare de adiar suas caminhadas para depois que encontrar uma roupa de ginástica que combine com seu tom de pele. Você já sabe como deve agir. Este livro lhe mostrará como ser capaz de fazer o que precisa ser feito.

Os aniversários não contam, os Ciclos Hormonais sim

Uma mulher nascida em 1900 vivia, em média, até os 48 anos. Inacreditável. Hoje em dia, com essa idade, algumas de nós ainda estão mudando fraldas! Além de estarmos vivendo mais agora, nós sempre tivemos uma vida mais longa do que os homens. Nos Estados Unidos, uma mulher vive, em média, 79,5 anos, enquanto um homem vive 74 anos. No Brasil, segundo dados do Sistema Nacional de Informações de Gênero, do IBGE, a expectativa de vida aumentou em mais de três anos entre 1991 e 2000. No caso das mulheres, subiu de 70,9 anos para 74,1 anos. No que diz respeito aos homens, passou de 63,1 para 66,7 anos.

As mulheres têm uma vida mais longa por várias razões – biológicas, comportamentais, sociais e psicológicas. No entanto, hoje a idade cronológica é apenas um pequeno componente da história. Graças às descobertas médicas, a uma alimentação de melhor qualidade, ao aumento da atividade física e à diminuição do hábito de fumar, o índice de doenças em pessoas mais velhas caiu significativamente. Muitas das minhas pacientes que estão na perimenopausa ou na menopausa, com 50 anos ou mais, correm maratonas ou escalam montanhas.

Body-for-*LIFE para mulheres* expande o programa original do *Body*-for-*LIFE: em plena forma para a vida*, incorporando uma visão inovadora sobre a saúde feminina. Em vez de nos fixarmos na idade cronológica, nos concentraremos nos Ciclos Hormonais. Neste livro, você aprenderá a otimizar sua saúde e sua forma física durante cada um dos seguintes ciclos:

- Ciclo 1: Da primeira menstruação à primeira gravidez
- Ciclo 2: Os anos férteis
- Ciclo 3: A perimenopausa
- Ciclo 4: A pós-menopausa

Cada ciclo representa uma mudança significativa na composição hormonal da mulher, e cada um deles desencadeia importantes fatores relacionados à saúde. Por exemplo, no Ciclo 1, o aumento do estrogênio e de outros hormônios femininos afeta o coração, os ossos, as reservas de gordura e até mesmo os sentimentos. O Ciclo 4 assemelha-se ao Ciclo 1 em muitos aspectos – a diminuição desses hormônios, de maneira repentina ou gradual, modifica nosso padrão de bem-estar físico e emocional.

Na parte 2, você aprenderá mais sobre os Ciclos Hormonais e como cada um deles influencia seu corpo. Independentemente do seu ciclo atual, você conhecerá táticas que a ajudarão a atingir o melhor nível de saúde e de condicionamento físico para esse período da sua vida e a estabelecer as bases para ter uma boa saúde nos ciclos seguintes.

Ele é realmente "para toda a vida". O programa do *Body*-for-*LIFE para mulheres* fundamenta-se no que acontece durante um Desafio específico de 12 semanas. Cada segmento do Desafio faz parte de uma série de desafios pessoais contínuos – em que o peso está sendo reduzido ou mantido – que você enfrentará pelo resto da vida. Não importa se os quilos extras dos quais você já havia se livrado voltarem por causa de uma gravidez, de uma doença, de uma cirurgia, de um estresse grave ou de qualquer outra coisa: você terá as ferramentas que a ajudarão a se reestruturar e a readquirir a boa forma mental e física.

Até agora tudo bem? Ótimo. No entanto, há muito mais coisas neste programa. Vamos conhecê-lo detalhadamente.

A FÓRMULA VENCEDORA: MENTE–BOCA–MÚSCULOS

O programa do *Body*-for-*LIFE para mulheres* utiliza uma estrutura exclusiva e integradora para a boa forma física que eu chamo de Fórmula Mente–Boca–Músculos (MBM), para resumir. Trata-se de um plano para que a mulher permaneça física e mentalmente em forma em todos os estágios da vida, apesar das suas infindáveis obrigações e dos seus fatores de estresse específicos. Para mim, o uso da MBM durante o Desafio é a melhor maneira que as mulheres têm de atingir o pleno condicionamento físico e obter um corpo mais saudável, independentemente de sua idade, saúde e condição física. A Fórmula MBM engloba:

- Atitudes relacionadas ao equilíbrio e ao controle do estresse enquanto você trata e valoriza sua mente e seu corpo (mente).
- Um método de alimentação destinado a otimizar a composição do seu corpo e sua saúde (boca).
- A prática de atividades físicas específicas para obter e manter a melhor composição e o melhor desempenho do seu corpo (músculos).

Para a mente: os 10 Princípios do Poder da Mente. Você aprenderá a lidar com o estresse para que não continue a se descuidar da atenção consigo mesma todos os dias. O elemento *mente* também a ajudará a desenvolver sua própria Meta Motivacional – uma forma de pensar que a faça permanecer na linha, apesar de todas as dificuldades que surgirem no seu dia. Você aprenderá ainda os 10 Princípios do Poder da Mente, que lhe servirão de suporte para alcançar seus objetivos em relação à boca e aos músculos.

Para a boca: a parte da fórmula relativa ao Método de Alimentação. Eu lhe ensinarei a se alimentar para ficar mais magra e a otimizar a composição do seu corpo. Explicarei por que o esforço para conseguir uma mera "perda" de peso não leva a nada. Também mostrarei que seus ossos e músculos precisam ser alimentados apropriadamente à medida que você elimina a gordura prejudicial à saúde.

Para os músculos: o Método de Treinamento. Mostrarei como praticar a quantidade de atividade física necessária para obter a melhor composição do seu corpo. Você aprenderá que a nova mensagem não está relacionada a tempo (quanto tempo você se exercita), mas à *intensidade* (a intensidade com que você se exercita). Juntando todo o programa, explicarei como vencer o pior obstáculo que a mulher encontra para conquistar a boa forma: a falta de fé em si mesma.

A melhor notícia sobre a Fórmula MBM é que ela ajuda o programa do *Body*-for-*LIFE* a se aplicar a qualquer mulher. Você definirá seu próprio Desafio. Poderá usar o programa exatamente como ele é, alterá-lo um pouco ou adaptá-lo de modo integral ao seu estilo de vida específico, ao seu temperamento e às suas preferências.

COMO ELIMINAR AS BARREIRAS MENTAIS

É claro que é difícil efetuar mudanças. Às vezes, nos rebelamos contra o fato de que, para termos um corpo saudável e em forma, precisamos nos esforçar e nos comprometer. Acredite no que digo, eu sei – estou lutando ao seu lado nessa briga. É só uma questão de ser honesta e realista sobre o grau de desconforto que você está disposta a enfrentar para conseguir a recompensa que deseja. Como conheço esse problema muito bem, posso mapear o processo através do qual alcançamos esse conhecimento ou abandonamos a luta. O "mapa" a seguir pode ajudá-la a compreender melhor o processo de busca desse conhecimento.

Medida 1: Dar início à jornada. Não é a inspiração divina que deflagra o processo. É você quem tem que fazer isso. Se deixar de lado sua costumeira tendência a apenas pensar e pensar sem agir, será capaz de efetuar as mudanças básicas no seu estilo de vida – após o jantar, uma caminhada em vez de televisão; uma fruta no lugar do biscoito.

Em determinado momento, acontece uma reviravolta na vida e você enfrenta desafios mais difíceis. O estresse. A monotonia. A impaciência. A depressão. A frustração. É nesse ponto que entra o compromisso com sua decisão. Você estava disposta a pagar um preço para eliminar os primeiros quilos e gradativamente melhorar sua forma física. Só que agora o "preço" para ter um corpo saudável e em forma ficou mais alto. Você aceitará pagá-lo? Ou, se a vida estiver complicada nessa fase, será que você será capaz de praticar a "manutenção do peso", ou preservar a eliminação de peso que já conseguiu?

Medida 2: Afastar a idéia da negação. Você resiste. Adota uma reação infantil do tipo "eu não quero". Acredita que deve haver uma maneira de contornar as regras da Fórmula MBM. Diz para si mesma: "É apenas um pacote de batatas fritas" ou "Eu odeio fazer ginástica". O resultado? A gordura não sairá do lugar.

Medida 3: Pôr um fim à dúvida "Será que eu deveria ou não deveria?". É isso o que você perguntará a si mesma quando estiver diante de um prato de salgadinhos ou vir seus tênis de caminhada junto à porta da frente. Mas será que os hábitos de escovar os dentes e pentear o cabelo já foram motivos de dúvida alguma vez? É claro que não. Tampouco os atos de prestar atenção no que você está comendo e o de fazer uma atividade física deveriam ser. Nesse ponto, você ainda está encenando o "grande debate consigo mesma" quando simplesmente já poderia estar agindo!

Medida 4: Ligar os pontos. Frustrada por causa da falta de resultados, você bate a cabeça na parede, rebelando-se contra as mudanças que precisa fazer. Então, um dia, a neblina se dissipa e você percebe as conseqüências das suas ações – ou da inércia. Identifica a causa e o efeito. Falta de atividade física = nenhuma força e nenhuma resistência. Não prestar atenção no que come = nenhuma eliminação de peso. Você liga os pontos. Sabe que o tipo de alimentação que está adotando e que a falta de atividade física produzem o corpo que você tem – e que não há como escapar disso.

No momento em que compreender esse fato, você chegará ao estado da aceitação. Há dois tipos de aceitação – um não tão bom e outro bom –, e você escolherá um deles.

Medida 5: Resignar-se versus aceitar. O primeiro tipo de aceitação é a aceitação *resignada*: você admite que não está disposta a fazer o que for necessário para assegurar seu bem-estar mental e físico. É comum nos resignarmos a estar acima do peso, fora de forma e infelizes. Nesse momento, sua mente entra na terra da fantasia e nega a realidade de que você possui um corpo. Nós todas já estivemos nesse lugar, e ele não é bonito.

O segundo tipo de aceitação é a aceitação *humilde e realista:* você escolhe ir adiante e reconhece que precisa se esforçar para ter um corpo saudável e em forma. Vê o preço e decide que está disposta a pagá-lo. Não se rebela mais contra esse fato – o aceita. Na verdade, decide superá-lo!

Mesmo que ainda não tenha chegado lá, não desista. Você está prestes a ouvir algumas histórias surpreendentes. O programa do *Body*-for-*LIFE para mulheres* a ajudará a ligar esses pontos para que consiga aceitar humildemente a empreitada. Você receberá um esquema detalhado de como eliminar a gordura tóxica e se revelar uma pessoa mais forte, mais poderosa e em forma.

Por falar nisso, eu a incentivo a afastar a idéia da negação. Todas as mulheres passam por boas fases de aceitação positiva e por períodos mais difíceis, quando jogam temporariamente a toalha. Na infância, nos negávamos a ouvir os pedidos de nossa mãe para não tocarmos no fogão quente. No entanto, depois de nos queimarmos, aprendemos a não tocar nele de novo. O aprendizado ocorre quando vencemos a idéia da negação. Eu digo "Encare-a", pois ela leva à transformação, e sou totalmente favorável à mudança.

Também a incentivo a ter muitas "recaídas bem-sucedidas". O mundo gira, e você provavelmente viverá circunstâncias que resultarão em perturbações pessoais, aumento de peso e má forma. Mas o segredo das recaídas bem-sucedidas é aprender com elas alguma coisa que possa ser utilizada na sua jornada para a saúde e para a boa forma. Foi isso o que minha paciente Naomi fez.

Uma bem-sucedida mulher de negócios, ela me procurou porque o excesso de peso havia começado a afetar seu bem-estar físico e emocional. Após um período de rebeldia contra as mudanças que precisaria adotar para ter o corpo e a mente mais saudáveis, Naomi teve um estalo e, finalmente, "compreendeu" o que era necessário fazer. Deixei que ela mesma contasse sua história.

"Aos 37 anos, saí do mundo corporativo e abri meu próprio negócio. Eu trabalhava como um burro de carga – de 100 a 120 horas por semana – e viajava 17 dias por mês. Foi assim durante anos.

Enquanto o negócio crescia, eu crescia também. Jantava às 22h30 e ia para a cama à 1h. Levantava às 5h e tomava um café da manhã enorme. Mais tarde, almoçava muito bem, fazia vários lanches e, por fim, ainda jantava. O único exercício que eu praticava era erguer a mala para colocá-la no compartimento acima do assento no avião. Tenho 1,70m de altura e passei dos 59kg, quando estava na faixa dos 40 anos, para mais de 90kg quando fiz 50 anos, em 1994.

Em 1995, decidi parar de trabalhar durante um ano para ver como me sentiria aposentada, para escrever e me dedicar a mim mesma e ao meu corpo.

Mais ou menos nessa época, li um artigo sobre o trabalho que a Dra. Peeke estava fazendo com homens e mulheres que tinham excesso de peso. Havia uma fotografia dela ao lado de um homem gordo numa esteira ergométrica. A história dele assemelhava-se à minha: 'Toda a minha energia vai para a administração do meu negócio. Eu não me alimento direito – saio para comer com clientes – e não faço exercícios.'

Eu disse: 'Bingo! Preciso ir a essa médica.'

A Dra. Peeke sugeriu que eu iniciasse o Desafio devagar. Comprei uma esteira ergométrica. Eu pretendia caminhar todos os dias. Quando comecei, só conseguia me exercitar por 5 minutos. Depois precisava parar e me deitar para recuperar o fôlego.

Fiz isso durante semanas. Sentia uma enorme dificuldade para respirar e meus joelhos doíam muito. Era uma verdadeira tortura. Mas, nas minhas visitas semanais ao consultório da Pam (que incluíam o ocasional 'caminhar e conversar'), ela me convenceu de que eu poderia melhorar.

Em pouco tempo, eu já conseguia caminhar 7 minutos, depois 10 e, em seguida, 20. Após 10 meses, eu era capaz de caminhar 45 minutos sem intervalo. Também acrescentei pesos ao meu programa. Comecei a eliminar gordura e a desenvolver músculos.

Durante esse tempo, usei a Fórmula MBM que a Dra. Peeke tinha me ensinado. Bem, de certa forma. Eu fazia a atividade cardiovascular, mas não os exercícios com peso. Evitava os frigobares nos quartos de hotel, porém me 'esquecia' de controlar as porções da minha comida. E, embora soubesse perfeitamente bem o que precisava fazer para me manter saudável, eu me rebelava. Ficava aborrecida por ter mais uma tarefa, mais uma obrigação na vida.

Até que, um dia, percebi um padrão: quando não controlava a raiva e o rancor, eu recuperava alguns quilos ou meu progresso empacava. No momento em que disse a mim mesma 'Faça apenas o que precisa ser feito' e me concentrei no programa, fui recompensada. Minha energia aumentou, passei a dormir melhor, os quilos extras desapareceram e me senti mais forte e mais confiante. Quando percebi isso, pensei comigo mesma: 'Por que estou lutando contra algo que é tão bom e que me faz tão bem?'

Assim que me fiz essa pergunta, eu entendi. Tive um estalo. Parei de lutar. O segredo estava na aceitação humilde. Quando compreendi isso, me senti em paz, pois meu conflito e meu rancor em relação a cuidar de mim mesma tinham acabado. Naquele exato momento, prometi transformar minha atitude negativa anterior em energia – na disposição necessária para seguir a Fórmula MBM diariamente. Alguns dias eram melhores do que outros, é claro, mas agora admito inteiramente que preciso pagar um preço para me sentir tão bem. Todos os dias aceito o fato de que estou decidida a pagar esse preço.

Eu emagreci 18kg em cerca de três anos. Continuava a trabalhar mais de 80 horas por semana (minha empresa, minha opção) e, por causa disso, aprendi a me obrigar a me exercitar. Tenho um esquema que chamo de 'fazer os meus 21', que, dependendo de quanto tempo disponho, pode corresponder a 21 minutos, a 42 minutos ou a 63 minutos de exercícios. Às vezes, minha única alternativa é correr parada no mesmo lugar, num quarto de hotel, às 23h30, mas faço os 21.

Aonde quer que eu vá, uso sempre um passômetro, ou podômetro, aquele pequeno equipamento eletrônico que registra o número de passos que damos. Tento dar, pelo menos, 10 mil passos por dia. Modifiquei minha rotina de caminhadas e incluí o exercício de subida, tanto na esteira ergométrica, usando o recurso da inclinação, quanto em trilhas de verdade.

> Vou à academia uma ou duas vezes por semana para me exercitar com pesos e ando, no mínimo, 3km de quatro a seis vezes por semana. Em 2001, juntei-me à Dra. Peeke e me tornei uma das Peeke Performers, isto é, entrei para o grupo de suas pacientes que participam de eventos esportivos junto com ela. Caminhei por 9 horas, 9 minutos e 52 segundos na maratona de Nova York. Essa foi a coisa mais difícil que já fiz na vida.
>
> Em 2004, passei meu aniversário de 60 anos numa caminhada de uma semana em Killington, Vermont. Minha meta é chegar aos 100 anos ou mais com um corpo que percorra essa jornada sem andador, sem bengala, sem muleta e sem cadeira de rodas. No meu centésimo aniversário, quero estar percorrendo uma trilha, balançando meus braços para cima e para baixo e ouvindo jazz no fone de ouvido. Essa é a imagem que crio na minha mente quando tento arranjar uma desculpa para dizer que não tenho tempo para caminhar."

Durante anos, Naomi cedeu à idéia da negação. Em determinado momento, extremamente cansada e incapaz de suportar aquele círculo vicioso, ela ligou os pontos – e teve um estalo! *Ela compreendeu.* Após aceitar humildemente o preço que estava disposta a pagar para salvar sua vida, sentiu uma sensação nova: paz. Sua dúvida "Deveria ou não deveria?" foi substituída por "Quando e como darei aquela caminhada?". Não havia mais um conflito interno. A guerra tinha acabado e Naomi era a vencedora.

A PROMESSA DO *BODY*-FOR-*LIFE PARA MULHERES*

Prometo que o programa do *Body*-for-*LIFE para mulheres* – que tem o aval das mais recentes pesquisas feitas exclusivamente com mulheres – pode ajudá-la a conseguir o corpo atraente, saudável e em forma que você almeja e a otimizá-lo por toda a vida. Isto é, desde que você esteja disposta a se movimentar mais, a melhorar a qualidade da sua alimentação e a fazer aquelas mudanças sutis que aumentarão sua resistência diante do estresse crônico.

Se você tiver essa determinação, eu lhe prometo que poderá ter um corpo ótimo – um corpo ótimo para você, e não o de uma modelo. Será capaz de manter a gordura longe e de preservar, pelo resto da vida, músculos fortes, que ajudam a queimar calorias.

Agora, gostaria que você fizesse a Promessa do *Body*-for-*LIFE para mulheres*:

Darei a mim mesma o mesmo que dou aos outros.
Atribuirei à minha saúde o mesmo valor que atribuo à saúde das pessoas que amo.
Não perguntarei "Será que eu deveria ou não?" sobre assuntos relacionados ao cuidado com meu corpo.
Simplesmente farei o que tenho que fazer.
Aceito humildemente que preciso me dedicar para alcançar o melhor de mim.
Optarei por cuidar de mim mesma em vez de me abandonar.
Verei a adversidade como uma oportunidade para testar minha força mental e física.

Se você honrar essa promessa, sua saúde física e emocional melhorará muito. Creio que a vida lhe parecerá bem mais agradável e plena porque, na verdade, você está aqui para fazer mais do que cuidar da sua família ou do seu trabalho, por mais importantes e satisfatórios que eles sejam. As palavras *eu mesma* não são meras palavras. Você está neste mundo para aproveitar a vida e aprender com todas as suas incertezas, aventuras, alegrias e desventuras. E, no fim do dia, somente você poderá atribuir um significado à sua existência.

Cuidar de si mesma não é algo fácil para uma mulher, mas você consegue aprender a fazer isso – e compreender o mérito dessa atitude. Como cientista, como médica e como uma mulher que está inteiramente ao seu lado nessa trincheira, eu a convido a experimentar o programa do *Body*-for-*LIFE para mulheres*. Para realinhar sua mente com seu corpo. Para reconciliar sua saúde física com seu bem-estar emocional. Para reivindicar sua boa forma "para toda a vida".

INICIANDO SEU PROGRAMA DO *BODY*-FOR-*LIFE*

Para assegurar seu sucesso, é melhor começar o programa com uma base sólida. Por isso sugiro que, antes de vestir uma roupa de ginástica ou grelhar um peito de frango, você leia o livro todo, do começo ao fim.

Este programa é *integrador* – os elementos da Fórmula Mente–Boca–Músculos funcionam melhor quando são observados nessa ordem. Por exemplo, a parte 2 deste livro trata das singulares diferenças fisiológicas entre mulheres e homens. A parte 2 estabelece as estruturas para a parte 3 (A mente: os 10 Princípios do Poder da Mente, que a farão pensar sobre a motivação ou as motivações para sua transformação); a parte 4 (A boca: o Método de Alimentação); e a parte 5 (Os músculos: o Método de Treinamento). Cada componente do programa a ajudará a atingir suas metas, independentemente de você começar com um Segmento de Eliminação de Peso ou com um Segmento de Manutenção do Peso. A forma como o programa é iniciado não tem a menor importância – o sucesso começa com uma atitude positiva. Para obter resultados com a Fórmula da Boca e a Fórmula dos Músculos, primeiro é necessário que você compreenda o que está na sua mente.

Enquanto estiver lendo, sinta-se à vontade para saltar as partes que julgar muito fáceis para seu caso. Por exemplo, se você sempre foi uma atleta, a seção sobre os músculos será um território familiar. Concentre-se nas áreas que são mais desafiadoras. Para a maioria de nós, essa seria a seção sobre a mente. Muitas mulheres criam barreiras que complicam sua jornada de auto-ajuda. Depois que você tiver compreendido as tendências psicológicas exclusivas deste programa, ficará mais fácil não se desviar da sua meta nutricional e de condicionamento físico.

No fim da leitura, você poderá decidir como deseja iniciar o programa. Uma alternativa é começar a todo vapor a partir do primeiro dia, integrando as três partes da Fórmula Mente–Boca–Músculos na sua vida. Mas você também pode trabalhar com apenas uma ou duas partes do programa de cada vez. Se preferir começar ingerindo alimentos mais saudáveis (boca) antes de dar início aos exercícios (músculos), tudo bem. Porém, se quiser incorporar as caminhadas à sua rotina primeiro e, depois, acrescentar o treinamento com pesos, vá em frente. Seja qual for a maneira que você escolha para dar início ao programa, tenha consideração por si mesma. Jamais pronuncie a palavra "perfeita" ou a expressão "Eu não era perfeita!". Em todo caso, ótimo. Sua meta não é ser perfeita. É ser humana e, dentro das limitações e restrições da sua vida, fazer o melhor possível.

Por fim, sei que você ficará entusiasmada com as histórias reais de sucesso que começam na página 259. Espero que essas mulheres a inspirem com seus depoimentos – suas narrativas mostram como elas foram seus próprios instrumentos de transformação. Você verá fotografias da época em que essas mulheres iniciaram o Desafio e também fotos que lhe mostrarão como elas se sentem em relação a seus corpos atualmente, anos depois. Todas as mulheres retratadas neste livro começaram seu desafio pessoal fazendo o Desafio de 12 semanas do *Body*-for-*LIFE*, da editora EAS, nos Estados Unidos (para detalhes, acesse o site em inglês www.bodyforlife.com), provavelmente integrando as Fórmulas da Boca e dos Músculos a partir do primeiro dia. Porém, é sua duradoura boa forma mental e física que prova que *sucesso corresponde à conquista e à manutenção da boa forma da mente e do corpo por toda a vida.* Emagrecer 20kg e recuperá-los em pouco tempo não é a prova de um esforço bem-sucedido. O sucesso está em efetuar uma mudança corretamente e preservá-la. As histórias dessas mulheres atestam que este programa pode ajudá-la a se transformar e que as mudanças – tanto no seu corpo quanto na sua cabeça – serão de fato "para toda a vida".

Portanto, mexa-se. Não se limite a ficar pensando, pare de hesitar. Esqueça as dúvidas. Dedique-se simplesmente a agir em seu benefício.

PAT PAROU DE ESCONDER SEU CORPO E SUA ALMA

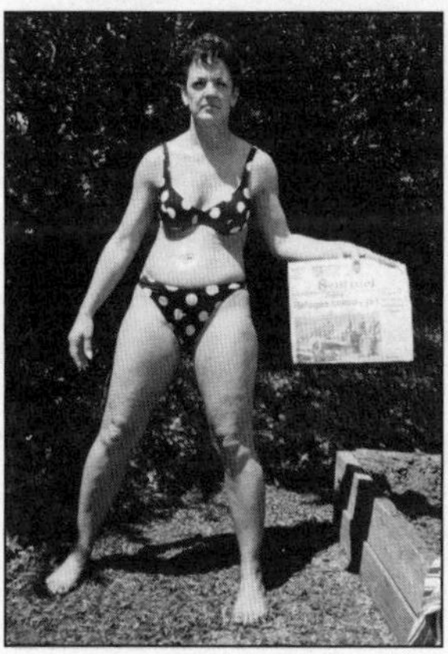

Antes

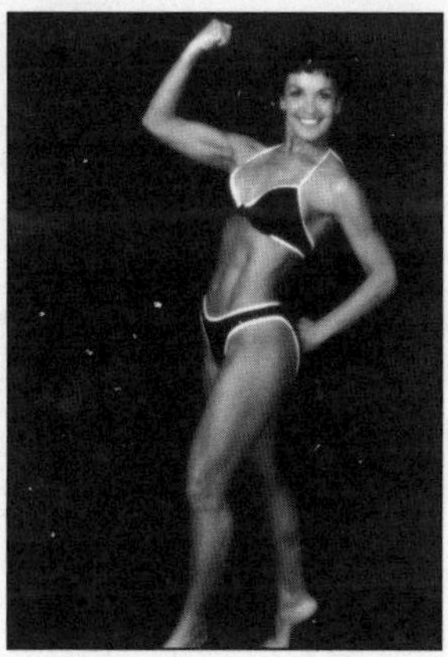

Depois

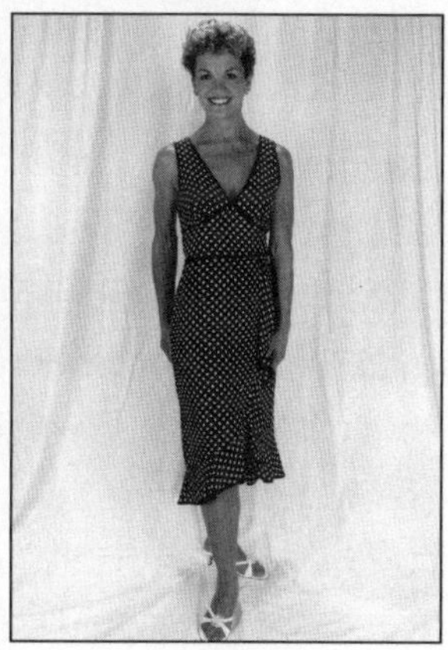

Cinco anos depois

O desejo de mudar sua vida tomou conta lentamente de Pat Green, uma corretora de imóveis de 52 anos de Watsonville, Califórnia. "Eu estava ocupadíssima com minha carreira, minha família e meu trabalho comunitário. Não tinha um único momento para cuidar de mim mesma. Embora estivesse apenas 7 ou 9kg acima do peso, eu estava deploravelmente fora de forma e sem energia."

Um dia, Pat viu uma imagem de si mesma numa janela espelhada e pensou: "Meu Deus! Como foi que isso aconteceu?" Ela foi para casa e se despiu diante de um espelho grande no seu quarto. "Eu estava horrível!", recorda-se. "Meus quadris tinham desenvolvido uma camada extra, minhas pernas estavam gordas e minha cintura se escondera debaixo de dobras de pele flácida. Eu não tinha um pingo de definição muscular. Enquanto me vestia de novo, encolhendo a barriga para conseguir abotoar a calça jeans, pensei comigo mesma: 'Bem, o metabolismo desacelera após os 40 anos.'"

No entanto, essa explicação não lhe serviu de consolo. Ela estava pronta para mudar. "Eu escondia meu corpo atrás de roupas enormes e usava o sorriso para ocultar minha tristeza com o fato de estar cansada e fora de forma. Não queria continuar me escondendo daquele jeito."

Pat ouvira falar do programa por meio de sua irmã mais nova, que tinha acabado de completar o Desafio e emagrecera significativamente. "Embora achasse que o Desafio fosse muito bom para ser verdade, decidi experimentar."

Ela acreditava que levaria um bom tempo para eliminar os quilos extras, recuperar a disposição e resgatar o otimismo. No entanto, após poucas semanas seguindo o programa, Pat estava cheia de energia, e a tensão parecia simplesmente ter desaparecido das suas costas.

No fim de 12 semanas, ela estava com 6,8kg a menos, e sua gordura corporal diminuíra pela metade, ficando em 10%. Pat mantém um peso saudável há cinco anos e, desde que aprendeu a dedicar regularmente um tempo a si mesma, sua vida melhorou bastante.

"Eu e meus três filhos adultos gostamos de fazer caminhadas e também de correr. Já chegamos até a pular de pára-quedas a 5.500m de altura. Minha renovada autoconfiança me diz que posso fazer qualquer coisa." Pat se envolveu tanto com suas aulas de ginástica aeróbica que agora dá cinco aulas por semana.

"Ainda guardo minha fotografia de 'antes' na sacola que levo para a academia e a pego quando alguém não acredita na minha história. Às vezes, quando passo por um espelho e me deparo com meu próprio reflexo, espero ver uma pessoa acima do peso e doente. Em vez disso, ali está uma mulher feliz e saudável. Essa mulher sou eu!"

JENIFER VENCEU A DOR CRÔNICA E RECUPEROU A CINTURA

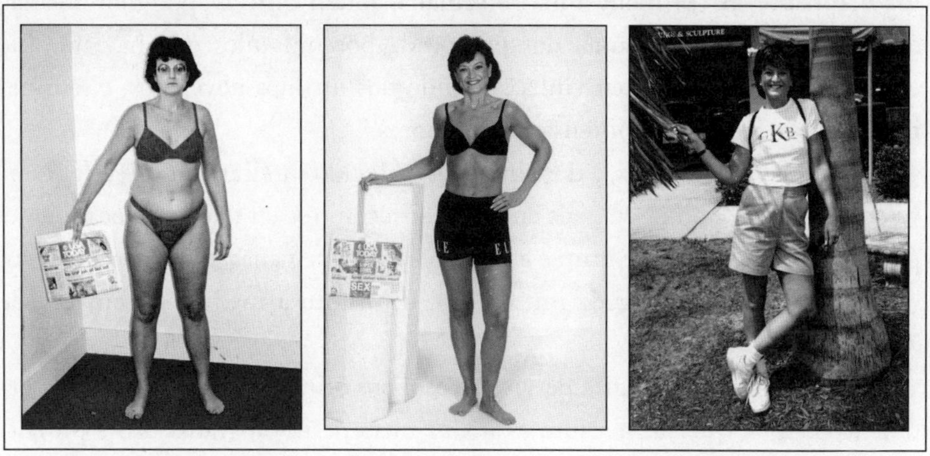

Antes *Depois* *Cinco anos depois*

Aos 41 anos, Jenifer Meyer, gerente de vendas de um resort em Huron, Ohio, deveria estar no auge da vida. No entanto, sua realidade era bem diferente.

"Eu estava perdendo uma batalha de nove anos contra a fibromialgia. Acordava todos os dias para enfrentar mais dor e depressão. Não conseguia executar as tarefas mais simples. Consultei muitos médicos e procurei orientação em diversos livros. Nada ajudava e tudo em mim doía – a dor crônica era minha companheira de longa data. Mas, acima de tudo, eu me sentia insatisfeita com meu corpo, que estava flácido e gordo por falta de exercícios. Senti que precisava dar um jeito naquilo."

Foi então que a vida de Jenifer deu uma guinada. Uma academia local ofereceu um desconto para o resort onde ela trabalhava, o que despertou seu interesse pelos exercícios. No entanto, o momento decisivo ocorreu quando, três meses após ter começado a fazer ginástica, ela leu sobre o Desafio do *Body-for-LIFE* numa revista. "Eu não conseguia parar de pensar na possibilidade de superar a dor e reconquistar minha vida. Porém, será que eu seria capaz de me exercitar com pesos? Esse era o meu maior medo."

Mas Jenifer foi em frente, subindo na bicicleta ergométrica ou no *transport* todas as noites após o trabalho. Um dos professores da academia ensinou-lhe a técnica e a maneira correta de fazer o treinamento de força. "Eu nunca imaginei que conseguiria treinar com pesos – para mim, já era complicado executar as tarefas domésticas. Comecei com cargas leves, e minha força surgiu gradualmente. As primeiras quatro semanas foram difíceis, porém a dor não era mais a mesma. Era uma dor provocada por músculos que haviam sido exercitados, e não a que eu vinha sentindo nos últimos nove anos, e, em nenhum momento, foi tão intensa quanto antes."

No fim das 12 semanas, a dor tinha desaparecido inteiramente. Jenifer estava emagrecendo e obtendo mais energia. "Era como se eu tivesse colocado uma parede de músculos entre mim e a dor." Naquelas semanas, ela eliminou 15kg de gordura, ganhou 3kg de músculos e diminuiu a medida da cintura de 78 para 63cm.

Jenifer recuperou a alegria de viver e está em ótima forma. "O mais importante, porém, é que eu me sinto assim. A meta deste programa não é proporcionar uma mera mudança física, mas uma transformação mental também. Você passa a se conhecer de novo. O Desafio de 12 semanas a obriga a buscar ânimo dentro de si mesma. Minha recompensa é a força – tanto a física quanto a mental. Ganhei muito: autoconfiança, auto-estima e respeito por mim mesma."

AOS 95 ANOS, EDITH AINDA POSSUI MUITA DISPOSIÇÃO

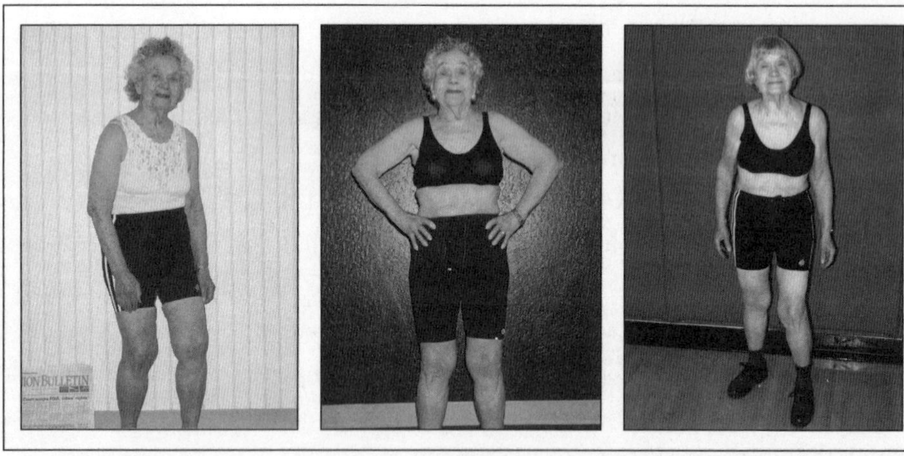

Antes *Depois* *Seis anos depois*

Quando Edith Odoms, uma professora aposentada de Walla Walla, Washington, ouviu falar sobre o programa do *Body*-for-*LIFE* pela primeira vez, ela estava com 89 anos e já havia tido dois derrames. Além disso, encontrava-se numa cadeira de rodas desde que quebrara o quadril ao escorregar numa calçada molhada. Apesar dessas dificuldades, Edith estava determinada a sair daquela situação e curar seu corpo.

Foi MaryAnn, sua filha de 51 anos, quem lhe falou sobre o programa e o Desafio. MaryAnn ouvira falar sobre ele também por meio de sua filha. Edith se recorda: "Meu aniversário de 90 anos estava se aproximando e perguntei a ela se o programa poderia me ajudar. Quando MaryAnn disse que sim, não hesitei."

Embora Edith estivesse decidida a alcançar o sucesso, sentiu grande dificuldade em seguir o programa no início. Com a ajuda da filha, ela fazia treinamento com pesos três vezes por semana, sempre sentada na cadeira de rodas. "As melhoras foram surgindo de forma gradual, mas eu me entusiasmava com cada uma delas." Em poucas semanas, Edith estava pronta para se levantar. "Um dia, simplesmente saí daquela cadeira – foi bem devagar, mas saí." Ela começou caminhando aos poucos, apenas por alguns minutos. Andava e descansava, andava e descansava. No início, levava 35 minutos para percorrer 1,5km. No segundo mês, 23 minutos. Logo depois, estava conseguindo caminhar 5km por dia. Sua saúde física e sua disposição mental continuaram a melhorar.

Agora, aos 95 anos, ela se exercita quase todos os dias – tem aulas de artes marciais, participa de uma turma de ginástica para a terceira idade e faz treinamento de força três vezes por semana. Sobe e desce escadas sozinha e consegue levantar-se das cadeiras. Além disso, entra no carro e na banheira e sai dali sem ajuda. Sua dieta continua saudável – uma grande quantidade de frutas e hortaliças frescas e proteína magra. "Eu me dei de presente um corpo saudável e em forma."

Ela garante que não vai desacelerar nunca. "Digo a mim mesma que, se eu diminuir o ritmo, haverá outra cadeira de rodas me esperando. Minha meta é persistir, jamais desistir."

A medida de uma mulher: da composição do corpo aos Ciclos Hormonais

Parte 2

"Uma mulher é uma caixinha de surpresas – você jamais saberá quanto ela é forte até que a veja em dificuldades."
– Eleanor Roosevelt

Na época em que eu estava escrevendo *Fight Fat after Forty*, a medicina específica de gênero – a ciência que estuda a maneira pela qual o gênero influencia tanto a saúde quanto a doença – dava seus primeiros passos. No entanto, logo após a publicação do meu livro, esse campo se expandiu de forma espetacular. Nós agora sabemos que o gênero exerce uma grande influência na saúde mental e física. Graças a Deus, hoje em dia os pesquisadores incluem as mulheres nos estudos científicos. Além disso, cada vez mais, os médicos adaptam os tratamentos às características exclusivas do gênero feminino.

O programa do *Body*-for-*LIFE para mulheres* fundamenta-se amplamente nesse florescente campo de pesquisa. Ao utilizar as descobertas recentes para adaptar o programa à sua fisiologia específica, você não apenas obterá os resultados que deseja para sua aparência – maior controle sobre a medida da cintura, músculos mais tonificados, uma silhueta mais esbelta – como colherá benefícios para sua saúde, agora e no futuro.

Para ter uma idéia de quanto essa abordagem é de fato revolucionária, lembre-se de que muitas informações sobre a saúde, ainda aceitas como verdades absolutas, resultaram de pesquisas realizadas somente com – isso mesmo – homens.

Foi apenas em 1990, um ano antes de eu começar a trabalhar no National Institutes of Health (NIH), que Bernadine Healy, M.D. – a primeira diretora mulher do NIH –, criou o Office of Women's Research (OWR), um departamento de pesquisas sobre a mulher, e nomeou minha amiga Vivian Pinn, M.D., sua diretora. E foi somente a partir do estabelecimento do OWR que as mulheres passaram a ser incluídas nas pesquisas médicas.

Desde então, a medicina específica de gênero ensinou aos pesquisadores a reconhecer que os corpos masculino e feminino possuem forças e vulnerabilidades específicas. Enquanto essa área relativamente nova se desenvolvia, surgiram dados surpreendentes, e algumas das descobertas mais admiráveis revelaram informações importantes sobre a saúde da mulher.

Pense sobre isto:

- Mais mulheres do que homens morrem de doença cardíaca todos os anos. Além disso, 39% das mulheres morrem poucas semanas após seu primeiro ataque do coração, enquanto isso só ocorre com 31% dos homens.
- O risco de doença cardíaca é seis vezes maior entre as mulheres que apresentam diabetes do que entre as mulheres que não têm essa doença. Porém, o risco de doença cardíaca entre os homens diabéticos é apenas duas vezes maior do que entre aqueles que não sofrem desse mal.
- As mulheres são vulneráveis a arritmias cardíacas – irregularidades no ritmo do batimento cardíaco – potencialmente fatais quando tomam alguns dos mesmos medicamentos que estabilizam o ritmo cardíaco nos homens.
- O risco de câncer de pulmão entre as mulheres que fumam é duas vezes maior do que entre os homens que fumam.

- As mulheres são mais propensas a sentir ansiedade e pânico do que os homens. Sabe-se agora que, ao longo da vida, a variação nos níveis dos hormônios reprodutores das mulheres pode afetar seu humor e sua reação a alguns medicamentos antidepressivos.
- Mulheres inativas com mais de 40 anos perdem massa muscular duas vezes mais rápido do que homens inativos nessa faixa etária.
- As mulheres liberam menos serotonina no cérebro do que os homens. Isso as torna mais vulneráveis à depressão, aos distúrbios de humor e à ingestão excessiva de alimentos (especialmente de carboidratos) quando estão sob estresse.

Nós nos distinguimos dos homens de muitas maneiras – não apenas biologicamente, mas também no modo como pensamos sobre nossa alimentação, sobre nossos exercícios e, sobretudo, sobre nossos sentimentos. Por isso, é importante que você compreenda como essas diferenças se manifestam na nossa saúde. Afinal, quando você decide passar pela transformação proporcionada pelo programa do *Body*-for-*LIFE para mulheres*, seu esforço não é apenas para caber num determinado jeans. Você está lutando para salvar a própria vida. No texto a seguir, ao lhe mostrar essas diferenças fundamentais que existem no nosso corpo e como elas se modificam e se desenvolvem ao longo dos anos, espero lhe dar a sacudida que a ajudará a realizar mudanças, assumir o controle e, de fato, reivindicar sua boa forma "para toda a vida".

GORDURA, MÚSCULOS E GÊNERO

A medicina específica de gênero provou algo de que virtualmente todas as mulheres com mais de 35 anos suspeitavam: o gênero exerce uma grande influência na gordura corporal e no aumento de peso. Você alguma vez se perguntou por que seu marido ou companheiro emagrece mais rápido e com mais facilidade do que você? É claro que sim. A resposta está na composição do corpo, que é formada pelas proporções de músculos, gordura e ossos.

Atenção! Alerta para o "gene da gordura"!

Sua mãe, seu pai ou seus familiares tendem a apresentar excesso de peso? Você sempre foi gordinha? Se a resposta for sim para essas duas perguntas, fique atenta a este aviso importante: você pode ter o chamado gene da obesidade. Isso corresponde a uma propensão a armazenar gordura, mesmo que essa seja a primeira vez que você fica acima do peso.

Por quê? Porque o início de cada Ciclo Hormonal propicia uma oportunidade para o gene da obesidade se manifestar. Lembre-se de que a genética pode armar o revólver, mas é a ocasião que dispara o tiro. Se você tiver esse gene, encontrará mais dificuldade em controlar o peso na época em que começar a menstruar, na gravidez e na perimenopausa do que as mulheres que não o possuem. Assim, precisará se esforçar mais para se manter em forma.

O resultado? Repetindo as palavras de Frances Kuffel na autobiografia *Passing for Thin* (Passando por magra), na qual ela descreve sua jornada para emagrecer 80kg: "Você não tem culpa por apresentar essa tendência genética, porém tem a responsabilidade de fazer alguma coisa em relação a isso." Ao se aproximar de cada ciclo, preste mais atenção na sua dieta e na quantidade de atividades físicas que você pratica.

Basta olhar para baixo e em volta para ver que a composição do corpo de uma mulher é muito diferente da de um homem. Você possui seios. Quadris. Nádegas. Coxas. Uma mulher típica simplesmente apresenta mais gordura e menos músculos do que um homem típico. Por exemplo, para as que têm menos de 45 anos, uma variação de gordura corporal saudável está na faixa de 20 a 25%. No caso dos homens, de 15 a 20%. No que se refere às mulheres com mais de 45 anos, essa variação se amplia para cerca de 30%; no que diz respeito aos homens, ela passa para aproximadamente 25%. Além disso, quanto à composição do corpo, as diferenças de gênero começam até mesmo antes da puberdade e continuam por toda a vida da mulher. Na realidade, um bebê do sexo feminino possui mais células de gordura localizadas nos quadris, nas coxas e nas nádegas do que um bebê do sexo masculino, que, por sua vez, tem mais células de gordura dentro e ao redor do abdômen.

Por que existe essa distinção tão acentuada na distribuição da gordura corporal de homens e mulheres? Ainda não há uma resposta definitiva, mas acredita-se que as diferenças nos hormônios, nos receptores de hormônios e nas concentrações de enzimas das reservas de gordura desempenham um importante papel nessa questão. No entanto, já aprendemos um pouco mais sobre a gordura feminina. Por exemplo, uma pesquisa apresentada na reunião anual da North American Association for the Study of Obesity (NAASO) mostra que a mulher encontra-se mais vulnerável ao aumento de peso em três períodos da vida. O primeiro é a fase em que começa a menstruar, particularmente se isso ocorrer cedo. (Na realidade, a obesidade infantil pode contribuir para a puberdade precoce, o que, por sua vez, intensifica o risco de mais ganho de peso.) O segundo período é por volta da época da gravidez, com um risco maior para as mulheres que já estão acima do peso. Por fim, muitas mulheres engordam entre os 40 e os 60 anos – a fase de toda a perimenopausa e menopausa.

Além disso, os recentes avanços na medicina baseada no gênero constataram que o mais importante não é o fato de uma pessoa estar gorda, mas a região onde a gordura se acumulou. Quando comecei a trabalhar com pesquisas no NIH, investiguei a possibilidade de a localização da gordura corporal das mulheres ser um indicador do aumento do risco de doenças. Nos 10 anos seguintes, eu e minhas colegas descobrimos que o excesso de gordura dentro do abdômen – à qual dei o nome de gordura tóxica – é letal tanto para homens quanto para mulheres. Por que "tóxica"? Porque a gordura em demasia no interior do abdômen interfere na função do fígado de administrar o colesterol no sangue e a insulina, o hormônio que permite que as células convertam os alimentos em energia. Mas nós constatamos também que, no caso das mulheres, a gordura tóxica está associada a um aumento do risco de doença cardíaca, diabetes, osteoporose e de câncer de mama, de útero e, possivelmente, de ovário. (Portanto, o objetivo dessa compulsão por um abdômen definido não é apenas entrar no jeans!)

OS QUATRO CICLOS HORMONAIS FEMININOS

Pesquisas patrocinadas pelo National Institutes of Aging (NIA) mostraram que alguns sintomas que imaginávamos serem sinais de envelhecimento – como aumento da circunferência da cintura, deterioração mental e incapacitação física – eram, na realidade, indicadores de *falta de uso.* É por isso que o programa do *Body*-for-*LIFE para mulheres* assume uma visão mais proativa e radicalmente diferente da saúde feminina. Se você não a mantiver, a perderá! E, durante a vida da mulher, essa afirmação assume diversos significados. É fácil levantar-se e ir à luta quando você tem 15 anos, é uma missão quase impossível quando você está com oito meses de gravidez e às vezes um desafio quando está com 50 anos. Veja a seguir os quatro Ciclos Hormonais femininos, seguidos por seções dedicadas a cada um deles, que lhe dirão como otimizar a boa forma mental e física durante essas fases.

- Ciclo 1: Da primeira menstruação (menarca) à primeira gravidez
- Ciclo 2: Os anos férteis
- Ciclo 3: A perimenopausa e a menopausa
- Ciclo 4: A pós-menopausa

Em cada uma das seções a seguir, falarei sobre a maneira como os Ciclos Hormonais afetam o peso, a gordura corporal e a saúde em geral. Sugiro que você leia sobre todos eles, porque cada ciclo está ligado ao que vem a seguir. Eles a ajudarão a compreender como o cuidado consigo mesma no passado influenciou sua saúde atual e como a maneira como você cuida da sua saúde hoje em dia afetará seu bem-estar futuro. Esse conhecimento poderá auxiliá-la a identificar padrões, a eliminar maus hábitos e a elaborar um programa de auto-ajuda realista e individualizado que lhe permitirá alcançar o máximo em saúde e forma física.

Menina, vá em frente! Uma história de sucesso no Ciclo 1

Eu trabalho com muitos adolescentes, homens e mulheres, que estão acima do peso, e eles nunca deixam de me motivar. Todos se esforçam ao máximo para mudar seus hábitos nocivos à saúde, e a maioria deles consegue fazer isso. Uma das minhas pacientes adolescentes, uma garota de 14 anos chamada Hilly, é especialmente motivadora.

"A vida era muito diferente 40kg atrás. Com 1,60m de altura, 127kg e 50% de gordura corporal, eu vivia cada dia como uma batalha. Sentia-me cansada o tempo todo. Não conseguia acompanhar minhas amigas. Tinha consciência de que a vida estava passando por mim. Ficava muito tempo assistindo à televisão – aos *reality shows*, basicamente.

As pessoas magras não percebem como tudo é muito mais difícil quando se está acima do peso. Obcecada com o corpo que eu via no espelho, passava pelo menos uma hora experimentando tudo o que havia dentro do meu armário e, por isso, estava sempre, no mínimo, 20 minutos atrasada para tudo. Eu me odiava. Tinha certeza de que todas as pessoas estavam olhando para minha gordura e rindo de mim. Por causa disso, eu não saía muito.

Quando passei a me orientar com a Dra. Peeke, nós elaboramos um plano para mim. Eu deveria começar a caminhar diariamente, comer mais frutas e hortaliças e cortar alimentos pouco nutritivos. Mas ela me ensinou uma coisa igualmente importante: a me respeitar e demonstrar esse respeito nas minhas atitudes. 'Finja que se sente confiante até você conseguir', ela me disse. E foi isso o que fiz. Eu não acreditava que o fato de apenas fingir daria resultado, porém deu. Mesmo quando estou insegura, tento projetar confiança. Isso me ajuda a me sentir muito mais forte.

Levei um tempo para emagrecer, mas finalmente consegui. Estou 40kg mais leve e minha gordura corporal está na saudável faixa dos 20% e mais alguma coisa. Adoro fazer a caminhada diária e treino com pesos. Quando fico estressada, respiro fundo, me levanto do sofá, calço os tênis e saio.

Minha vida está muito diferente. Fico com frio em ambientes com ar condicionado. Adoro ir a shopping centers e experimentar roupas – é divertido, e não mais o pesadelo que costumava ser. Estou me sentindo mais em casa neste mundo. Consigo ver que a obsessão com o corpo é um desperdício de tempo. Existem tantas outras coisas para fazer – passear com minhas amigas, fazer compras, curtir o ar livre. Deixei de assistir à vida das pessoas na televisão e passei a viver minha própria vida. Agora que estou 40kg mais leve, a televisão não é mais páreo para minha realidade."

CICLO 1: DA PRIMEIRA MENSTRUAÇÃO À PRIMEIRA GRAVIDEZ

Nesse primeiro ciclo, a menina torna-se mulher. Qualquer mulher jovem que ainda não tenha engravidado está nessa fase. Portanto, de modo geral, trata-se do período que vai da adolescência aos vinte e poucos anos. Mas, mesmo sem ter se tornado mãe, uma mulher no Ciclo 1 encontra-se numa montanha-russa física e emocional que pode ser, ao mesmo tempo, assustadora e espetacular.

O QUE ESTÁ ACONTECENDO NO SEU CORPO

Antes de a mulher atingir a puberdade, a composição do seu corpo não difere muito da de um menino. Mas, quando ela chega a esse estágio, o fluxo de estrogênio que provocou a menstruação também formou curvas femininas naquele corpo até então reto.

Essa gordura nova não é nociva. Ela tem uma missão – é chamada de gordura essencial porque é fundamental para a sobrevivência do corpo feminino – e para a fertilidade. No caso dos homens, a gordura essencial (ao contrário da gordura extra) equivale a cerca de 3% do peso corporal. Nas mulheres, ela se expande para 12%. Por que tanta diferença? Porque ela inclui a gordura específica do gênero nos quadris, nas coxas, nas nádegas e nos seios. A mulher precisa dela para gerar filhos e alimentá-los depois que eles nascem. Pense na gordura que se localiza na parte inferior do corpo como um posto de gasolina que fornecerá o combustível (calorias) necessário para a amamentação. Por outro lado, o acúmulo de gordura é o excesso que se deposita embaixo da pele e abrange a gordura profunda que protege os órgãos internos. Ela é também a gordura que se deseja eliminar – muitas mulheres a têm em grande quantidade.

O metabolismo da mulher costuma ser bem ativo nesse ciclo. Em geral, jamais seu grau de atividade física será tão alto e, por causa disso, ela tem mais músculos, e eles queimam calorias. Além disso, se estiver acima do peso e decidir emagrecer por meio de dieta e de atividade física, suas células de gordura estarão mais capacitadas para liberar gordura do que as de uma mulher com mais de 40 anos. De qualquer forma, o acúmulo de gordura pode começar bem cedo.

Se você está no Ciclo 1, o programa do *Body*-for-*LIFE para mulheres* pode ajudá-la a manter a composição do seu corpo no ápice. Você terá uma proporção saudável de gordura corporal, acumulará a quantidade apropriada de músculos e terá ossos fortes. Caso apresente síndrome pré-menstrual (TPM), a eliminação da gordura por meio da melhora do condicionamento físico e de uma alimentação saudável certamente a beneficiará. Além disso, se passar a lidar melhor com o estresse, será capaz de minimizar ou, até mesmo, eliminar a TPM.

O QUE ESTÁ ACONTECENDO NA SUA CABEÇA

Esse deveria ser o período mais despreocupado da vida de uma mulher. Mas você tem razão: para muitas de nós, esse é o ciclo mais estressante. Seja na escola, seja no trabalho, as mulheres que estão no Ciclo 1 encontram-se com o pé no acelerador – elas simplesmente vão em frente. Portanto, o fato de estarem vulneráveis a todos os tipos de comportamentos destrutivos não deveria ser surpreendente.

Por exemplo, as adolescentes são mais propensas a começar a fumar do que os garotos de sua faixa etária, e muitas delas fazem isso para aliviar o estresse e controlar o peso. Infelizmente, as conseqüências do hábito de fumar são mais graves para as mulheres do que para os homens. Em primeiro lugar, as mulheres demonstram mais propensão a se viciar em nicotina do que eles. As adolescentes que fumam poderão apresentar mais dificuldade para engravidar e, quando estiverem prontas para iniciar uma família, a probabilidade de terem bebês com problemas congênitos será maior. O fumo aumenta também o risco de osteoporose. Embora isso possa não parecer justo, uma mulher que fuma tanto quanto um homem tem 70% a mais de chance de desenvolver câncer de pulmão – e numa idade menos avançada. As mulheres que fumam têm mais probabilidade de desenvolver a doença pulmonar obstrutiva crônica (DPOC), que causa uma implacável destruição dos pulmões. Assim, por respirarem com dificuldade, as fumantes não conseguem se dedicar integralmente a práticas esportivas.

Da mesma forma que os garotos de sua idade, as adolescentes experimentam bebidas alcoólicas e se embriagam. Está comprovado biologicamente que a maioria das mulheres possui uma quantidade menor das enzimas que processam o álcool. Por causa disso, elas não metabolizam essa substância tão bem quanto os homens e, assim, ficam bêbadas com mais rapidez e permanecem nesse estado por mais tempo. O hábito de consumir bebidas alcoólicas pode levar à alimentação desenfreada e ao acúmulo de gordura, especialmente em volta do abdômen. Além disso, no caso das garotas que bebem, a probabilidade de terem uma relação sexual é cinco vezes maior e a do uso de preservativos, 1/3 menor.

Como no Ciclo 1 as mulheres tendem a associar autoconfiança à aparência externa, elas ficam particularmente vulneráveis a distúrbios alimentares. Um estudo de 1995 revelou que 35% das mulheres que se alimentavam de forma "normal" passavam a adotar dietas patológicas. Cerca de 20 a 25% delas acabavam apresentando distúrbios alimentares parciais ou totais. O estudo indica que, por ironia, quando recuperam o peso, fato que acontece com a maioria das mulheres, elas tendem a readquiri-lo como gordura tóxica – a gordura que, na presença de uma quantidade excessiva do hormônio do estresse, se acumula no interior do abdômen. Além de desencadear hábitos não saudáveis, como fumar e beber, e distúrbios alimentares, o estresse não controlado também é, por si só, prejudicial à saúde. Num estudo da Universidade de Pittsburgh, a pesquisadora Karen Matthews mostrou que os jovens que não lidam bem com o estresse têm uma probabilidade maior de desenvolver gordura tóxica, resistência à insulina (o primeiro passo em direção à diabetes) e obesidade.

SEUS MAIORES DESAFIOS EM RELAÇÃO À SAÚDE

Tudo bem, está na hora de ouvir o sermão. Se você está no Ciclo 1 e acha que pode maltratar seu corpo agora e, de alguma maneira, "compensá-lo por isso" no futuro, quero que faça um ajuste rigoroso no seu modo de pensar. O grau de atenção que você dedica ao cuidado consigo mesma neste momento – física e mentalmente – determina a qualidade da sua vida e a quantidade de tempo que você viverá a partir dos 30 anos. Veja a seguir o que você deve ter em mente.

Melhorar a qualidade da sua alimentação. A maior parte das suas refeições vem em sacos de lanchonete? Se você quer se manter em forma e saudável, reformule seus hábitos alimentares agora. Uma pesquisa mostrou que 8% das mulheres entre os 20 e os 34 anos tinham graves formações de placas nas artérias. Essas placas decorrem da ingestão de batatas fritas e de outros alimentos gordurosos, doces, salgadinhos, pizzas e cereais com açúcar. Embora nessa fase da vida suas generosas reservas de estrogênio forneçam uma certa proteção contra doenças do coração, essa defesa se esfacelará rapidamente na faixa dos 40 ou 50 anos, principalmente se na juventude você tiver sobrecarregado esse órgão vital.

A diminuição ou a eliminação do consumo de açúcar também a protegerá da diabetes. Até bem pouco tempo, a diabetes que surge em adultos, a do tipo 2, afetava com mais freqüência pessoas que têm mais de 45 anos. Hoje em dia, porém, esse diagnóstico tem sido dado a um número alarmante de jovens, entre eles adolescentes do sexo feminino. Uma pesquisa feita com 8 mil homens e mulheres revelou que a probabilidade de um ataque do coração era maior para os adultos com menos de 45 anos que apresentavam diabetes do tipo 2 do que para aqueles que não sofriam dessa doença. Além disso, o risco era mais acentuado no caso das mulheres.

Estabelecer o hábito de se exercitar. Uma pesquisa realizada pela Heart and Stroke Foundation do Canadá constatou que quase 40% das mulheres entre os 12 e os 19 anos eram sedentárias, assim como 53% das mulheres na faixa dos 20 anos. Até mesmo aquelas que haviam sido ativas quando estavam na escola ou na faculdade tendiam a parar de fazer exercícios assim que entravam para o mercado de trabalho e se envolviam em atividades burocráticas estressantes, com longas jornadas ou em locais muito distantes de sua residência.

Você precisa descobrir uma atividade física da qual goste e praticá-la com regularidade. Em caso de dúvida, caminhe mais. Entre para uma equipe. Aproxime-se de pessoas ativas. Mexa-se!

Se você já é uma pessoa ativa, ótimo – mas, pelo amor de Deus, não mude. Caso leve uma vida sedentária, este é o alarme para que acorde. Calce os tênis e vá à luta. Você descobrirá que até mesmo uma pequena quantidade de exercícios ajuda a controlar o apetite, elimina os hormônios prejudiciais do estresse, melhora o sono e o humor e desenvolve a auto-estima e a autoconfiança – elementos importantes que a maioria das mulheres jovens não tem na dose suficiente.

Proteger seus ossos. Quando você fizer 18 anos, terá acumulado 90% da massa óssea que possuirá na vida. Após os 25 ou 30 anos, terá que viver para sempre com o que armazenou até esse ponto! Dietas crônicas, distúrbios alimentares, refrigerantes em demasia, fumo, baixa ingestão de cálcio, sal em excesso e falta de atividade física prejudicam muito os ossos. O resultado: mulheres jovens, algumas na faixa dos 20 anos, podem ter ossos tão frágeis quanto uma mulher de 80 anos. Acredite em mim – você não vai querer acabar num hospital com o quadril quebrado.

Tratar de si mesma – e do seu corpo – com respeito. Muitas mulheres jovens que estão no Ciclo 1 odeiam seu próprio corpo. No entanto, esse sentimento de rejeição não nasce com elas – as garotas aprendem a julgar seu corpo quando se comparam com as figuras "perfeitas" valorizadas pela mídia. Meu conselho? Ignore esses corpos esqueléticos e concentre-se nos modelos reais, em boa forma e saudáveis. Refiro-me a corpos em boa forma, mas com curvas.

Mesmo assim, o impulso para julgar é muito forte. Se você está no Ciclo 1, tente não culpar seu corpo pelo que ele não é e otimize o que ele é – não apenas para que ele fique bem, mas para proteger sua saúde atual e futura. Quando você ama seu corpo e está ligada a ele (em vez de desligada dele), não o prejudica com nicotina, álcool, sexo sem proteção e comida pouco nutritiva.

Atenção! Crie uma composição de corpo saudável agora. Quer um bom motivo para fazer isso? Eu lhe darei quatro. Primeiro, você manterá um metabolismo ativo, capaz de consumir calorias, que a sustentará durante os quatro Ciclos Hormonais. Segundo, caso quebre um tornozelo ou fique doente, sua massa muscular permanecerá mais tempo no lugar durante seu restabelecimento. Terceiro, o treinamento com pesos e uma boa alimentação lhe proporcionarão as curvas e o brilho que chamam atenção. Finalmente, comer bem e se exercitar são os melhores antidepressivos naturais que uma mulher pode ter durante toda a vida.

SOLUÇÕES ELABORADAS EXCLUSIVAMENTE PARA VOCÊ

A MENTE

Encare a realidade: você não pode construir sua carreira, encontrar um excelente companheiro nem ter um bebê antes de reconquistar sua saúde física e emocional. As dicas a seguir poderão ajudá-la.

Aprenda a sutil arte da resistência ao estresse. Essa é sua oportunidade de construir um arsenal de estratégias de redução do estresse que a beneficiará por toda a vida. O corpo só fica saudável quando a mente está saudável – e a ioga, a meditação e o relaxamento gradativo (entre outras técnicas de diminuição do estresse) poderão ajudá-la a controlar aquele súbito desejo de comer em excesso (e, por extensão, impedir o aumento do peso) e a se sentir calma, concentrada e no controle. (Há uma série de exercícios para redução do estresse na parte 3 – A mente: Os 10 Princípios do Poder da Mente.)

Acabe com o distúrbio alimentar agora. Se você se excede e se flagela, pára de comer ou se exercita compulsivamente, seu corpo pode estar parecendo ótimo por fora, mas você está caminhando em direção a problemas. O distúrbio alimentar não tem nada a ver com parecer ótima – ele está relacionado à tristeza, à raiva e a outras emoções assustadoras que a estão atormentando. Procure ajuda imediatamente. Marque uma consulta com um especialista na área.

Experimente água mineral com gás. Para as mulheres no Ciclo 1, a vida social é o mesmo que *a vida*. Eu a aconselho a beber dois copos de água mineral com gás para cada copo de bebida alcoólica e a escolher opções com menos teor alcoólico, como vinho misturado com água mineral gasosa. Seu organismo terá tempo para metabolizar o álcool, além de lhe permitir fazer uma escolha inteligente em relação ao fato de você precisar ou não de mais uma dose. Seu fígado, seu cérebro e a composição do seu corpo lhe agradecerão por isso (o álcool contribui para a gordura abdominal).

A boca

Siga os fundamentos do Método de Alimentação descrito na parte 4, assim como estas dicas especiais para o Ciclo 1:

Não pule refeições, sobretudo o café da manhã. Conheço muitas mulheres que deixam de fazer refeições, especialmente o café da manhã, para eliminar peso. Elas não estão prestando nenhum favor a si mesmas. Uma pesquisa realizada pelo U.S. National Weight Control Registry com 3 mil homens e mulheres mostrou que, entre aqueles que conseguiram manter a redução do peso, quase 80% tomavam o café da manhã regularmente. A alimentação matinal proporciona um valioso controle do apetite durante o resto do dia e é um ótimo indicador da manutenção da boa forma.

Freqüente menos happy hours. A ingestão conjunta de álcool e comidas muito calóricas (salgadinhos, por exemplo) resulta num excesso de gordura corporal. Pesquisas revelam que as pessoas que abusam simultaneamente desses dois tipos de alimento queimam menos calorias e armazenam mais gordura. Portanto, limite o consumo de bebidas alcoólicas e evite os quitutes gordurosos.

Consuma bebidas mais saudáveis. Os refrigerantes, que podemos considerar uma espécie de bala líquida, são prejudiciais aos ossos, ao peso saudável e à taxa de açúcar no sangue. No lugar deles, mantenha uma garrafa de água ao alcance da mão o tempo todo, opte por um copo de água mineral gelada com gotinhas de limão ou experimente uma bebida adoçada com sucralose (um adoçante derivado do açúcar), que contém pouquíssimas calorias. Melhor ainda, continue fortalecendo seus ossos com três copos de 230ml de leite desnatado por dia. A ciência comprovou que o cálcio presente no leite pode tornar as células de gordura mais eficientes durante a eliminação do peso.

Experimente novas maneiras de comer. Há um grande número de pessoas jovens que optam pela dieta vegetariana. Algumas delas são "vegetarianas que comem peixe", mas há também as que não consomem peixe, ovos nem laticínios. Existem aquelas que cortam apenas o consumo de carne vermelha, enquanto outras escolhem variações culinárias étnicas. Esse tipo de alimentação oferece uma ótima oportunidade para quem deseja aprender a cozinhar porque exige a utilização de ingredientes naturais. Se você estiver interessada em experimentar refeições vegetarianas, há excelentes livros de receitas que podem ajudá-la a começar.

Não se esqueça dos nutrientes. Tome uma multivitamina todas as manhãs. Isso a fará lembrar-se também de tomar o café da manhã. Embora sua alimentação devesse lhe fornecer todas as vitaminas e minerais necessários, você sabe tão bem quanto eu que não consome nem perto das cinco a nove porções diárias de frutas e hortaliças que deveria comer.

Os músculos

Para obter a melhor forma física, siga os fundamentos do Método de Treinamento na parte 5, assim como as dicas especiais para o Ciclo 1.

Mexa-se. Uma das maneiras mais fáceis de manter um peso saudável é simplesmente se tornar mais ativa no dia-a-dia. Caminhe até à escola. Se possível, vá para o trabalho de bicicleta. Estacione o carro e vá a pé a todas as lojas a que você precisa ir. Qualquer passo extra que você der a aproximará mais da meta de ficar em forma.

Ocupe-se! Existem pessoas que passam um número imenso de horas assistindo à televisão ou se distraindo na internet. Se elas diminuíssem o tempo que dedicam a essas atividades, certamente seriam mais magras e mais saudáveis. Caso esse seja seu caso, prometa reduzir pela metade o tempo que você gasta com hobbies desse tipo. Assim, as horas que ganhar serão preenchidas com uma vida mais ativa e interessante.

CICLO 2: OS ANOS FÉRTEIS

É provável que agora sua vida esteja mais estável do que estava no Ciclo 1. Você pode estar casada, com filhos, talvez trilhando uma carreira bem-sucedida. Ou, quem sabe, seja uma mãe que não trabalha fora ou que esteja voltando ao mercado de trabalho. Mas, seja qual for sua atividade, sei que está assoberbada. Visualize um dia típico por apenas um instante. O tempo que você passa no trabalho é maior e o tempo que você fica na academia é menor? Você dirige para chegar a lugares aos quais antes ia a pé? Pega o elevador em vez de subir as escadas? Vai mais ao cinema e sai menos para dançar? Por estar se sentindo estressada, costuma comer guloseimas no trabalho ou atacar a geladeira de madrugada em busca de alívio? Se for esse o caso, poderá descobrir que o ponteiro da sua balança está se movendo para a direita e que uns poucos dias de cuidado com a alimentação não a livrarão dos quilos extras tão rápido quanto antigamente. Por isso, o fato de uma mulher ganhar um mínimo de 10kg entre os 20 e os 65 anos não causa surpresa.

Seja bem-vinda ao Ciclo 2.

O QUE ESTÁ ACONTECENDO NO SEU CORPO

A partir dos 25 ou 30 anos, a taxa metabólica basal da mulher – indicador de quantas calorias o corpo queima em repouso – pode começar a declinar, caso ela esteja menos ativa fisicamente e comece a perder seus preciosos músculos. Para se manter, cerca de 500g de músculo queima de 35 a 50 calorias por dia, enquanto cerca de 500g de gordura consome menos de três calorias. É simples: quanto menos músculos você tiver, menos calorias queimará.

Se você está grávida ou planejando ter um bebê, alcançará mais sucesso na redução do peso após a gestação, caso se alimente bem e seja fisicamente ativa antes de engravidar. Se estiver acima do peso, o caos hormonal que se instala com a gravidez poderá dificultar muito a eliminação dos quilos extras. (Mas não desista – você pode ter seu corpo de volta.) Basicamente, no segundo em que o óvulo fertilizado atinge o útero, ele desencadeia uma avalanche hormonal. Durante a gestação, as enzimas especiais chamadas lipoproteínas lipase (LPL) dirigem-se em massa para as nádegas, para os quadris e para a região das coxas. Elas fazem com que a gordura se deposite tanto nas células de gordura quanto nas células dos músculos. Isso cria uma espécie de "posto de alimentação" do bebê na parte inferior do corpo da mulher para que ela tenha bastante combustível para utilizar após o parto e iniciar a amamentação.

No entanto, a gravidez não sentencia automaticamente uma mulher a permanecer acima do peso. O fator mais importante é o *padrão* do acúmulo de gordura. O melhor é engordar de forma lenta e estável no primeiro e no segundo trimestres e deixar para adquirir uma quantidade maior de quilos extras no terceiro trimestre, quando o bebê estiver crescendo mais rapidamente. Num estudo com mulheres grávidas, o aumento excessivo de peso no início da gestação mostrou-se um fator significativo em relação à quantidade de peso que elas mantiveram após o nascimento dos filhos.

Tenha você sido mãe ou não, a boa notícia é que uma mulher que está no Ciclo 2 consegue manter a energia e a massa corporal magra – e até mesmo melhorá-las, caso seja necessário. Embora os exercícios cardiovasculares (caminhar, correr, andar de bicicleta, etc.) sejam fundamentais para a saúde e o bem-estar, é o treinamento com pesos que causará o maior impacto no seu corpo já não tão jovem. Esta é uma regra crucial do programa do *Body*-for-*LIFE para mulheres:* a partir dos 20 anos, a cada década de vida de uma mulher, o treinamento de resistência torna-se mais importante para sua sobrevivência. Ele mantém fortes os músculos, os ossos e a mente. Além disso, como você aprenderá na parte 5, esse tipo de exercício aumenta a taxa metabólica e, com isso, promove a queima de uma quantidade maior de calorias, mesmo quando o corpo está em repouso. Portanto, não se desespere – você ainda pode ficar em boa forma, enxuta e sexy e, ao mesmo tempo, garantir sua saúde futura. Os Métodos de Alimentação e de Treinamento deste livro lhe ensinarão como conseguir isso.

O QUE ESTÁ ACONTECENDO NA SUA CABEÇA

Os homens chegam em casa do trabalho e relaxam. As mulheres? Ah! Nada daquela história de "Amor, já cheguei" para você. Às 18h, você sai do escritório, se estiver com sorte, e vai para casa começar o segundo turno.

Na maioria dos casos, as mulheres que estão no Ciclo 2 ainda são as principais responsáveis pelo preparo da comida, pela execução das tarefas domésticas e pela educação dos filhos. Atualmente, muitas delas são as principais provedoras da renda familiar. É estressante manter todas essas bolas no ar. Não preciso lhe dizer isso, eu sei. Mas será que você já parou para pensar sobre quanto sua rotina é estressante?

Reflita sobre isso agora. Não existe um intervalo – um período de transição entre as exigências do trabalho e as igualmente desafiadoras tarefas da rotina doméstica. A pressão que muitas mulheres vivenciam ao tentar ser tudo para todo mundo – e procurar fazer tudo o que precisa ser feito da melhor forma possível – pode ser tão desesperadora quanto um grande fator de estresse, como uma morte, uma doença grave ou um divórcio. Se, semana após semana, além do trabalho e das tarefas domésticas, você leva seu filho para a aula de caratê e sua filha para a natação sem ter um ataque, você é uma heroína. Mas nem mesmo a Mulher Maravilha fica o tempo todo vestindo e tirando o uniforme. Se você vive rotineiramente sob muito estresse, até um mínimo fator de tensão extra poderá derrubá-la.

De alguma maneira, as mulheres sempre parecem sobreviver às crises. No entanto, isso freqüentemente ocorre à custa de sua própria saúde física e mental. A maioria daquelas que se encontram no Ciclo 2 procura aplacar o estresse comendo demais. Outras fumam ou abusam de drogas e de bebidas alcoólicas. Nessa fase, a tendência é obter alívio com o que for possível. Mas o truque está em neutralizar os fatores estressantes com atitudes saudáveis e positivas em vez de adotar comportamentos prejudiciais. Eu lhe darei uma dica: em grande parte, a eliminação dessa enorme carga de preocupação e estresse depende de arranjar tempo – ou melhor, de *reservar* um tempo – para você comer do jeito que deveria e para livrar-se do estresse numa aula de ioga, numa caminhada ou exercitando-se com pesos. Nas próximas partes deste livro, você aprenderá a fazer isso.

SEUS MAIORES DESAFIOS EM RELAÇÃO À SAÚDE

Entre decisões sobre como cuidar das crianças e conviver com picos e baixas hormonais na TPM ou na gravidez, você poderá sofrer com altíssimos níveis de estresse durante esse ciclo. Seu principal desafio será manter-se atenta, dia após dia, e buscar equilíbrio, isto é, estabelecer um tempo exclusivamente para você e um tempo para todo o resto. Será possível honrar seu compromisso consigo mesma e também aquele que você tem com sua família. A seguir estão suas atribuições.

Manter um peso saudável. Suas necessidades nutritivas básicas não mudam muito entre os Ciclos 1 e 2, mas, em relação às calorias, a questão é diferente. Assuma este fato: se você não está tão ativa quanto antes, simplesmente não precisa da mesma quantidade de comida que ingeria no ciclo anterior. Caso você não reserve um tempo para se exercitar diariamente, será necessário diminuir a quantidade de calorias que ingere. De outro modo, você as vestirá! Se você consumir 250 calorias extras por dia, dentro de um ano estará 11kg mais gorda. Eu prefiro que você faça mais atividades físicas e continue a comer bem. Uma proposta vantajosa para nós duas.

Cuidar de quem cuida dos outros. Esta é você. Como mencionei, as mulheres cuidam maravilhosamente bem dos outros e, quanto mais se dedicam às pessoas queridas, mais se deixam de lado. Você precisa ser responsável por cuidar de si própria, amar-se e apoiar-se. Isso implica entrar para uma academia e realmente freqüentá-la. Cuidar de si mesma requer concentração, dedicação e planejamento. Exige também uma mudança significativa no seu modo de pensar: você tem que acreditar que sua saúde e sua felicidade são tão importantes quanto a saúde e a felicidade da sua família.

Encontrar tempo para fazer atividades físicas. Movimentar o corpo não é um sacrifício. É um presente que você está dando a si própria. Eu o chamo de "um momento de paz", em que você se reestrutura e se revigora para poder assumir e aproveitar inteiramente a vida. Além de fortalecer o coração, órgão que suporta o impacto da reação fisiológica ao estresse, os exercícios aliviam a energia reprimida e a tensão muscular. Eles também melhoram a auto-estima. Enquanto uma caminhada de 10 minutos é capaz de acalmá-la após uma situação estressante, exercícios regulares podem ajudá-la a dissipar o estresse antes que ele se instale. O Método de Treinamento fará com que seu corpo – e sua mente – enfrente melhor os desafios do dia-a-dia.

Atenção! Você pode estar muito longe da menopausa, mas, se estiver acima do peso, trate de recuperar a forma agora. Se não fizer isso, é provável que esses quilos extras permaneçam no período pós-menopausa. Caso esteja grávida ou planejando uma gravidez, limite o aumento de peso à faixa de 11 a 15kg durante a gestação. Um estudo realizado na Georgetown University mostrou que as mulheres que haviam engordado mais de 18kg durante a gravidez corriam um risco 40% maior de desenvolver câncer de mama após a menopausa. Aquelas que tinham mantido o peso extra depois do parto enfrentavam um risco muito maior, independentemente do seu peso inicial.

SOLUÇÕES ELABORADAS EXCLUSIVAMENTE PARA VOCÊ

No Ciclo 2, sua missão é aprender a conseguir tempo para cuidar de si mesma. Leia as dicas apresentadas a seguir – elas a ajudarão a enfrentar os desafios exclusivos desse atribulado ciclo sem ter que abrir mão da essencial atenção a si mesma.

A MENTE

Quando você entrar no Ciclo 2, precisará de mais do que uma banheira de espuma para aliviar o estresse cotidiano. Reconheça que o equilíbrio na sua vida é tão importante quanto o equilíbrio das despesas no seu talão de cheques.

Aprenda a priorizar. A maioria das mulheres possui um caso crônico de "mão nervosa". Quando lhe pedem que faça qualquer coisa (aceitar mais um projeto, concordar em levar montes de crianças para eventos ou fazer biscoitos para a reunião da Associação de Pais e Professores), suas mãos se erguem e, antes que você possa se perguntar "Será que eu devo concordar com isso?", já se comprometeu a cumprir mais uma tarefa.

Ninguém consegue encaixar 25 horas de vida num dia de 24 horas. Uma solução mais inteligente é aprender a eliminar as tarefas desnecessárias do seu dia – coisas que você *pensa* que precisa fazer, mas que na realidade podem ser deixadas de lado.

Você não acredita que seja possível descartar alguma coisa da sua agenda? Elabore uma lista dos seus afazeres diários típicos. Inclua tudo – reuniões de trabalho, sua atividade voluntária, o passeio com o cachorro, a ida ao banco e à lavanderia, as compras no supermercado, etc. Após completar a relação, pergunte a si mesma:

- Esta é uma tarefa ou uma obrigação?
- É importante para mim?

- Posso delegá-la?
- Posso descartá-la?
- Será que ela interfere no meu cuidado comigo mesma?

Não comece a refletir sobre o que as pessoas poderiam pensar sobre isso ou aquilo. Apenas se concentre e procure maneiras de encontrar o tempo que será necessário para se dedicar ao cuidado consigo mesma de forma equilibrada. Depois que tiver se sentado e pensado bastante sobre suas obrigações, ficará surpresa ao constatar quantas delas podem ser delegadas a outra pessoa (seu marido, talvez) ou simplesmente descartadas.

Aprenda uma maneira saudável de reagir ao estresse. Uma pesquisa realizada por Herbert Benson, M.D., e Jon Kabat-Zinn, Ph.D., mostrou que, quando uma mulher aprende a atingir um estado de profunda serenidade, seu corpo e sua mente voltam a ficar relaxados e tranqüilos. O batimento cardíaco, a pressão sangüínea, os níveis do hormônio do estresse e a tensão muscular diminuem. Esse estado de intensa tranqüilidade é chamado de reação de relaxamento e é incrivelmente fácil de alcançar. Pratique essa técnica uma ou duas vezes diariamente.

1. Selecione uma palavra ou uma frase curta.
2. Sente-se em silêncio numa posição confortável e feche os olhos.
3. Relaxe os músculos. Respire devagar e naturalmente e, ao mesmo tempo, repita a palavra, frase ou oração silenciosamente para si mesma enquanto expira.
4. Não se preocupe com a qualidade do que você está fazendo. Quando outros pensamentos surgirem na sua mente, diga a si mesma "Tudo bem" e reinicie delicadamente a repetição. Continue por 10 a 20 minutos.
5. Não se levante imediatamente. Permaneça sentada, em silêncio, por cerca de um minuto. Depois, abra os olhos e continue sentada por mais um minuto antes de sair dali.

Considere a qualidade do seu sono uma prioridade. Para as mulheres no Ciclo 2, o sono é um presente precioso e, muitas vezes, fugaz. Com base na minha experiência, vejo que as mulheres que não conseguem dormir são as que demonstram mais propensão a comer em excesso. Em geral, as mulheres alimentam-se para manter a energia, mas, na verdade, aquilo de que elas estão de fato precisando é uma boa noite de sono ou uma soneca durante o dia. Portanto, brigue pelo seu direito a um sono reparador e ininterrupto. Vá para a cama e desligue a televisão às 23h no máximo (idealmente às 22h). Se aquele programa que você quer ver só vai passar tarde da noite, grave-o e deixe para curti-lo no dia seguinte enquanto estiver se exercitando na esteira ou na bicicleta ergométrica. Use uma música suave, um banho, um livro, meditação – enfim, qualquer recurso que a ajude a relaxar.

A boca

Provavelmente, é você quem prepara o jantar. O planejamento dessa refeição é uma oportunidade excelente para avaliar a qualidade e a quantidade de alimentos saudáveis na sua dieta. Siga os fundamentos do Método de Alimentação na parte 4 e também estas dicas especiais para o Ciclo 2:

Consuma bastante proteína. Você aprenderá tudo sobre sua necessidade de proteína na próxima parte deste livro, mas procure obter de 20 a 30% das suas calorias diárias em fontes ricas em proteína, como peixes, aves, carne vermelha magra, feijões, produtos de soja e laticínios desnatados. A proteína proporciona a sensação de saciedade e também ajuda a construir os preciosos músculos, que queimam calorias. Além disso, o corpo utiliza 20 a 30% a mais de energia para digerir proteína do que para digerir carboidratos e gordura.

Cuidado com a alimentação noturna. Se você comer em excesso a qualquer hora do dia, ganhará peso. O período da noite é o mais perigoso porque provavelmente você não queimará todas as calorias que tiver consumido – uma parte ou a maioria delas será armazenada no corpo como gordura. É possível que à noite você esteja cansada e, por causa disso, não preste atenção no tamanho das porções. Além disso, se estiver estressada, buscará alívio na comida. Tente acabar de jantar pelo menos antes das 20h, de quatro a cinco dias por semana. Escove os dentes e fique longe da cozinha. Na parte 4, você aprenderá mais sobre como e quando comer.

Não se esqueça dos nutrientes. Se você tem 40 anos ou menos, está grávida ou não e, de modo geral, é saudável, tome uma multivitamina todos os dias. Assim como a maioria das mulheres, talvez você não esteja ingerindo todas as porções de frutas e de hortaliças de que precisa para manter a quantidade adequada de antioxidantes, vitaminas e minerais necessária à sua saúde. Pense na multivitamina como um pequeno e adicional "seguro-saúde".

Os músculos

Exercícios que aceleram o batimento cardíaco e os que enchem de ar os pulmões – ambos atividades cardiovasculares e de treinamento de resistência – queimam calorias e aceleram o metabolismo. Para começar a colher os benefícios físicos e mentais da prática regular de exercícios, siga os fundamentos do Método de Treinamento na parte 5, assim como as dicas a seguir, que são específicas para o Ciclo 2.

Mexa-se! Você já tem um passômetro? Não? Então, compre um já. Ele pode ser o melhor amigo de uma mulher no atribulado Ciclo 2. Um instrumento simples que qualquer pessoa consegue usar com facilidade. Apenas o fato de você estar com esse aparelho a fará lembrar-se de acrescentar mais movimento à sua rotina diária. Comece usando o passômetro por, no mínimo, três dias – do instante em que sair da cama de manhã até o momento de ir se deitar à noite – para determinar a quantidade de atividades que você está fazendo atualmente. Tente realizar essa medição em pelo menos um dia do fim de semana, pois os níveis de atividade variam em relação aos dias úteis. Vá acrescentando de 500 a 1.000 passos diariamente até atingir a meta de 10 mil passos por dia. (Na parte 5, você encontrará um programa para a utilização do passômetro.)

Divirta-se durante os exercícios cardiovasculares. Como as mulheres que estão no Ciclo 2 têm muito pouco tempo para relaxar, acho bom que você assista a um vídeo ou a um programa de televisão enquanto faz os exercícios aeróbicos – desde que sue, o que é uma forma de avaliar a intensidade do seu esforço. Se você tem em casa uma esteira, uma bicicleta ergométrica ou um *transport*, coloque uma televisão com controle remoto perto desse equipamento. Os canais de música podem ser particularmente divertidos na hora dos exercícios. Sintonize o fone de ouvido ou baixe algumas músicas para o MP3 *player* e leve-o com você quando for caminhar, correr, andar de bicicleta ou fazer ginástica. Não há nada como uma música excelente quando o objetivo é se agitar.

Participe de eventos esportivos. Se o estresse e o cansaço roubam sua motivação, considere a possibilidade de entrar para grupos que realizam caminhadas ou passeios de bicicleta. Ou então participe de uma corrida que tenha o objetivo de aumentar a conscientização pública sobre um importante tema para a saúde da mulher, como o câncer de mama ou a diabetes. Além de permanecer concentrada na atividade física, você ficará satisfeita por ter participado de algo importante – alguma coisa que tenha significado para você. Quando se está no olho do furacão que é o Ciclo 2, é muito recompensador tomar parte numa iniciativa desse tipo.

CICLO 3: A PERIMENOPAUSA E A MENOPAUSA

Seja bem-vinda ao Ciclo 3. Esse é o ponto onde estou e me sinto feliz em lhe dizer que o panorama daqui é bastante bom. Você poderia achar que estou maluca. O que pode haver de tão legal em mais gordura corporal, numa cintura mais larga e num metabolismo que parece estar falhando? A boa notícia é que você pode controlar tudo isso e parecer e se sentir melhor do que antes.

Em geral, no Ciclo 3, os filhos já estão mais velhos e sobra mais tempo para você. Os fatores de estresse nessa fase da vida podem abranger preocupações relacionadas ao trabalho, a um filho ou uma filha que está de volta à sua casa até conseguir um novo emprego ou a novas aflições sobre problemas de saúde que você ou um de seus familiares possam estar apresentando por causa da idade. Pela primeira vez na vida, você está pensando na sua própria mortalidade. Jamais esquecerei minhas primeiras conversas com minha querida amiga Katie Couric, que, aos quarenta e poucos anos, sofreu duas perdas trágicas: a de seu jovem marido e a de sua irmã mais velha. É muito duro passar por esse sofrimento e, ao olhar para o espelho da própria vida, se preocupar com a morte.

Depois, chega o momento de outro importante acontecimento – a menopausa. Mas, primeiro, você terá que passar pela perimenopausa, que, de acordo com a definição do NIH, tem início com o primeiro conjunto de sintomas e se estende por até 12 meses após o término dos ciclos menstruais. Essa fase pode começar na faixa dos trinta e muitos anos e durar até os cinqüenta e poucos anos. Ai! Isso é muito tempo para uma fase de transição física em meio a um furacão hormonal, sentindo os calores do climatério, encharcando os lençóis com suor, ficando acordada à noite e agüentando períodos menstruais desagradáveis e imprevisíveis.

Eu sei, por experiência própria, que você está realmente frustrada com o aumento de peso característico dessa fase. Bem, nós jogaremos fora os quilos extras. Mas tenho que lhe dizer uma coisa: no Ciclo 3, o que realmente importa é eliminar a gordura e estar ótima enquanto ocorre a diminuição natural do estrogênio. De qualquer forma, esse também é o momento de otimizar todas as oportunidades de cuidar de si mesma durante a perimenopausa para que você possa viver bem no futuro.

O QUE ESTÁ ACONTECENDO NO SEU CORPO

De modo geral, após os 40 anos, a mulher começa a perder cerca de 250g de músculos por ano. Na realidade, pela falta de exercícios, ela pode perder de 2,5 a 5kg de músculos entre os 40 e os 55 anos. Como mencionei, quando os músculos definham, a quantidade de calorias que queimamos diariamente despenca e o número de calorias que ingerimos permanece igual ou se eleva. Seja como for, o resultado é sempre o aumento da gordura corporal. Acrescente isso ao declínio da produção dos hormônios do sexo feminino, a um estilo de vida sedentário, à presença do que chamo de "estresse tóxico" e está pronta a receita para um grande aumento de peso durante esse período da vida.

Para onde vai essa gordura? Se você está com 40 anos ou mais, já sabe a resposta: para a parte superior do corpo, que fica mais cheia. O estrogênio geralmente encaminha a gordura para a parte inferior do corpo, mas, quando os níveis desse hormônio começam a diminuir, fica mais fácil depositá-la na parte superior do corpo. Surgem dobras nas costas, flacidez na parte superior dos braços e uma gordura que se derrama sobre o sutiã (uma das minhas pacientes a chama de seus dois seios extras). Por falar em sutiã, não fique surpresa se seu tamanho aumentar um ou dois números.

Há também o sintoma mais frustrante desse ciclo: uma cintura mais larga. De repente, a palavra "cinto" passa a ser sinônimo de palavrão. Assim como os homens, as mulheres que estão no Ciclo 3 armazenam um excesso de gordura abdominal em dois compartimentos. O primeiro está fora do músculo abdominal. Eu o chamo de "menopote". O segundo fica sob a parede abdominal, em volta dos órgãos, bem lá dentro da barriga. Sim, é a gordura tóxica.

Ensine à sua filha algumas coisas sobre saúde

Se você está no Ciclo 3 e tem uma filha no Ciclo 1, este é o momento de conscientizá-la sobre hábitos alimentares e atividades físicas saudáveis.

As mães subestimam muito a influência que exercem sobre os hábitos das filhas no que diz respeito à saúde. O fato é o seguinte: sua filha a vem observando há anos e fazendo uma série de anotações mentais. Se você lhe diz para comer brócolis, mas você mesma não consome esse vegetal, ela aprenderá que os adultos não seguem os próprios conselhos. Essa situação se repete em relação à prática de exercícios. Não pense que você pode se limitar a abrir a porta da frente e dizer: "Vá brincar." Sua filha não é mais um bebê – ela está se tornando uma mulher e precisa aprender, com você, como ser saudável.

Lisa, uma das minhas pacientes, é uma mulher ativa e um modelo incrível para sua filha, Cassie. Desde que a menina completou 13 anos, Lisa a estimula a acompanhá-la nas suas atividades físicas, entre caminhadas, corridas e passeios a pé e de bicicleta. Naquela época, enquanto muitas das amigas e colegas de Cassie se preocupavam com o peso, ela se mostrava uma garota forte e muito segura. Jogava futebol e tinha orgulho dos seus músculos.

É importante mencionar que essa mãe nunca exerceu a função de inspetora de comida. Lisa sempre manteve biscoitos e balas em casa, e ela e a filha comiam suas cotas de pizza e sanduíches. Mas, de modo geral, faziam refeições saudáveis e balanceadas. Cassie aprendeu que, desde que ela permanecesse ativa e se alimentasse corretamente a maior parte do tempo, haveria espaço na sua dieta para guloseimas ocasionais.

Agora Cassie está com 17 anos e em excelente forma. Assim como sua mãe, que, aos 45 anos e com 1,67m de altura, tem 61kg e apenas 19% de gordura corporal, além de um ótimo condicionamento físico. Embora Lisa e Cassie tenham desenvolvido hábitos saudáveis bem cedo na vida, é importante que as mães se conscientizem de que nunca é tarde para influenciar o comportamento das filhas com relação à saúde.

Pesquisas mostram que as mulheres que estão no período pós-menopausa possuem até 49% a mais de gordura intra-abdominal e 36% a mais de gordura na parte superior do corpo do que as que estão na pré-menopausa. A maioria das mulheres adquire um menopote. Isso é normal e esperado durante a perimenopausa. Em geral, ele pesa menos de 3kg e não está associado a doenças. Ao envelhecermos, todas nós ganharemos um menopote, que pode ser maior ou menor. O segredo está em reduzi-lo ao máximo e mantê-lo assim.

Só que não será tão fácil como era na época da pré-menopausa. A gordura do menopote é teimosa. Estudos da Universidade de Maryland mostram que essas células de gordura do Ciclo 3 não liberam de maneira eficiente a gordura que deve ser usada como energia. Isso quer dizer que o menopote é provavelmente uma herança de épocas pré-históricas, quando a matriarca do clã precisava de gordura corporal extra para sobreviver à escassez de víveres, de modo que pudesse cuidar dos filhos e netos.

Portanto, o deslocamento da gordura das nádegas para o menopote nos foi útil em épocas pré-históricas. Porém, é com a gordura tóxica que devemos realmente nos preocupar.

Se um excesso de gordura começar a se acumular dentro do seu abdômen, você está com problemas. Como assinalei, no caso da mulher, a gordura tóxica aumenta o risco de doença cardíaca, diabetes e câncer. Além disso, enquanto você perde estrogênio e ganha gordura corporal, seus níveis de HDL (o colesterol bom) caem e seus níveis de colesterol LDL (aquele que obstrui as artérias) e de triglicerídeos sobem.

Embora o crescimento de um pequeno menopote seja algo natural – eu tenho o meu! –, voltar a ter um abdômen totalmente liso não é. Portanto, não espere eliminar seu menopote por completo. Contente-se em reduzi-lo com uma boa alimentação e atividades físicas regulares. Quando os pesquisadores do University of Pittsburgh Medical Center compararam a composição do corpo de mulheres atletas que estavam na perimenopausa com o de mulheres que não se exercitavam ou eram apenas moderadamente ativas, eles descobriram que as atletas tinham um percentual de gordura corporal total menor no tronco, nos braços e nas pernas. Além disso, pesavam, em média, 8kg a menos do que as mulheres menos ativas.

O QUE ESTÁ ACONTECENDO NA SUA CABEÇA

Justamente quando você está conseguindo encontrar tempo para si mesma, quando está sendo capaz de administrar o estresse e sua carreira, quando está organizando a casa e cuidando de todo mundo, bum! Sua mente e seu corpo se rebelam contra você. Seja bem-vinda à perimenopausa.

Se o seu humor oscilava durante a gravidez ou nos dias que antecediam a menstruação, talvez você ache que esse problema está de volta. Poderá ficar chorosa e, em seguida, perder as estribeiras com a telefonista. Os culpados disso são o fluxo e o refluxo dos hormônios sexuais, que exercem um enorme efeito sobre o humor.

Acrescente a esse fato uma quantidade maior de estresse na sua vida. De todos os ciclos, o Ciclo 3 é o que mais exige da mulher em termos de cuidados com os outros, tanto em quantidade quanto em complexidade. Você poderá ter, juntamente com seu companheiro, filhos pré-adolescentes ou adolescentes e pais idosos para cuidar – uma imensa tarefa (ou uma total "catástrofe", como diria o escritor Jon Kabat-Zinn), porque você é puxada em direções opostas para dedicar horas infindáveis de abnegação a essas pessoas. Isso tende a piorar qualquer sintoma de envelhecimento e da perimenopausa que você já possa estar vivenciando.

As mulheres me dizem que sua sensação é de que seu cérebro está em curto-circuito. Às vezes elas estão falando numa reunião ou conversando por telefone com uma amiga quando, de repente, não conseguem se lembrar de uma palavra ou de um número que precisam mencionar. Também é comum entrarem no quarto ou no supermercado e não se lembrarem do que foram fazer lá. Você conhece isso – é a síndrome das chaves e dos óculos esquecidos Deus sabe onde. Os chamados "brancos". Ouço muitas histórias assim das minhas pacientes que estão no Ciclo 3. Sua energia poderá diminuir também. Algumas vezes, sair da cama é até um desafio. Você pifa lá pelas 15h e desmorona quando chega em casa. E então começam os acontecimentos estranhos. Ao chegar ao trabalho, fica horrorizada ao constatar que um dos seus sapatos é azul-marinho e o outro é preto. (Eu fiz isso duas vezes. Graças a Deus, nas duas ocasiões os dois eram escuros.) Ou então você se olha no espelho e descobre que está usando apenas um dos brincos – o outro ficou em cima da penteadeira do seu quarto.

Acredita-se que os "brancos", assim como as oscilações de humor que ocorrem nesse ciclo, sejam causados pela instabilidade dos níveis de estrogênio. A solução é aceitar que eles são uma parte normal do processo da perimenopausa e aprender a contorná-los. O que eu faço? Sempre carrego um bloco e montes de papeizinhos adesivos para anotar as coisas.

Conclusão: a maioria das mulheres tem a impressão de que está caducando. Não pense assim em hipótese nenhuma. Você está passando pelo período de redução na produção de estrogênio e seu corpo precisa de um tempo para se adaptar enquanto você o ajuda a atravessar essa fase com um estilo de vida saudável. Eu lhe garanto que a perturbação e a perda de memória são quase sempre passageiras e totalmente normais. Quando você cuida do corpo com exercícios físicos, a mente também se beneficia. Quanto maior for o fluxo de sangue e de oxigênio circulando no cérebro, melhor ele funcionará.

SEUS MAIORES DESAFIOS EM RELAÇÃO À SAÚDE

A perimenopausa ocorre de modo diferente para cada mulher – os sinais físicos são distintos, assim como as reações emocionais. Dito isso, conheça os desafios físicos e mentais mais comuns aos quais você deverá ficar atenta.

Evite o estresse tóxico. Claro que você não pode evitá-lo por completo, mas, com certeza, é capaz de minimizá-lo. O estresse acrescenta mais um elemento ao turbilhão da menopausa – o hormônio cortisol. Como você verá na parte 4 deste livro, o aumento crônico desse hormônio estimula o corpo a armazenar a gordura intra-abdominal. Para piorar, durante os períodos de estresse, muitas mulheres buscam alívio na comida – e o que as satisfaz não é um pedaço de peixe grelhado acompanhado de folhas de alface.

Essa é a situação. As mulheres já apresentam um alto nível de risco por estarem comendo muitos carboidratos e gorduras para aliviar o estresse. Acrescente a isso os instáveis hormônios sexuais que influenciam o apetite (junto com a descoberta de que a capacidade que a mulher tem de sentir o sabor doce está prejudicada, o que faz com que ela procure alimentos mais doces), e estarão formadas as condições ideais para o acúmulo de gordura tóxica. Quando as mulheres constatam que as tradicionais técnicas de emagrecimento que elas utilizavam nos Ciclos 1 e 2 deixaram de surtir efeito, seu estresse aumenta e, por causa disso, elas comem mais e acumulam mais gordura tóxica. Se esse círculo permanecer descontrolado, além de uma crescente depressão e ansiedade, haverá um aumento do risco de doença cardíaca, diabetes e câncer. Mais um motivo para você conhecer as técnicas de redução do estresse apresentadas na parte 3.

Administre os sintomas da perimenopausa. Talvez você não apresente todos os sintomas desse ciclo. Mas há indicações de que 30 a 50% das mulheres na meia-idade vivenciam sintomas associados à perimenopausa, entre eles os calores diurnos e noturnos, a insônia, o cansaço, as oscilações de humor e as falhas de memória. No entanto, pesquisas mostram que as mulheres nessa faixa etária que administram seus hormônios por meio de mudanças no estilo de vida – dieta, exercícios físicos e estratégias de controle de estresse – têm menos problemas com os sintomas da menopausa do que aquelas que continuam a fazer uma alimentação pouco nutritiva e permanecem presas a hábitos nocivos, estressantes e sedentários.

Atenção! A maioria das mulheres passará de 1/3 a 50% da sua vida no Ciclo 4. Portanto, programe-se para ele. Você quer pintar? Cozinhar? Viajar mundo afora? Iniciar uma carreira totalmente nova? Ouse sonhar e depois comece a traçar planos para que seus desejos se concretizem.

Quaisquer que sejam suas metas, não abra mão de incluir a boa forma física entre elas. Num estudo do Women's Health Initiative envolvendo mais de 160 mil mulheres na pós-menopausa, com idades que variavam dos 50 aos 79 anos, os pesquisadores descobriram que, quanto mais uma mulher permanece sentada todos os dias, maior é seu risco de apresentar doença cardiovascular, mesmo considerando o tempo que ela gasta em atividades recreativas.

Continuando com o tema Mente–Boca–Músculos: os anos da perimenopausa são aqueles em que você deve prestar atenção tanto na sua atividade física quanto na sua "aeróbica mental". Pesquisadores da Universidade de Harvard mostraram que uma característica comum às mulheres com 100 anos é que elas desafiam seu cérebro continuamente e, com isso, o ajudam a manter uma lucidez e uma memória surpreendentes. Portanto, isto vale para *todos* os seus músculos e para seu cérebro: se não usá-los, você os perderá!

SOLUÇÕES ELABORADAS EXCLUSIVAMENTE PARA VOCÊ

Seu corpo está atravessando uma transição e seus sentimentos talvez estejam passando pelo mesmo processo. Cuidar bem de si mesma por meio de uma dieta saudável e de exercícios regulares poderá ajudá-la a se sentir mais no controle dessa turbulenta fase da vida. Siga o programa nas partes 3, 4 e 5 e adote medidas extras para lidar com as questões que surgirem nesse ciclo.

A mente

Você está vivendo uma grande transição em todos os níveis – físico, mental, emocional e espiritual. Mesmo assim, continua sendo tudo para todas as pessoas – mãe, parceira, profissional e esteio para seus pais, que estão envelhecendo. Parece impossível, mas você será capaz de atravessar esse ciclo sem enlouquecer. Saiba como.

Combata os "brancos". Como você não pode se dar ao luxo de falhar em casa nem no trabalho por causa de um cérebro que às vezes se mostra confuso, comece a investigar o maravilhoso mundo das ferramentas que podem auxiliá-la em termos de organização e memória. Cole papel adesivo com lembretes no seu computador do trabalho ou no espelho do seu banheiro. Invista na compra de um computador portátil – eu não conseguiria sobreviver sem o meu – ou simplesmente carregue uma agenda pequena onde possa anotar sua lista de afazeres e consulte-a sempre que necessário.

Crie uma sensação de calma. A qualidade da sua vida e do seu ambiente de trabalho é fundamental para a preservação da paz mental e, é óbvio, da sua sanidade. O ambiente onde você vive pode aliviar o estresse ou criá-lo. Que tal uma iluminação suave e cores claras? Ou a aromaterapia? Pesquisas mostram também que a música altera fisicamente as ondas cerebrais, excitando-as ou acalmando-as. Vá a uma loja de CDs e procure músicas tranqüilizadoras. Eu coloco canções desse tipo para tocar baixinho no meu consultório, e isso causa um ótimo efeito em mim e nas minhas pacientes estressadas.

Consiga alguém para ajudá-la. Só porque você faz parte da geração sanduíche (cuida ao mesmo tempo de filhos jovens e pais idosos), não precisa se sentir permanentemente pressionada. Você não pode fazer tudo. Tire uma tarde só para você uma vez por semana. Dê a si mesma permissão para se afastar e deixe outra pessoa assumir as rédeas por um tempo. Peça ajuda a seu companheiro ou a um parente. Procure uma clínica onde seu pai ou sua mãe possam ficar durante o dia ou faça um revezamento com uma vizinha para tomar conta das crianças. Seja categórica na hora de solicitar ajuda e apoio. Na maior parte das vezes, se você não os pedir, provavelmente não os terá.

A boca

Durante muito tempo, você pôde comer o que queria e escapar incólume. Bem, após os 40 anos, essa brincadeira acaba, mesmo que você esteja fazendo uma quantidade razoável de atividades físicas. Será necessário prestar mais atenção no número de calorias ingeridas diariamente. Para otimizar a alimentação saudável que esse ciclo exige, leia os conselhos sobre nutrição na parte 4 e também as dicas apresentadas a seguir, que são específicas para o Ciclo 3.

Coma menos – e coma melhor. No Ciclo 3, você pode estar comendo mais vezes em restaurantes por causa de compromissos profissionais ou porque talvez já não esteja mais cozinhando com a mesma freqüência de antes. Em vista disso, terá que ficar mais atenta ao tamanho dos pratos e das porções, ainda que esteja fazendo a maioria das refeições em casa. Não se chateie por causa desse esforço extra. Em vez disso, entenda que você apreciará uma comida com muito mais qualidade enquanto diminui um pouco a quantidade. Encare esse fato da seguinte maneira: você quer um monte de zircônios ou um diamante sensacional? Dez biscoitos vagabundos ou um biscoito delicioso? Escolha o diamante e você acabará se parecendo com ele.

Elimine o açúcar. Como mencionei, as mulheres que estão no Ciclo 3 sentem uma grande atração por doces. Pesquisas atuais mostram que muitas mulheres com mais de 40 anos demonstram um interesse maior por doces por causa de uma diminuição da sua percepção desse sabor. Ou seja, nós desejamos alimentos mais doces para sentir esse sabor com a mesma intensidade que sentíamos antes. Fique atenta e aprenda a adoçar alimentos sem usar uma montanha de açúcar. Entre as melhores alternativas estão aspartame, estévia, sucralose e sucos cítricos. Além disso, quanto mais tempo você ficar sem ingerir comidas feitas com açúcar refinado, menos vontade sentirá de consumi-las.

Dispense os amidos. Os amidos de excelente qualidade são os pães com grãos integrais variados, a massa integral, o arroz integral e a batata-doce. Porém, embora esses alimentos sejam saudáveis, eles não costumam vir em embalagens com porções individuais. Para uma mulher estressada e desatenta, é muito difícil ficar ligada na quantidade de comida que ela está colocando no prato, especialmente à noite, quando está tensa e exausta. Portanto, eu a aconselho a comer duas ou três porções de amido de excelente qualidade durante o dia e a eliminá-lo do seu prato de jantar cinco noites por semana.

Reserve uma ou duas porções desses itens para um jantar no seu restaurante favorito ou para o lanche de domingo com a família.

E quanto ao arroz branco, ao pão branco e às massas comuns? Esqueça-os. Eles certamente despertam um enorme apetite por mais comida desse tipo.

Coma comida de mulher. Você não é um homem. Por que, então, se alimentar como um deles? Quando estiver com homens, lembre-se de que você precisa de "comida de mulher" e de tamanho de porções para mulher. Em almoços e jantares de negócios e mesmo em reuniões de família, não engula distraidamente a mesma quantidade de comida que um homem com 1,85m está ingerindo. Se estiver na rua, lembre-se de que as porções servidas em alguns restaurantes e lanchonetes costumam ser muito grandes: um prato de massa pode ter duas ou três porções, enquanto um sanduíche talvez seja suficiente para satisfazer duas pessoas. Corte as porções pela metade (exceto a das hortaliças sem amido – encha o prato com elas!) e coma quatro ou cinco porções de frutas por dia. Preste atenção, seja cuidadosa e tente se alimentar mais devagar – abaixe o garfo 10 vezes durante a refeição. Após apoiar o garfo, tome um gole da bebida e, antes de repetir a refeição, deixe a comida se acomodar no estômago por cinco minutos. Se você ainda estiver com fome, sirva-se outra vez, mas pegue apenas a metade do que costuma consumir. A maioria das minhas pacientes se surpreende com a pouca quantidade de comida de que elas precisam para se sentir satisfeitas.

Aumente a quantidade de cálcio. No Ciclo 3, você tem sua última chance de armazenar cálcio. Procure ingerir 1.200mg de cálcio por dia – é a quantidade de que você necessita para ter ossos saudáveis. Em todas as refeições, inclua alimentos ricos nesse nutriente, como leite, iogurte e hortaliças com folhas verde-escuras. Se você costuma beber suco de laranja, procure o tipo enriquecido com cálcio.

Reduza o consumo de carne vermelha. Muitos especialistas em câncer aconselham as mulheres a não comer mais de 85g de carne vermelha por dia. Eles acreditam que pode haver uma relação entre o consumo elevado de carne vermelha e o câncer de mama. Para mim, isso faz sentido. Nos países onde a carne é usada quase que exclusivamente como condimento – só para acrescentar um pouco de sabor aos alimentos –, as taxas de câncer de mama são mais baixas. Para o consumo de proteína, recomendo itens que favoreçam a saúde do coração – peixe, aves e combinações vegetarianas.

Dê uma oportunidade à soja. Os grãos de soja contêm estrogênios vegetais chamados isoflavonas – compostos que produzem um efeito semelhante ao do estrogênio no corpo. Pesquisas mostram que as mulheres na perimenopausa e na menopausa que adotam uma dieta rica em estrogênios vegetais – tofu ou *edamame* (a soja verde e fresca) – apresentam menos manifestações de calor, menos secura vaginal e uma densidade óssea maior do que as que comem poucos estrogênios vegetais. Outras pesquisas indicam que uma dieta rica em isoflavonas pode evitar doença cardíaca, melhorar o colesterol e ajudar a evitar o câncer de mama.

Está cada vez mais fácil comer soja. Esse vegetal está presente em hambúrgueres, pães, "carne moída", "embutidos", etc. Certifique-se de adquirir produtos fabricados com o grão inteiro, e não com extratos. (Em alguns casos, essa informação consta do rótulo.) Ou simplesmente beba um copo de leite de soja desnatado. Num estudo da Bowman Gray School of Medicine, na Carolina do Norte, os pesquisadores descobriram que as mulheres que bebem 230ml de leite de soja por dia têm menos manifestações de calor do que as que consomem uma bebida similar não preparada com soja.

Limite a ingestão de álcool. Não tome mais do que uma dose de bebida alcoólica por dia – talvez um copo pequeno de vinho no jantar. Eu sou fã de vinho misturado com água mineral – meio copo de vinho branco e o restante de água mineral gasosa. Prepare e desfrute o sabor. Embora pesquisas indiquem que o consumo moderado de bebidas alcoólicas pode ajudar a proteger o coração das mulheres e diminuir o risco de diabetes e, talvez, até do mal de Alzheimer, o álcool é muito calórico. Um copo de vinho ou de cerveja contém cerca de 100 calorias. E os drinques, como *margarita*, têm mais calorias ainda. Não preciso lhe dizer que, quando uma pessoa coloca algumas doses de álcool no organismo, seu bom senso sai pela janela e sua tendência é comer em excesso. Você provavelmente descobriu isso quando estava no Ciclo 1.

Não se esqueça dos nutrientes. Além das multivitaminas diárias, tome:

- 1.000mg de ácidos graxos ômega-3 (2.000mg por dia, se você apresentar sinais precoces de doença cardíaca, e até 4.000mg por dia, caso já tenha tido um ataque do coração ou um derrame).
- 1.200 a 1.500mg de cálcio.

- 100mg de coenzima Q_{10} para evitar problemas cardíacos e alguns males neurológicos, como a doença de Parkinson.

Os músculos

Pesquisas revelam que as mulheres que intensificam a prática de exercícios durante esse ciclo ganham muito menos peso do que aquelas que reduzem suas atividades físicas. Estudos mostram também uma estreita ligação entre a diminuição da atividade física, a queda da taxa metabólica em repouso e o aumento da gordura durante a menopausa. Siga os fundamentos do Método de Treinamento na parte 5, assim como as dicas a seguir, que são específicas para o Ciclo 3.

Reduza seu menopote. Caso seu menopote esteja fora de controle, as partes 4 e 5 deste livro a ajudarão a encolhê-lo. Alerta vermelho: quanto mais tempo você deixar passar, mais difícil será controlá-lo. Portanto, mãos à obra já!

Combata a flacidez da parte posterior dos braços. A não ser que você venha fazendo exercícios com pesos, a parte posterior dos seus braços – a região do tríceps, conhecida como "a área do tchauzinho" – pode estar despencando, dando-lhe aquela temida flacidez que você lembra ter visto nas suas professoras quando era criança. Os exercícios do Método de Treinamento apresentados no apêndice A a ajudarão a evitá-la. Concentre-se na extensão e na contração do tríceps.

Faça sempre exercícios de aquecimento. Durante o processo de envelhecimento, a flexibilidade é fundamental para manter uma excelente mobilidade e prevenir fraturas nos ossos, caso você escorregue e caia. Após os 40 anos, suas articulações, seus ligamentos e seus músculos talvez não estejam tão flexíveis quanto costumavam ser. Portanto, lembre-se de incluir até 10 minutos de aquecimento na sua rotina de treinamento, tanto nas atividades cardiovasculares quanto no treinamento de resistência. Alguns minutos de caminhada seguidos de exercícios de alongamento suaves podem impedir que você se machuque ou fique muito dolorida.

Cultive o gosto pela aventura. Aproveite o dia e transforme cada acontecimento num importante aprendizado e numa oportunidade para experimentar algo novo e crescer, tanto em termos mentais quanto físicos. Não sinta medo de sair, de fazer amizades e de curtir novas aventuras. As mulheres que costumam ter passatempos que exigem esforço físico provavelmente continuarão se exercitando mais por toda a vida do que aquelas que apenas seguem uma "rotina" de exercícios maçantes. Isso ocorre porque elas consideram a atividade física um divertimento, e não uma obrigação. O Ciclo 3 é uma fase excelente para começar a descobrir novas formas de colocar seu corpo em movimento. Seus filhos já devem estar mais velhos e, assim, são capazes de cuidar um pouco mais de si mesmos. Além disso, talvez você tenha férias acumuladas e possa procurar um novo e divertido hobby. Folheie revistas de esportes e aventura e veja o que a atrai. Não é necessário ser uma atleta para praticar esportes mais vigorosos, porém fáceis de aprender, como velejar e andar de bicicleta ou de caiaque. As mulheres que estão sempre exercitando a mente e o corpo parecem e se sentem mais ativas também.

Você não é uma grande fã de esportes ao ar livre? Tudo bem, há muitas atividades que podem ser realizadas em ambientes fechados. Torne-se sócia de um clube, desenvolva um trabalho voluntário na comunidade, matricule-se num curso de pintura, volte para a escola, experimente fazer pilates, pratique artes marciais ou freqüente aulas de dança. Quanto mais você experimentar, mais chances terá de descobrir alguma coisa que adore fazer na vida.

CICLO 4: A PÓS-MENOPAUSA

A maioria das mulheres percebe a primeira série de mudanças físicas por volta dos 50 anos e, novamente, em algum momento da sétima década de vida. (Se você está se divertindo neste planeta há quase 70 anos, aceite ter algumas articulações enferrujadas como prova disso.) Você terá mais algumas dores e incômodos. A composição do seu corpo começará a mudar: haverá mais um pouco de perda de massa muscular e um aumento do percentual de gordura corporal.

Não se desespere. Na parte 5, você aprenderá que esse percentual de gordura corresponde ao número total de quilos de gordura corporal dividido pelo peso total (que equivale ao total de quilos de gordura, músculos, ossos, órgãos e água). Isso quer dizer o seguinte: ainda que sua gordura corporal permaneça a mesma, seu percentual de gordura aumentará se você perder massa muscular. Mas não fique apavorada. Esses números são normais, inteiramente naturais. Assim como uma mulher de 45 anos não deveria esperar ter o abdômen

Esther – 70 anos e ainda forte

Quando Esther veio me procurar alguns anos atrás, seu desespero era muito grande. Após 40 anos de casamento, ela acabara de perder o marido. A artrite nos seus joelhos praticamente a impedia de fazer caminhadas e de se exercitar. Sua cintura de 91cm estava se expandindo, sua gordura corporal estava em 37% e seus níveis de colesterol e de pressão sangüínea não paravam de subir. A única coisa que estava diminuindo era seu ânimo, o que a deixava cada vez mais deprimida.

Durante nossas conversas, Esther revelou que, desde que ficara viúva, ela se sentia muito sozinha e que, para compensar a ausência do marido, comia demais à noite. Eu a incentivei a aceitar convites para reuniões sociais. Ela seguiu meu conselho e, em pouco tempo, começou a fazer novas amizades com homens e mulheres.

Eu lhe disse também para cortar o açúcar refinado e os amidos brancos e limitar o consumo de amidos saudáveis, como batata-doce e arroz integral, a porções menores no início do dia. Ela parou de comer após o jantar e substituiu esse hábito por telefonemas e encontros com os amigos.

Como tinha dificuldade para caminhar, Esther começou a fazer hidroginástica, uma atividade que aumenta os batimentos cardíacos, mas não prejudica as articulações. Ela também passou a se exercitar com pesos numa turma especial para pessoas da terceira idade, cujos instrutores sabiam como lidar com as dores de seus alunos. Isso foi duplamente positivo porque, além de fazer novos amigos, Esther se divertia com eles em programas diferentes todas as semanas.

Num período de seis meses, sua cintura diminuiu 10cm, e ela ganhou muita energia e otimismo. Sua pressão sangüínea e seu colesterol se normalizaram. Esther continuava sentindo dor nos joelhos, mas sua flexibilidade, sua força e sua resistência melhoraram. Agora ela tem disposição para acompanhar os netos.

de uma jovem de 20 anos, uma mulher de 60 anos precisa compreender que ela ficará um pouco mais flácida. Mas isso não significa que estará mole como um pudim. O segredo é afastar-se da cadeira de balanço e se manter ativa.

O QUE ESTÁ ACONTECENDO COM SEU CORPO

Até pouco tempo atrás, acreditava-se que o encolhimento e o enfraquecimento do corpo faziam parte do processo natural de envelhecimento. Atualmente temos mais informações sobre isso. Embora uma pequena quantidade de declínio físico seja considerada normal, a maior parte dessa perda decorre da falta de uso do corpo. Nesse ciclo, a composição do corpo não está essencialmente relacionada a parecer bem dentro de um jeans. A questão agora é poder viver com liberdade e independência.

Após a menopausa, por volta dos 52 anos, a mulher típica começa a perder cerca de 500g de músculos por ano. Lembre-se: essa quantidade de músculos queima de 35 a 50 calorias por dia. Se você perder 1,5kg de massa muscular, deixará de ter a capacidade de queimar até 150 calorias diariamente. Assim, se continuar a comer como se ainda tivesse aqueles músculos, engordará cerca de 6kg num ano. Não há nenhum mistério nesse raciocínio, apenas matemática. Portanto, ao permitir que seu tecido muscular vá embora, você está convidando a gordura a entrar. E, no Ciclo 4, quanto mais músculos você perder e quanto mais gordura ganhar, menos poderá fazer por si mesma. E não estou falando sobre escalar o Everest, mas de tomar banho, cozinhar, abaixar-se e limpar a casa. Além disso, como mencionei, a gordura adquirida nessa fase da vida não vai para os quadris e para as nádegas – ela pode se acumular no abdômen e aumentar o risco de doença cardíaca e diabetes.

Mas há uma boa notícia. O aclamado Estudo Longitudinal de Fels, que pesquisou o envelhecimento, a composição do corpo e o estilo de vida, revelou que os exercícios físicos causam um efeito importante na composição do corpo de quem está na pós-menopausa. As mulheres que se encontravam nessa fase e que intensificaram sua atividade física – fazendo exercícios vigorosos, como correr, pedalar ou nadar rapidamente, várias vezes por semana – pesavam até 11,7kg a menos do que as não-atletas e sua taxa de gordura corporal era acentuadamente menor.

O treinamento de força torna-se ainda mais importante nesse ciclo e pode até ajudar a eliminar a gordura tóxica. Uma pesquisa mostrou que as mulheres que se exercitaram com pesos três vezes por semana durante 16 semanas perderam uma quantidade expressiva de gordura abdominal. Além disso, sua força aumentou 50%. Isso me soa excelente.

Você acha que é muito tarde para começar a fazer exercícios para melhorar a composição do seu corpo? De jeito nenhum. A especialista em treinamento de resistência Miriam Nelson, Ph.D., relatou que as mulheres que estão na pós-menopausa podem aumentar sua força de 35 a 77% em 12 meses treinando com pesos apenas duas vezes por semana.

O QUE ESTÁ ACONTECENDO NA SUA CABEÇA

Nesse ciclo, as mudanças são constantes – e podem ser estressantes. Os filhos saem de casa e começam a viver a própria vida. Amigos e entes queridos adoecem e morrem. Talvez você mesma já tenha enfrentado problemas de saúde. Essa não é uma época para enfiar o pescoço na areia. É o momento de levantar a cabeça e praticar resistência ao estresse, tema que abordarei na parte 3. Quando você aprender a se reestruturar, sua vida nesse ciclo poderá se tornar agradável e satisfatória, mesmo durante os períodos em que a tensão com os acontecimentos for grande.

Muitas mulheres que estão nesse ciclo preocupam-se com a possibilidade de sofrer um declínio mental e desenvolver mal de Alzheimer ou demência. O Alzheimer afeta de duas a três vezes mais as mulheres do que os homens. A hipótese é que essa diferença entre os gêneros esteja relacionada à perda do estrogênio e à qualidade do estilo de vida. (Obviamente, isso pode também se dever ao fato de as mulheres viverem mais tempo.) No entanto, pesquisas mostram que os exercícios – tanto os físicos quanto os mentais – mantêm a massa cinzenta em melhores condições, seja qual for a idade da pessoa.

Quando David Snowdon, M.D., realizou um estudo sobre 94 freiras da Ordem de Notre Dame cujas idades variavam entre 77 e 99 anos, ele mostrou como essas mulheres bem-dispostas e resistentes – muitas das quais chegaram aos 100 anos – permaneceram ativas física e mentalmente por toda a vida. A taxa de Alzheimer entre elas era muito mais baixa do que a da população em geral. Os motivos: boa alimentação, atividade física regular e capacidade de eliminar estresse. Elas viviam vidas plenas, mas também passavam muito tempo escrevendo seus diários e lendo, atividades que outras pesquisas apontaram como exercícios mentais capazes de manter o bom funcionamento do cérebro. Um desses estudos revelou que as pessoas que liam livros, faziam palavras cruzadas e jogavam jogos de tabuleiro todos os dias apresentavam uma probabilidade menor de desenvolver o mal de Alzheimer do que aquelas que não se dedicavam a essas atividades.

Não se angustie com a possibilidade de se tornar aquele tipo de idosa que você nunca quis ser. Caso permaneça ativa e mantenha uma composição do corpo saudável, o risco de você vir a ser uma velhinha ranzinza e curvada é bem pequeno. Pesquisadores da Universidade de Wisconsin relataram que as mulheres com mais de 60 anos que se exercitam regularmente sentem-se mais satisfeitas com a vida e, de modo geral, mais felizes do que aquelas que não praticam atividades físicas. Eu já trabalhei com centenas de mulheres na faixa dos 60, 70 anos e, até mesmo, de idades mais avançadas. Posso lhe dizer que o envelhecimento não precisa ser ruim. A todo momento conheço mulheres que aceitam a idade e vivem esse ciclo com entusiasmo e prazer. Com você também pode ser assim.

SEUS MAIORES DESAFIOS EM RELAÇÃO À SAÚDE

Não há dúvida de que, após anos de uso, nosso corpo fica desgastado. Espere a ocorrência de problemas de saúde. Mas, em vez de se sentir impotente, desanimada e derrotada por causa de qualquer limitação física que você possa adquirir, aprenda a se adaptar e a contorná-la. Aqui estão as questões de saúde às quais você deve ficar atenta no Ciclo 4.

Combata as dores e indisposições. Se você tem um joelho ruim por causa dos anos que passou acima do peso ou por causa dos esportes que praticou, a solução é não ficar sentada o resto dos seus dias. Diga a si mesma: "Em meio à dificuldade está a oportunidade." Descubra uma atividade que não force seu joelho. Que tal uma aula de hidroginástica ou uma ioga reparadora? Você não pode correr? Pedale, nade ou faça aulas de *spinning*. O segredo é mostrar a si mesma que você é capaz de se adaptar para mudar. As mulheres que fazem isso vivem uma vida mais plena.

Mantenha seus ossos fortes. O estrogênio ajuda a proteger a massa óssea. Após a menopausa, o corpo aperta o botão de acelerar em relação à perda óssea. Isso torna a osteoporose uma séria ameaça à saúde. Por exemplo, nos Estados Unidos metade das mulheres com mais de 50 anos terá uma fratura relacionada à osteoporose em sua vida. No entanto, a última coisa que você deve fazer é ficar sentada. Muitas pesquisas revelam que os exercícios que são feitos utilizando-se o próprio peso corporal, como caminhadas, corridas e treinamento com pesos, podem ajudar a manter os ossos fortes.

Pesquisadores franceses que estudaram 56 mulheres com idades que variavam entre 60 e 81 anos descobriram que, quanto mais forte era o quadríceps (o músculo da parte da frente da coxa) das participantes, mais forte era seu fêmur (o osso da coxa). Do mesmo modo, pesquisadores da Universidade da Flórida demonstraram que, quando as mulheres que estão na pós-menopausa fazem treinamento com pesos três vezes por semana durante 24 semanas, elas intensificam a força óssea em quase 2% – um aumento que pode corresponder à diferença entre um machucado e uma fratura em caso de queda.

Atenção! Compartilhe suas experiências com a fórmula Mente–Boca–Músculos. Pesquisas mostram que, quanto maior seu grupo de amigos e mais forte seu envolvimento e sua convivência com eles, mais longa e mais prazerosa será sua vida. Comece com sua própria família. Você tem irmãs, filhas, netas ou sobrinhas que querem compartilhar uma refeição ou passear com você? Descubra outras mulheres que estejam nesse ciclo e junte-se a elas para viajar, fazer caminhadas, andar de bicicleta, sair para almoçar ou jantar e bater papo. Existe poder na irmandade. Essa é uma excelente oportunidade para colocar a Fórmula Mente–Boca–Músculos em ação. A recompensa: mais saúde, mais amor e mais alegria para distribuir.

SOLUÇÕES ELABORADAS EXCLUSIVAMENTE PARA VOCÊ

Nesse ciclo, para manter-se ligada na vida, você precisa prestar alguma contribuição significativa. Isso pode parecer irônico: primeiro, digo-lhe para arranjar tempo para cuidar de si mesma e agora a aconselho a doar seu tempo. Por quê? Porque isso a manterá interessada – na sua família, em possíveis amigos, em oportunidades e, mais do que tudo, em si mesma.

A MENTE

Eu vivo segundo a doutrina de Helen Keller: "Ou a vida é uma corajosa aventura ou não é nada." Não há por que não afastar a curva do envelhecimento à sua própria maneira.

Volte para a escola da vida. Aprender é um processo interminável e, quanto mais você aprender, mais crescerá e mais jovem permanecerá. Comece informando-se sobre cursos no seu bairro ou na sua comunidade. Se você está querendo voltar a tocar piano ou se deseja aprender mais sobre arte moderna ou qualquer outro assunto, essa é a oportunidade. Pense em atividade, movimento, participação.

Mantenha o convívio social. O Nurse's Health Study, que examinou mais de 56 mil mulheres com idades entre 55 e 72 anos, destacou a importância do relacionamento social. Um dos principais indicadores do bom desempenho físico e mental durante esse ciclo da vida é o convívio com amigos e/ou parentes próximos. O mais extraordinário é que as mulheres que pertencem a uma rede social tendem não apenas a ser mais saudáveis e felizes como a se recuperar mais depressa de doenças de todos os tipos, inclusive de ataques do coração, derrame e câncer. De acordo com as participantes mais idosas, o comparecimento a igrejas, assim como a realização de outras atividades religiosas, propicia um contato social essencial, além de algo que elas chamaram de um "ingrediente especial" para sua vida. Considere a possibilidade de investir num computador para que você possa se corresponder com amigos ou parentes distantes. Com a difusão do correio eletrônico, de centros de ensino com atividades voltadas para o público adulto e de grupos religiosos e de excursões, não há desculpa para viver sozinha.

A boca

Como seu sistema digestivo pode ficar menos eficiente por causa do envelhecimento (talvez você já não esteja digerindo todos os nutrientes de que precisa), faça com que cada pedaço de alimento que você comer seja o mais nutritivo possível. Diminua a quantidade de amidos brancos (se preferir, elimine-os), como arroz, batata e massas, e substitua-os por frutas e hortaliças coloridas que possuam um rico valor nutricional. Preste atenção no tamanho das porções. Durante esse ciclo, a gordura tende a ser responsável por um maior percentual do peso, o que reduz o número de calorias que são queimadas. Adote o Método de Alimentação na parte 4 juntamente com as dicas a seguir, que são específicas para o Ciclo 4.

Escolha pela cor. No Ciclo 4, você vai perceber que se sentirá satisfeita alimentando-se com menos freqüência e restringindo-se às refeições principais e a um lanche à tarde. Talvez você coma menos no jantar também, sobretudo após os 65 anos. É possível que se sinta mais confortável jantando mais cedo porque provavelmente estará indo para a cama mais cedo do que nos ciclos anteriores. Você estará se ajustando a mudanças na sua atividade física, assim como a alterações fisiológicas no seu paladar e no seu interesse pela comida. Tudo isso é normal e natural.

Dê preferência a frutas e hortaliças de cor forte. Elas possuem os níveis mais altos de antioxidantes, minerais e vitaminas.

Escolha os vegetais vermelhos. Embora todas as frutas e hortaliças sejam boas para sua saúde, pesquisas recomendam que seja reservado um lugar especial no prato para os vegetais vermelhos, como o tomate e a melancia. No Estudo sobre Freiras da Universidade de Kentucky, os pesquisadores revelaram que 70% das participantes que apresentavam no sangue os mais altos níveis de licopeno, um antioxidante encontrado nas frutas e hortaliças vermelhas (em especial, no tomate), ainda continuaram vivas seis anos depois, comparadas com apenas 13% daquelas que tinham os níveis mais baixos de licopeno no sangue.

Não se esqueça dos nutrientes. Todas nós conhecemos pessoas que ingerem vitaminas, minerais e ervas diariamente. Mas veja só: os mais velhos não precisam gastar suas economias na farmácia. Basta que tomem uma multivitamina básica que inclua as vitaminas B_6, B_{12} e D (seu corpo talvez não consiga absorver esses importantes nutrientes como fazia antes) e alguns poucos suplementos adicionais. São eles:

- Ácidos graxos ômega-3 (1.000mg duas vezes por dia).
- Vitamina E (400 IU) para ajudar a evitar doença cardíaca e câncer.
- Selênio (100mcg) para ajudar a evitar doença cardíaca e câncer.
- Cálcio (de 1.200 a 1.500mg por dia, se você tem 51 anos ou mais) para a manutenção dos ossos.
- Coenzima Q_{10} (100mg por dia) para o coração e para a saúde do cérebro.
- Ácido fólico (800mcg) para ajudar a baixar o risco de doenças degenerativas crônicas.

Os músculos

No Ciclo 4, não existem concessões sobre esse assunto. Você terá que se movimentar todos os dias para manter uma composição do corpo saudável e ser vibrante e ativa – e, especialmente, para permanecer independente e longe do hospital. O treinamento de força talvez seja o exercício mais importante para as mulheres que estão nessa fase da vida. Estudos realizados pela Dra. Miriam Nelson, minha amiga, mostram que até mesmo as mulheres com 90 anos ou mais podem se beneficiar da prática desse tipo de atividade. No entanto, você precisará adaptar o Método de Treinamento do *Body*-for-*LIFE para mulheres* de acordo com seu estado de saúde e com seu condicionamento físico. Primeiro, consulte seu médico para uma avaliação clínica. Se estiver em condições de executá-lo, procure orientação com uma professora (ou professor) de Educação Física que trabalhe como *personal trainer* especializado no treinamento de mulheres da sua faixa etária e siga as dicas especiais para o Ciclo 4.

Siga a regra dos cinco minutos. Caso você não tenha condições de fazer qualquer outra coisa, levante-se e movimente-se por cinco minutos a cada hora. Isso será especialmente benéfico se você apresentar qualquer incapacitação que limite sua mobilidade. Talvez você consiga percorrer seu quintal de ponta a ponta ou, quem sabe, subir e descer escadas ou até limpar seus armários. Isso é o que eu chamo de exercícios pingados. Você não precisa reservar muito tempo para praticá-los e os benefícios que eles proporcionam se multiplicam. Pense no seguinte: se você se movimentar cinco minutos por hora durante nove horas por dia, terá conseguido fazer 45 minutos de exercícios.

Execute suas próprias tarefas. À medida que você for envelhecendo, provavelmente encontrará amigos, parentes e vizinhos bem-intencionados que se oferecerão para carregar suas compras de supermercado, molhar suas plantas e levar seu cão para passear. A não ser que essas sejam tarefas que você realmente não tem mais condições de fazer, agradeça-lhes a delicadeza, mas não aceite a oferta. Quanto mais atividades você realizar sozinha, mais forte seu corpo se manterá e, assim, sua independência permanecerá por mais tempo.

Dê uma oportunidade aos exercícios leves. Há uma grande variedade de exercícios de baixo ou nenhum impacto que as mulheres no Ciclo 4 podem praticar: da hidroginástica aos restauradores movimentos da ioga e do tai chi chuan. Essas atividades melhoram o equilíbrio, a resistência, a flexibilidade e a coordenação motora. O resultado é mais qualidade de vida. Também já foi demonstrado que o tai chi chuan reduz a dor da artrite. Existem livros e até vídeos com cursos sobre o assunto – você pode comprá-los para se exercitar em casa.

Alongue-se. Não preciso lhe dizer que ficamos cada vez menos flexíveis com o passar dos ciclos. No entanto, para se manter ágil, basta incorporar os exercícios de alongamento do apêndice A às suas atividades diárias. O melhor momento para se alongar é aquele em que seus músculos estão aquecidos. Portanto, antes do alongamento, faça de 5 a 10 minutos de exercícios leves.

SEU CICLO, SEU PROGRAMA, SEU CORPO EM FORMA

Você acaba de aprender como a fisiologia típica da mulher afeta não apenas seu estado geral e sua predisposição a doenças como também sua capacidade de manter um peso saudável. Eu utilizei as descobertas mais recentes no campo da medicina específica de gênero – baseadas na mais nova ciência – para elaborar um plano que é capaz de ajudar qualquer mulher a ficar mais magra, em forma e saudável, agora e no futuro. Portanto, você está pronta para conhecer melhor as características do programa. Nas próximas partes deste livro, eu a apresentarei a uma maneira feminina e agradável de conviver com os fatores estressantes que podem afetar sua capacidade de colocar seu corpo em forma "para toda a vida" (mente) e de adotar um método de alimentação voltado para as mulheres (boca) e um método de condicionamento físico (músculos) exclusivamente para mulheres. Pronta? Vamos em frente!

A mente: Os 10 Princípios do Poder da Mente do Body-*for*-LIFE para mulheres

Parte 3

"Não é o time que quer vencer que vence. Obtém a vitória o time que deseja vencer e que está disposto a trabalhar para que isso aconteça."
– Vince Lombardi

Fecho os olhos e consigo visualizar a cena perfeitamente: estou atendendo uma paciente que veio para uma consulta de acompanhamento. Enquanto ela se senta numa poltrona diante da minha mesa, observo que está ansiosa e perturbada. Sei o que vai dizer, vejo nos seus olhos. Preparo-me para ouvir esta pequena frase: "Eu estava indo muito bem até..."

Provavelmente, você já disse isso dezenas de vezes. Conhece a rotina. Está indo bem, alimentando-se da forma certa, fazendo seu treinamento físico diário e, então, algo acontece. Você machuca as costas ou os ombros e acha difícil se exercitar. Vai morar em outra cidade, muda de emprego, começa ou acaba um relacionamento. Talvez a vida apenas fique tumultuada, mas, de repente, você se vê sufocada e perdida, deixa de lado a atividade física e busca alívio na comida. Lá pelas 16h, você está completamente estressada e sem um pingo de motivação. Que se danem as pequenas porções e a proteína magra. Um pacote de biscoitos é tudo de que você precisa.

Eu compreendo esse tipo de situação. Já tive minha cota desses dias infernais. Mas a vida é assim, e viver exige uma adaptação ao que quer que aconteça. Tenho certeza de que uma das suas especialidades é ajudar as pessoas de quem você gosta a atravessar tempos difíceis. No entanto, será que você dá a si própria o mesmo tratamento quando as coisas ficam tenebrosas na sua vida? Quem é que lhe dá apoio?

Body-for-*LIFE para mulheres* mostra como mudar a direção desse impulso feminino para cuidar dos outros. Você aprenderá a direcioná-lo para si mesma e a se transformar na sua melhor amiga, apesar de todos os obstáculos que a vida coloque no seu caminho. Na parte 1, você se comprometeu a fazer exatamente isso e deve a si mesma a obrigação de persistir – independentemente de sol ou chuva, TPM, discussões com o amor da sua vida, prazos finais e doenças de filhos e parentes. E você é capaz de se manter na linha – afinal, embora nem sempre consiga controlar esses desafios, *você pode decidir como reagir a eles.*

É por isso que este livro enfatiza a transformação mental como base para a mudança física. Se você pretende obter e manter um corpo mais forte e mais saudável "para toda a vida", é necessário que tenha determinação de alcançar o sucesso. Essa resolução deve lhe permitir lidar com o "estresse tóxico", juntamente com todas as outras atribuições típicas da vida de uma mulher, ao mesmo tempo em que você continua a cuidar de si mesma. Eu chamo essa determinação de Poder da Mente.

As mulheres com Poder da Mente aprenderam a:

- Lidar com o estresse de maneira positiva em vez de recorrerem ao excesso de álcool e comida, fumo e outros hábitos nocivos à saúde.
- Equilibrar o cuidado consigo mesma com a dedicação a outras pessoas.
- Fazer o que for preciso para alcançar sua meta de transformação da mente e do corpo.
- Antever e contornar as barreiras mentais da vida que interferem no seu cuidado consigo mesmas.
- Colocar a dedicação a si próprias de volta no caminho quando ela se desviar.

Um dos meus ditados favoritos é: "Em meio à dificuldade está a oportunidade." Eu não vejo erros – identifico oportunidades de aprendizado. Abra seu coração às lições. Se, em vez de encarar esses acontecimentos desafiadores como obstáculos intransponíveis, você os aceitar como chances de se comprometer de novo com o cuidado consigo mesma, será capaz de superá-los. Os Princípios do Poder da Mente a ajudarão a permanecer em equilíbrio quando as coisas ficarem difíceis.

PRINCÍPIO 1: APRENDA COM A ADVERSIDADE

Chega! Você se cansou de se sentir péssima todos os dias e está determinada a recuperar a forma – mental e física. Provavelmente alguma coisa aconteceu na sua vida para fazê-la entrar nesse estado de alerta. Pode ser que esteja se sentindo tão exausta que nem mesmo um guindaste consiga levantá-la da cama de manhã. Talvez seu companheiro tenha feito um comentário – delicado ou grosseiro – sobre seus terríveis humores ou sobre sua aparência. Quem sabe você tenha acabado de voltar do shopping center com as mãos vazias porque, mais uma vez, nada ficou bem no seu corpo. Pode ser que tenha ouvido uma repreensão do seu médico porque seu peso, sua pressão sangüínea e seus níveis de colesterol e de açúcar no sangue não param de subir. É possível também que você tenha observado, com inveja e surpresa, como uma amiga, um parente ou uma colega de trabalho abandonou hábitos nocivos à saúde, emagreceu horrores e, depois, correu sua primeira maratona. Qualquer que tenha sido o motivo, alguma coisa estalou (ou retumbou) dentro da sua cabeça. Agora você está pronta para mudar, ou melhor, para se transformar. E essa é uma excelente notícia.

Calma. Eu sei que você está cheia de esperança, de energia e de expectativas. Tenho certeza de que está disposta a fazer o que for preciso porque o sofrimento de permanecer onde você está supera em muito a dor do esforço para efetuar a transformação.

Mas, para que essas mudanças positivas sejam permanentes, você precisará adotar a Regra das Expectativas Desfavoráveis. Ela diz o seguinte: *preveja a existência de obstáculos no seu caminho.* Então, quando você se deparar com eles – e é certo que vão aparecer, só não sabemos quando –, os receberá como chances

Ferramenta do Princípio 1: O contrato consigo mesma

Na parte 1, eu a convidei a fazer a promessa do *Body*-for-*LIFE para mulheres.* Essa Ferramenta é essa promessa sob a forma de contrato. Sim, quero que você ponha suas intenções no papel. O melhor tipo de papel que você possa encontrar – não serve papel de rascunho. Escreva (ou tire uma cópia) do texto a seguir e preencha o seguinte contrato consigo mesma.

Data: _______________

Eu, ______________________________, comprometo-me a começar o programa do *Body*-for-*LIFE para mulheres* em ________ (data) e terminar este Segmento de Eliminação de Peso (ou de Manutenção) de 12 semanas em ________ (data). Acredito que posso aceitar e completar meu Desafio da melhor forma possível.

- Compreendo que isso significa trabalho e estou disposta a pagar o preço necessário para cuidar de mim mesma e concretizar minha transformação mental e física.
- Comprometo-me a manter meu diário Mente–Boca–Músculos. Vou praticar os 10 Princípios do Poder da Mente para me ajudar a permanecer no caminho.
- Aguardarei os obstáculos e me adaptarei à adversidade. Receberei os tempos difíceis como oportunidades de aprendizado. Em vez de ficar somente pensando, resmungando ou me lamentando, me esforçarei para agir.
- Assumo o compromisso de buscar o progresso – e não a perfeição – na minha alimentação e no meu treinamento.
- Encontrarei alegria para neutralizar o estresse, farei as minipausas e me esforçarei para me tornar uma excelente reestruturadora.
- Serei determinada e lutarei pelo direito de cuidar de mim mesma. Reconhecerei minhas vitórias e me premiarei por elas ao longo do caminho.
- Completando o Desafio, demonstrarei honra e respeito por mim mesma, além de afirmar que mereço saúde, felicidade e alegria.

Coloque o contrato num envelope plástico e pendure-o num lugar de destaque na sua casa (talvez na porta da geladeira) para se lembrar dele e reafirmar seu compromisso. Renove-o após o término de cada Segmento de Eliminação de Peso.

de aprimorar sua habilidade de manter o cuidado consigo mesma. Em vez de se sentir frustrada por causa dessas barreiras, tire proveito delas. Lembre-se de que em meio à dificuldade está a oportunidade. Em lugar de se exasperar por causa do obstáculo em si, identifique a lição e a oportunidade que ele traz.

Sua academia está fechada para obras? Vá caminhar ou correr ao ar livre. Seu companheiro está reclamando, dizendo que você passa mais tempo com os halteres do que com ele? Convide-o para se juntar a você. Em todas as situações, haverá uma oportunidade para deixar que a adversidade a transforme numa mulher mais forte e mais sábia.

Tempos atrás, eu tive uma paciente chamada Carla, uma advogada alegre e bonita que estava fazendo um tratamento para câncer de mama. Durante uma consulta, ela me disse: "Sabe, essa doença me ensinou uma lição valiosa. Hoje, enquanto estava vindo para seu consultório, fiquei presa num engarrafamento, mas, em vez de me estressar, coloquei um CD, relaxei e curti a música. Simplesmente não vejo mais motivo para me aborrecer. Aprendi a saborear cada minuto da vida." Sábia mulher.

Com a Regra das Expectativas Desfavoráveis, em vez de fugir, você aprecia o desafio de cuidar de si mesma. Pára de falar sobre comer da forma correta e de se exercitar com regularidade e passa a praticar essas coisas. Você está munida de expectativas realistas, de um programa de cuidado consigo mesma factível e do Poder da Mente para se ater ao seu plano.

Você lutará contra seus próprios demônios, que tentarão levá-la de volta para os hábitos prejudiciais. Haverá dias bons e dias horríveis. Mas, no final, você vencerá.

Todas as vezes em que aceitar o Desafio, sairá vitoriosa: estará muito mais perto daquela mulher melhor que você pode ser. (Veja "Ferramenta do Princípio 1", na página 85.)

A Regra das Expectativas Desfavoráveis

Ao embarcar na experiência do *Body*-for-*LIFE para mulheres,* siga a Regra das Expectativas Desfavoráveis: *preveja a existência de obstáculos no seu caminho.* Quando os encontrar, aproveite-os como oportunidades para aprender a manter sua alimentação e seu treinamento.

PRINCÍPIO 2: DESCUBRA AQUILO QUE MAIS A MOTIVA

Quando eu estava na escola de medicina, me ensinaram que a melhor motivação para mudar um estilo de vida prejudicial parte do desejo de evitar ou curar uma doença. É claro que uma mulher que tivesse acabado de colocar uma ponte coronariana entenderia a dica e abandonaria seus hábitos nocivos à saúde, certo? Errado. Ainda me lembro nitidamente de ter ouvido uma paciente dizer que ela mal podia esperar para se empanturrar com seu sanduíche favorito e acender um cigarro em comemoração ao fato de ter recebido quatro pontes de safena. Minha lição: reexaminar toda a questão da motivação.

Com o passar dos anos, comecei a perceber que, na maior parte do tempo, ficar saudável não é uma motivação de mudança suficientemente forte. Sei que isso pode parecer contraditório, no entanto é verdade. Observe, por exemplo, como todos os dias ocorre uma divisão entre as intenções que você tem pela manhã e sua realidade na parte da tarde. Eu as chamo de motivações matutinas e vespertinas. De manhã, você acorda com esperança no coração – totalmente determinada a cuidar de si mesma – ou com medo de desenvolver doença cardíaca, complicações provocadas pela diabetes ou câncer de pulmão, como pode ter sido o caso de alguém na sua família. É engraçado como lá pelas 16h essa esperança e esse medo não a impedem de comer o biscoito que sua colega de trabalho lhe oferece nem de vasculhar a bolsa à procura de um cigarro. Se você resistisse a essas coisas, já estaria em forma, saudável e livre do cigarro há muito tempo.

Então, por que a incoerência? Talvez a negação tenha alguma coisa a ver com isso. Será que você faz muitos lanches? Passa muito tempo deitada no sofá? Ou você poderia parar de fumar, mas simplesmente não quer? Não estou aqui para fazê-la se sentir mal, e sim para ajudá-la a acabar com essa recusa. Quero tampar seu nariz e fazê-la mergulhar nessa verdade nua e crua. Desejo trazer à tona questões difíceis que lhe causam sofrimento quando examinadas de perto. Como dizem as pessoas que fazem parte de grupos de recuperação, a dor é a marca de referência do progresso. Portanto, o mergulho nesse local de sofrimento – que você provavelmente já não consegue mais suportar – é, na realidade, um primeiro passo muito corajoso em direção à cura.

Pense na motivação como um alvo, do tipo usado em competições de arco-e-flecha. Um alvo-padrão dessa modalidade esportiva possui cinco círculos e

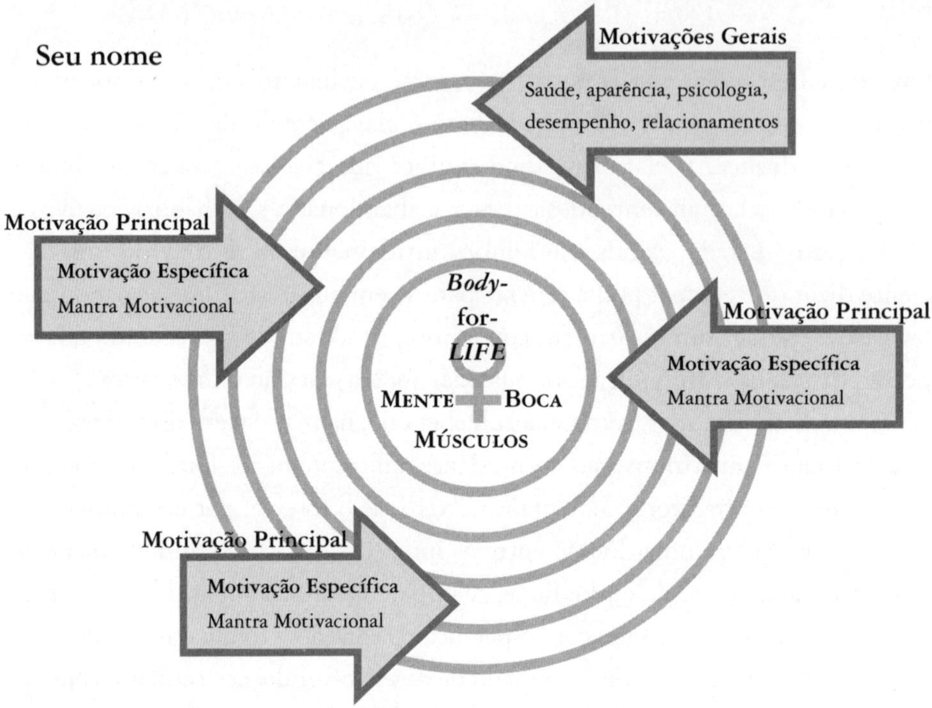

um ponto central. Portanto, agora você está apontando para seu ponto central – a motivação que mais a sensibiliza. Criei um processo de três etapas que permite atingir esse centro.

1. **Desenvolva suas Motivações Gerais.** O círculo mais distante do Alvo Motivacional (aquele mais distante do ponto central) contém suas Motivações Gerais – seus principais motivos para querer ficar em melhor forma e mais saudável. Normalmente, essas motivações se enquadram numa ou mais das seguintes categorias.

- Saúde: sua intenção é prevenir *e/ou* curar um problema de saúde.
- Aparência: sua intenção é ficar em forma e mais atraente.
- Psicologia: sua intenção é desenvolver segurança, otimismo e auto-estima.
- Desempenho: sua intenção é melhorar as condições do seu corpo ou da sua mente.
- Relacionamentos: sua intenção é estabelecer relacionamentos mais positivos e íntimos em casa, no trabalho e no mundo em geral.

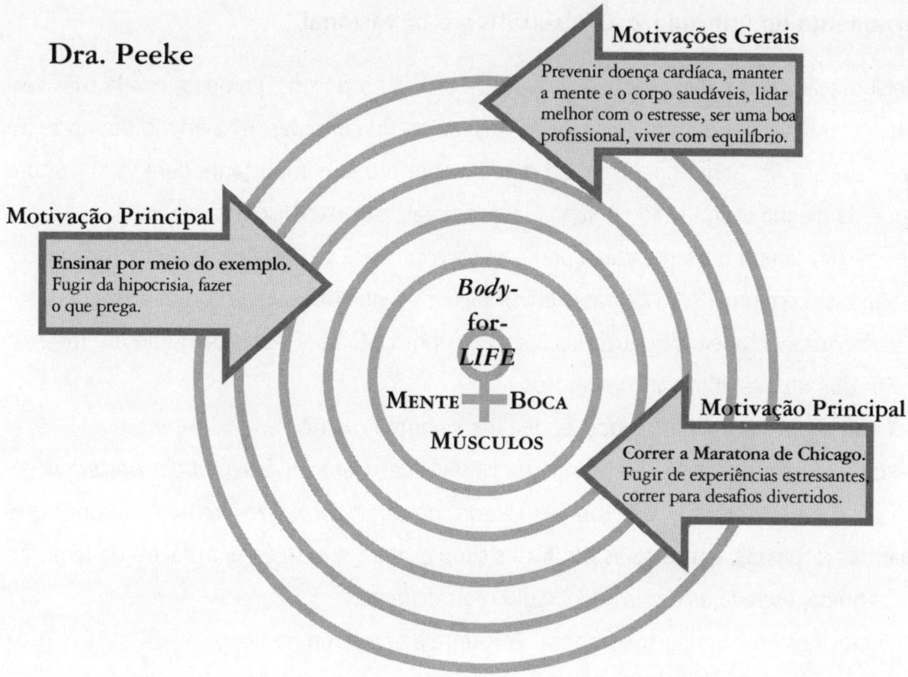

Quais são suas Motivações Gerais? Você quer ter mais energia? Evitar a obesidade ou doenças? Emagrecer e entrar em forma? Sentir-se melhor física e mentalmente? Caber em determinado manequim de novo? Quaisquer que sejam suas Motivações Gerais, anote pelo menos três delas num caderno que você usará durante todo o Desafio. Lembre-se: elas são motivações *pessoais*, portanto não existem respostas "erradas".

1. ____

2. ____

3. ____

As Motivações Gerais constituem uma base sólida sobre a qual as Motivações Principais podem se desenvolver. No entanto, embora sejam admiráveis, elas não costumam sensibilizar totalmente seu coração e, por causa disso, não a ajudam a atravessar a tarde ou a noite, que são os períodos em que se come mais. Elas não se manifestam no momento em que você precisa delas

Ferramenta do Princípio 2: Crie seu Alvo Motivacional

A elaboração de um Alvo Motivacional serve a dois propósitos. Primeiro, revela suas verdadeiras motivações para querer mudar – as razões que ultrapassam o medo da morte ou da incapacitação. Segundo, força-a a refletir sobre o que é importante para você – sobre o que dá alegria e significado à sua vida. Em geral, esse exercício leva no máximo 15 minutos – um tempo bastante curto para uma recompensa tão grande. Veja como fazê-lo.

Sente-se com uma folha de papel em branco. Desenhe um alvo de competições de arco-e-flecha, fazendo apenas quatro círculos e um ponto central. Depois pergunte a si mesma:

Por que eu quero mudar meu corpo?

Anote as três primeiras respostas que lhe vierem à mente.

Provavelmente, elas representam suas Motivações Gerais: *Quero mudar porque desejo ficar mais saudável. Quero mudar porque, de outra forma, morrerei.* Quaisquer que sejam as respostas, converta-as em frases simples para que se tornem fáceis de lembrar. Em seguida, escreva-as dentro do círculo mais distante.

Vamos nos aprofundar mais agora. Pergunte a si mesma de novo:

Por que eu quero mudar?

Seja bem pessoal. Vasculhe a mente em busca de argumentos que a surpreendam. Não importam quais sejam, aqui vale tudo. Suas respostas podem ser profundas e sérias ou espirituosas e engraçadas.

Mais uma vez, anote as três primeiras respostas que lhe vierem à cabeça. Essas são provavelmente suas Motivações Principais. Simplifique cada uma delas até chegar a uma frase essencial e crie um Mantra Motivacional Fugir de/Correr para. Escreva-o no ponto central.

Coloque esse papel dentro de um envelope de plástico e deixe-o no banco do carona do seu carro. Todas as vezes em que sua motivação estiver ameaçada, percorra os círculos até chegar ao ponto central que a mantém no caminho nesse determinado momento. E não se esqueça de fazer esse exercício sempre que sentir que suas motivações mudaram.

– no instante em que sua mão está começando a abrir a porta da geladeira ou, no fim do dia, quando você está indecisa entre vestir a roupa de ginástica e simplesmente ficar em casa. Anote as Motivações Principais.

2. **Identifique suas Motivações Principais.** Quando a força das Motivações Gerais for diminuindo – e isso acontecerá ao longo do dia –, você prosseguirá para os círculos mais internos do seu Alvo Motivacional, aqueles que contêm o que

chamo de Motivações Principais. Elas são os "motivos" dessa jornada completa que você está empreendendo, vão além da sua saúde e, talvez, até da sua vaidade. São muito pessoais. Atingem o ponto de por que você está fazendo o Desafio e por que decidiu encará-lo agora. É fundamental que você procure descobrir quais fatores estão motivando seus esforços, pois isso a ajudará a atravessar os tempos difíceis. Você saberá que encontrou as Motivações Principais porque sentirá uma espécie de estalo no coração. Exemplos de uma Motivação Principal:

"Quero provar a mim mesma que posso realizar alguma coisa."

"Estou cansada de me odiar – desejo amar a mim mesma tanto quanto amo minha família."

"Desejo que meus filhos sintam orgulho de mim."

O segredo é o estalo. Simplesmente feche os olhos, repita a motivação para si mesma e espere para sentir uma vibração, aquele sentimento que faz o estômago tremer um pouco quando alguma coisa cala fundo. Se você testar mentalmente uma Motivação Principal como essa e ela lhe causar um estalo – isto é, se ela for forte o suficiente para mantê-la motivada, concentrada e no rumo –, maravilha! Você atingiu seu ponto central. Use-a até não sentir mais o estalo. Depois, passe para a próxima Motivação Principal para ver se ela também atinge seu ponto central.

Muito bem, vamos fazer uma tentativa. Quais são suas Motivações Principais? Anote pelo menos três delas.

1. ____

2. ____

3. ____

3. Crie o Mantra Fugir de/Correr para relativo a cada Motivação Principal. Após identificar cada Motivação Principal, fixe-a com um mantra que invocará seu poder quando você estiver se sentindo mais desanimada, sobrecarregada e frustrada. O ideal é que o mantra seja simples e contenha uma imagem forte. Ele deve atingi-la bem na cabeça, como uma paulada invisível, para que seja capaz de tirá-la do transe "eu preciso comer".

O Alvo Motivacional em ação

Amanda, 45 anos, queria eliminar os 18kg que tinha acumulado nos últimos cinco anos. Foi um período de 100 horas de trabalho semanais, de cuidados com Susan e Shelley, suas filhas adolescentes, e de dedicação aos pais, que estavam com a saúde cada vez mais debilitada. Veja a seguir como nós duas elaboramos seu Alvo Motivacional. Amanda começou com as típicas motivações para mudar.

MOTIVAÇÕES GERAIS

1. Baixar a pressão sangüínea alta.
2. Livrar-se dos remédios para o colesterol.

– Bom começo – eu disse. – Mas, aparentemente, essas motivações não são fortes o suficiente para impedi-la de atacar o pacote de biscoitos quando você chega em casa do trabalho.

Ela tentou de novo:

– Quero me sentir melhor. Estou cansada do estresse, da falta de forças e da gordura.

MOTIVAÇÕES GERAIS

1 . Lidar com o estresse de maneira positiva.
2. Obter mais energia.

– Ótimo! – comentei. – Mas será que essas motivações bastam para colocá-la na esteira ergométrica às 6h ou fazê-la ir à aula de ioga? Vamos nos aprofundar. O que lhe dá alegria na vida?

– Minhas filhas – ela respondeu.

– É claro – eu disse. – E o que dá significado à sua vida?

Após refletir um pouco, Amanda continuou:

– O que dá significado à minha vida é ser uma excelente mãe. Ensinar às minhas filhas a viver bem.

– Agora estamos chegando a algum lugar – eu disse. – De volta à pergunta: *por que você quer mudar?*

– Quero ter equilíbrio e também mostrar às minhas filhas como manter esse equilíbrio. Não desejo que elas sejam como eu, que vivam estressadas, acima do peso e numa luta sem fim.

– Ah! – exclamei. Depois acrescentei com delicadeza: – Então, o que você diz a Susan e Shelley quando você não vai à aula de ioga ou quando chega em casa tão estressada que devora um pote inteiro de sorvete? Será que você poderia ir um pouco mais fundo? E quanto a você? Pense em si mesma agora. Por que deseja mudar?

Amanda passou um minuto analisando a pergunta. Depois disse baixinho:

– Porque quero amar a mim mesma tanto quanto amo minha família. Porque mereço esse amor. Sou uma pessoa boa, tenho o direito de viver – e de viver tão bem quanto for possível.

Na mosca. Amanda tinha elaborado seu primeiro conjunto de Motivações Principais.

PRIMEIRO CÍRCULO

Motivação: amar e respeitar a si mesma.

Mantra: *fugir da* negligência com meu corpo e com minha mente; *correr para* identificar as pessoas, situações e atividades que me dão alegria e estar disponível para elas.

SEGUNDO CÍRCULO

Motivação: ser uma excelente mãe.

Mantra: *fugir de* abandonar Susan e Shelley; *correr para* cuidar delas.

TERCEIRO CÍRCULO

Motivação: livrar-se das dobras de gordura nas costas que surgem na perimenopausa.

Mantra: *fugir das* dobras de gordura nas costas; *correr para* vestidos decotados na parte de trás.

QUARTO CÍRCULO

Motivação: subir uma montanha com minhas filhas.

Mantra: *fugir do* cansaço e da falta de alegria; *correr para* a boa forma e o bom condicionamento físico.

Amanda desenhou seu Alvo Motivacional e o consultava todos os dias. Para fortalecer o ponto central, ela colocou uma fotografia das filhas na tela de proteção do computador na sua mesa de trabalho, na mesinha-de-cabeceira e na porta da geladeira. Para se lembrar de ficar na linha, ela também pendurou pequenas fotografias suas dentro do armário da cozinha. Isso lhe mostrava exatamente por que decidira comer alimentos nutritivos, freqüentar aulas de ioga e se exercitar na bicicleta ergométrica de manhã.

Seis meses depois, Amanda havia terminado dois segmentos do Desafio. Ela levou as filhas ao meu consultório para que me conhecessem. Estava em forma e alegre, provando mais uma vez que as mulheres que fazem a escolha certa revelam essa decisão na própria aparência.

Também seria bom que ele contivesse as expressões *fugir de* e *correr para*. A seguir, veja um exemplo de como inventar um mantra.

Você compra biscoitos recheados de chocolate para seus filhos e seu companheiro, e eles adoram. No entanto, o fato de ter os biscoitos no armário da cozinha lhe causa problemas. Há duas opções: comê-los ou não comê-los. O que você precisa fazer é imaginar as conseqüências de cada uma dessas ações.

Qual será a conseqüência se você ceder à tentação? Essa conseqüência tem que incomodá-la para valer, e a visão que ela lhe trouxer precisa ser forte o suficiente para eliminar seu apetite. Que tal esta: você está sob o sol quente do verão, vestindo roupas escuras e largas que mais parecem um hábito de freira? Está suada e desconfortável enquanto observa pessoas correndo de short, pedalando bicicletas em suas roupas coloridas – enfim, aproveitando a vida. Portanto, esse hábito de freira suado é do que você deve fugir. Para o que você deseja correr? Após refletir por um bom tempo, procure imaginar-se com um short curtinho subindo uma ladeira de bicicleta numa estrada do interior. Sua aparência é ótima, e você se sente em forma e livre. Está alegre, feliz, amando a vida. Acredito que você tenha entendido.

Motivação Principal: ser feliz, estar em forma, sentir-se livre e viver plenamente.

Mantra Motivacional: *fugir do* hábito de freira, *correr para* um passeio de bicicleta numa estrada do interior e se sentir alegre e livre.

Será que essa motivação e esse mantra são suficientemente poderosos para ajudá-la a se manter na linha? Você só saberá se experimentá-los. (Para ter uma idéia de como uma das minhas pacientes descobriu suas Motivações Principais e seus respectivos mantras Fugir de/Correr para, veja "Como Terri descobriu sua motivação – e seu mantra", na página seguinte.)

Repita esse processo em cada um dos círculos internos. Você identificará, pelo menos, quatro Motivações Principais. Qualquer uma delas poderá funcionar como seu ponto central.

Caso você tenha atingido um patamar e esteja considerando difícil encontrar motivação para continuar com o programa de eliminação de peso, pense nisto: sua Motivação Principal original pode ter deixado de ser forte o suficiente e, talvez, você precise substituí-la por um novo estímulo. Por exemplo, quem sabe você se veja novamente na bicicleta, mas agora pedalando com os

Como Terri descobriu sua motivação – e seu mantra

Com 1,67m de altura e 86kg, Terri partira de avião de uma cidade distante para se consultar comigo. Com 45 anos na época, essa professora do ensino médio já havia seguido uma série de dietas e não conseguia entender por que não fora capaz de obter resultados com nenhuma delas.

Na realidade, não lhe faltava motivação – o fato é que Terri havia simplesmente identificado sua motivação de forma errada. Ela achava que seus estímulos para mudar eram seu histórico familiar de doença cardíaca e o aumento cada vez maior do seu nível de colesterol. No entanto, essas Motivações Gerais não a impediam de comer uma quantidade enorme de massa à noite.

"Para descobrir sua Motivação Principal, você precisa ir mais fundo", eu lhe disse. "Se há um doce na sua frente e você não precisa dele ou não tinha planejado saboreá-lo como uma pequena concessão dentro da sua dieta, existem duas opções: comê-lo ou não comê-lo. Para cada uma delas, há uma conseqüência. É nesse ponto que você deve descobrir quais são sua Motivação Principal e seu Mantra Motivacional."

Enquanto conversávamos, Terri chegou à conclusão de que sua maior alegria na vida era ensinar a seus filhos e alunos a cuidar melhor de si mesmos. Porém, ela só conseguiria fazer isso caso se tornasse capaz de incentivá-los não apenas com palavras mas também com atitudes. A mensageira – a própria Terri – precisava ser tão influente quanto sua mensagem.

Se ela não comesse doces, seria uma professora. Caso sucumbisse à tentação, seria, nas suas próprias palavras, uma hipócrita.

"Qual das duas você quer ser: uma professora ou uma hipócrita?" Eu lhe perguntei. Uau! Alvo Motivacional e Mantra Motivacional bem ali diante dela. Uma opção lhe daria alegria, enquanto a outra funcionaria apenas como um mata-fome. Ela agora estava armada para combater seus demônios a partir das 15h.

Enquanto percorria os Segmentos de Eliminação de Peso, Terri percebeu que, quanto mais se apegava à sua Motivação Principal, mais atingia as metas da Motivação Geral – seu colesterol diminuía juntamente com a gordura corporal e o risco de doença cardíaca.

Seu Alvo Motivacional – ser uma professora excelente e inspiradora – é suficiente para ajudá-la a combater seus demônios, pelo menos por enquanto. Uma de suas Motivações Principais – voltar a correr, atividade que ela costumava fazer no passado e adorava – também era um grande fator de incentivo, mas não bastava para impedi-la de comer em excesso nas horas em que se encontrava mais vulnerável. Quem sabe um dia, quando Terri sentir que atingiu a meta de ser uma excelente professora, ela passe a se concentrar no treinamento para sua primeira maratona – e descubra seu próximo Alvo Motivacional.

melhores ciclistas da cidade. Ótimo. Nesse momento, talvez seu Alvo Motivacional seja participar de um passeio de bicicleta de um dia inteiro ou de uma semana com um grupo. Assim que seus objetivos forem alcançados, as Motivações Principais devem ser renovadas porque você terá mudado – terá eliminado uma grande quantidade de gordura corporal ou melhorado seu nível de condicionamento físico – e estará pronta para outros desafios. Identifique essas novas Motivações Principais, deixe-as desafiá-la e revigorá-la e você permanecerá bem-disposta e nos trilhos.

PRINCÍPIO 3: ALEGRE-SE

Assim que conheço uma paciente, uma das primeiras perguntas que faço é: "O que lhe dá alegria na vida?" Em geral ela responde "Meu companheiro" ou "Meus filhos". É claro, eu digo. Mas, além da sua família, o que lhe dá alegria? Muitas vezes, a resposta a essa pergunta é um olhar vago.

Embora cuidar da família seja de fato uma atividade recompensadora e alegre, ela é apenas um dos fatores que fazem uma mulher se sentir plena. Para estar verdadeiramente realizada, a mulher precisa descobrir o que mais lhe proporciona satisfação. Talvez seja retornar à faculdade, abrir uma empresa própria, escrever, fazer um jardim ou cozinhar refeições requintadas. Depois, é necessário que ela integre essa satisfação à sua vida. Enquanto não fizer isso, será praticamente impossível manter o cuidado consigo mesma.

Lembro-me de Anna, uma maravilhosa mulher de 54 anos que recebeu o diagnóstico de câncer de cólon em estágio terminal. Sua família e seus amigos a incentivaram a largar o curso de graduação em Psicologia – uma atividade que lhe dava grande satisfação – e a fazer um cruzeiro pelo mundo. Anna não ficou muito entusiasmada com essa idéia, mas não queria desapontar as pessoas que a amavam. Afinal, estavam pensando nela, não estavam? Por esse motivo, partiu num cruzeiro.

Anna só agüentou três dias e depois voltou para casa. Naquelas 72 longas horas, ela descobriu que o que realmente a deixava alegre era estar com as pessoas a quem amava, cuidar do seu enorme jardim de rosas e continuar os estudos. A partir daquele momento, decidiu identificar suas alegrias e ir atrás

Ferramenta do Princípio 3: Alegre-se

Fazer este teste pode ajudá-la a prestar mais atenção naquilo que lhe dá alegria ou nas coisas que poderiam lhe proporcionar prazer se você lhes desse uma oportunidade.

Todas as vezes em que se vir diante de algo que vá lhe exigir tempo, faça a si mesma a seguinte pergunta:

Será que, no fim das contas, a inclusão dessa atividade, situação ou pessoa na minha vida me trará alegria?

Se a resposta for "Sem dúvida!": Provavelmente, você está prestes a ter alegria lidando com plantas, batendo papo com sua melhor amiga enquanto tomam um cafezinho ou tirando um dia de folga para levar seu filho para passear. Parabéns – você descobriu uma das coisas que lhe dão prazer durante sua estada neste planeta.

Se a resposta for "Eu não sei": Dê uma chance a essa atividade, a essa situação ou a essa pessoa. Você poderá concluir que um tratamento de beleza à base de bandagens a deixa irritada. Tudo bem, não há prazer nisso. Mas que tal descobrir que próximo à sua casa há um excelente bistrô onde algumas amigas suas se reúnem uma vez por semana no fim da tarde para curtir música ao vivo? Marque um ponto para alegria! Não sinta medo de experimentar – vá com elas.

Se você responder "Não": Nesse caso, por que permitir que essa atividade, situação ou pessoa faça parte da sua vida? Talvez você não consiga eliminá-la totalmente, mas pode restringir a quantidade de tempo que lhe dedica. Se fizer isso, preservará a alegria que já possui e se protegerá das coisas que a retiram do seu caminho.

delas com energia e determinação. Ela se submeteu às terapias para combater a doença e continua vivendo com muita alegria.

Gosto de fazer com que minhas pacientes se lembrem de prestar atenção nas suas alegrias diárias, por isso sempre lhes pergunto: "E aí, você tem se alegrado ultimamente?" Cheias de orgulho, elas respondem com histórias que envolvem um novo animal de estimação, sua primeira caminhada de longa distância, um vaso de flor que tenham comprado para si mesmas ou um retiro de ioga do qual tenham participado.

Para ter alegria na vida, você precisa acreditar que a merece. Por sentirem que possuem direito à felicidade, os homens, em sua maior parte, defendem seus momentos de alegria (o jogo de futebol no fim de semana, o chopinho com os amigos nas noites de sexta-feira, etc.). Mas as mulheres não costumam fazer isso. Bem, é hora de mudar. Corra atrás. Saia e divirta-se.

Você também precisa estar disposta a se empenhar para encontrar alegria. (Veja "Ferramenta do Princípio 3", na página 97.) Novas alegrias ocorrem na vida das mulheres que as procuram. Eu nunca tinha sentido o prazer de correr até completar 40 anos de idade, amarrar meus tênis e experimentar. Agora, enquanto escrevo este livro, estou treinando para minha terceira maratona. Quem poderia imaginar uma coisa dessas?

PRINCÍPIO 4: RECLAME, PRAGUEJE E CHORAMINGUE, MAS FAÇA O QUE TEM QUE SER FEITO

Sobre a mesinha que fica ao lado da poltrona em que minhas pacientes se sentam durante as consultas há um pote de cerâmica com o rótulo "Fundo de Aposentadoria Precoce da Dra. Peeke". Sempre que uma paciente começa a se depreciar, ela tem que colocar uma nota de US$1 dentro desse pote. Na velocidade com que algumas delas fazem isso, logo estarei partindo num cruzeiro pelo mundo. Preste atenção: se você passar o tempo todo se desvalorizando, não conseguirá mudar sua vida. Ouça a si mesma uma vez: "Eu sou burra, eu sou gorda, eu sou feia, eu sou um fracasso, minhas pernas são muito curtas, ninguém me quer..." Você deixaria uma filha ou uma amiga querida descrever a si mesma dessa maneira? Provavelmente não.

Além disso, toda essa bobagem é inútil. Ela só faz afundá-la mais na Vala da Ruminação. Nos dicionários, uma das definições de ruminar é "pensar muito em, matutar". A outra é "remastigar, remoer". Vejamos: remoer-se em resposta ao estresse – Nossa, a definição é precisa! Quando as mulheres caem na Vala da Ruminação, elas se afligem sobre a mesma preocupação ou problema até ficarem emocionalmente exaustas – e não conseguem encontrar uma solução. Enquanto permanecem atoladas nesse condicionamento negativo, que pode durar um dia, uma semana ou um ano, deixam de lado as caminhadas, os exercícios regulares, a alimentação saudável e os exames médicos de rotina. Assim como o entusiasmo pela vida.

O trabalho com milhares de pessoas de ambos os sexos me mostrou que, comparadas aos homens, as mulheres são muito mais propensas a ruminar

Ferramenta do Princípio 4: Saia da Vala da Ruminação

Para controlar o RPC (a ato de reclamar, praguejar e choramingar) que a mantém na Vala da Ruminação, estabeleça o hábito de vasculhar sua mente em busca de pensamentos negativos que a façam sentir-se impotente, desanimada e derrotada. Quando você encontrar um deles, grite (bem alto se estiver sozinha, silenciosamente se estiver com outras pessoas): *Pare!* Em seguida, substitua imediatamente esse pensamento por uma declaração de auto-estímulo. Escolha algo que você poderia dizer a uma grande amiga que estivesse sofrendo com o mesmo problema. Veja um exemplo.

RPC: "Não consigo continuar com esse programa. Meus músculos estão me matando. Eu me sinto um lixo perto daquelas garotas maravilhosas na academia. Qual é o objetivo disso tudo? Eu bem que poderia me aboletar na frente da televisão e ficar comendo. Afinal, já perdi 4,5kg, mas continuo parecendo um saco de batatas."

Declaração de auto-estímulo: "Encontrar tempo e energia para cuidar de mim mesma será sempre um desafio, e alguns dias serão melhores do que outros. Mas isso não quer dizer que seja impossível. É muito difícil, porém que projeto vantajoso não exige esforço? Tenho mais energia, estou vestindo um manequim menor e, de fato, venho progredindo! Farei o melhor que puder e vou comemorar os dias em que conseguir ter um excelente desempenho."

Viu a diferença?

Agora, pegue imediatamente a Promessa do *Body*-for-*LIFE para mulheres* que você fez na parte 1 deste livro. Estude-a. Em vez de ficar ruminando, renove seu compromisso. Repita comigo: "Não *pensarei* mais em ficar em forma e feliz. Vou tomar uma atitude em relação a isso – hoje!"

sobre quanto estão feias e fora de forma do que a elaborar um plano de ação; a se repreenderem por uma insensatez em vez de tentarem se reestruturar e descobrir o motivo do que aconteceu para que aquilo não se repita; a se preocuparem com a aparência quando vestem uma roupa de ginástica em lugar de aprenderem a maneira correta de fazer um exercício com halteres.

Quando você entra na Vala da Ruminação, torna-se vulnerável ao RPC – reclamar, praguejar e choramingar por causa do seu corpo, da sua falta de força de vontade, do seu traseiro, do seu isso e do seu aquilo. Quanto mais você cede ao RPC, mais se afunda na Vala da Ruminação. É um círculo vicioso.

A maior fonte de RPC é recusar-se a aceitar que, para alcançar e manter sua transformação mental e física, você precisa se esforçar. Isso mesmo, tem que haver suor mental e físico, intensidade, determinação, concentração – tudo aquilo que, aliás, você aplica em relação ao seu trabalho, a seus filhos e a seus relacionamentos. Então por que não dedicar essa mesma energia a você? No momento em que você aceitar com humildade que o cuidado consigo mesma exigirá esforço, conseguirá empreender essa jornada com muito mais facilidade.

Para obter o controle do RPC e arrastar-se para fora da Vala da Ruminação, é necessário quebrar o domínio que esse condicionamento exerce sobre você. Utilize qualquer alternativa que esteja à sua disposição: levante-se do sofá e vá caminhar. Leve as crianças à praia ou ao cinema. Limpe os armários. Faça qualquer coisa, exceto deixar que seu cérebro transforme seu corpo num refém. (Veja "Ferramenta do Princípio 4", na página 99.)

PRINCÍPIO 5: PERSIGA O PROGRESSO, E NÃO A PERFEIÇÃO

Algumas mulheres têm um enorme problema com esse princípio porque elas sempre tentam ser perfeitas – a esposa perfeita, a mãe perfeita, a profissional perfeita, a amiga perfeita. E no seu caso? Será que você tentará ser a história de sucesso perfeita do *Body*-for-*LIFE para mulheres* também? Eu espero sinceramente que não, porque o objetivo deste programa não é levá-la à perfeição, e sim a uma transformação mental e física. Meu propósito é fazer com que você otimize seus pontos fortes, contorne suas vulnerabilidades e lute por isso.

Em 2001, na Casa Branca, conheci Nadia Comaneci, a ginasta romena que obteve uma pontuação perfeita nos Jogos Olímpicos de Montreal de 1976. Ela estava sentada ao meu lado enquanto assistíamos à estréia de um documentário sobre mulheres nos esportes. Fiz um comentário sobre sua impressionante carreira e seu "10 perfeito".

Nunca me esquecerei da sua resposta: "Minhas notas foram perfeitas porque elas eram números. Mas eu não sou perfeita. Sou um ser humano."

Não existe perfeição num ser vivo, e jamais deveria haver. Não há nada humano na perfeição, nada para valorizar nem inspirar. Quando vemos um grande atleta tropeçar, nos afligimos. No entanto, aplaudimos quando ele

Ferramenta do Princípio 5: Persiga o progresso, e não a perfeição

Em vez de dizer "Minha meta é a perfeição", diga "Minha meta é o progresso".

Em vez de dizer "Não fui perfeita", diga "Dadas as limitações e restrições da minha vida, fiz o melhor que pude".

Todas as vezes em que você sentir vontade de dizer *mas* diga *e*. Veja a diferença:

"Emagreci 8kg e minha forma melhorou, *mas* ainda tenho 6kg para eliminar e continuo correndo muito devagar."

"Sim, emagreci 8kg, minha forma melhorou *e* estou progredindo no meu projeto de cuidar de mim mesma."

Você elimina a perfeição no início e dá a si mesma um poderoso e carinhoso incentivo. Um estímulo a ir em frente!

se levanta, concentra-se outra vez e é bem-sucedido na tentativa seguinte. O esforço é um ato humano, ele é a essência do Poder da Mente.

Nenhuma mulher – nenhum ser humano – come e treina sem cometer erros, dia após dia, ano após ano. Portanto, a busca pela perfeição é uma receita para um eterno sentimento de culpa, e a culpa é tão inútil quanto a ruminação. Mais importante ainda, a culpa devora a energia positiva que você precisa para progredir e sentir-se alegre. Além disso, a deixa derrotada e vazia. Se você está morta de medo de dar o primeiro passo por temer não ser perfeita, não chegará a lugar nenhum. A perfeição, portanto, conduz à paralisia, e não ao progresso.

"Progresso" – e não perfeição – quer dizer que, se você se esforça e mantém sua concentração 80% do tempo, está se saindo muito bem. Nos 20% restantes, você será humana, ou seja, falível. Você está nas garras do caos hormonal hoje? Não se preocupe. Não vá à academia. Amanhã já estará recuperada e poderá retomar o treinamento físico. Caso você saia da linha por um dia, uma semana ou um mês, não aja como se isso fosse o fim do mundo. Procure as lições. Para que algo não aconteça outra vez, descubra por que esse fato ocorreu, reestruture-se e volte para o caminho.

Uma das melhores maneiras de viver segundo esse princípio é fazer anotações no seu diário da Fórmula Mente–Boca–Músculos. Reflita sobre seu dia e escreva três coisas que você tenha feito bem e que a ajudaram a ir adiante.

Isso lhe dará um reforço positivo e a ajudará a se entusiasmar porque você estará valorizando exatamente o que merece crédito.

E relaxe um pouco. Pare de passar o tempo ruminando sobre os motivos do seu dia não ter sido "perfeito". Em vez disso, ajuste suas expectativas e comemore cada vitória, por menor que ela seja. (Veja "Ferramenta do Princípio 5", na página 101.)

PRINCÍPIO 6: NÃO DEIXE O ESTRESSE IR PARA SUA CABEÇA NEM PARA SUA BARRIGA

Para a maioria das mulheres, o estresse é uma companhia constante. Ele está presente quando elas correm para o trabalho, quando pagam contas on-line e quando vão ao supermercado à noite, depois do trabalho, para que todos possam fazer ótimas refeições ao longo da semana. Numa pesquisa sobre estresse realizada pelo National Women's Health Resource Center, quase 93% das 681 pessoas pesquisadas descreveram o nível de estresse no seu dia-a-dia como moderado ou mais alto. Menos de 50% dos participantes disseram que sempre se sentiam capazes de lidar com ele. Ou seja, o número de pessoas que não consegue administrar o estresse é muito grande.

Há duas categorias principais de estresse na vida de uma mulher. Primeiro, existe o estresse do dia-a-dia, algo que eu chamo de "estresse irritante mas tolerável". Ele abrange as tensões rotineiras – o deslocamento diário para o local de trabalho, a multa pelo estacionamento irregular, o mau funcionamento do computador –, bem como o estresse decorrente de ocasiões especiais, como o nascimento ou o casamento de um filho. Esse tipo de estresse é esperado e deveríamos ser capazes de lidar com ele.

O estresse tóxico, por outro lado, deixa a mulher constantemente arrasada e exausta. Ele a esfola dia após dia, ano após ano. Corrói seu sistema imunológico e torna sua TPM e sua perimenopausa verdadeiros infernos. Também aumenta seu apetite por alimentos que lhe dêem alívio e pode depositar quilos de gordura dentro do seu abdômen, alargar sua cintura e deixá-la mais vulnerável à doença cardíaca, à diabetes e ao câncer.

O trabalho é uma enorme fonte de estresse tóxico para as mulheres – talvez a maior. Um estudo mostrou que 60% das mulheres empregadas citaram o estresse

Ferramenta do Princípio 6: Não deixe o estresse ir para sua cabeça nem para sua barriga

Tire uma cópia de pelo menos 10 dos meus avisos de Receitas para o Estresse (veja as páginas 104 e 105). Cole o primeiro aviso ("A resposta não está aqui") na sua geladeira, nos armários da cozinha, na despensa – e até mesmo na porta da geladeira do seu local de trabalho, se você tiver coragem. (Quem sabe, as outras pessoas até apreciem esse delicado lembrete.)

Cole o outro aviso de Receita para o Estresse ("A resposta está aqui") na sua sacola de ginástica, nos halteres que você tem em casa, no seu CD de música relaxante favorito, na sua bicicleta ergométrica, no pacote do seu chá favorito ou no seu telefone.

Quando você se vir diante do primeiro aviso, feche os olhos por um segundo. Pergunte a si mesma: *Do que estou fugindo neste exato momento?* Pare. Reconheça e aceite seu sofrimento e deixe-o passar por você. Em seguida, respire profundamente e diga: *A resposta não está nesta geladeira, neste armário cheio de doces nem nesta despensa.*

Agora, caminhe rapidamente em direção àquilo que você sabe que aliviará esse sofrimento: a roupa de ginástica, a bicicleta ergométrica, o telefone. Ignore a voz familiar e sedutora dentro da sua cabeça quando ela gritar que você está precisando de doces ou que está gorda demais para ser vista na academia. Ouça o CD relaxante, telefone para um membro do seu "Esquadrão do Estrogênio" (veja "Princípio 10", na página 112), saboreie uma xícara do seu chá favorito. Siga seus sentimentos. Reverencie essa nova voz dentro de você. Ela é o estímulo que a tornará capaz de ir em frente: todas as vezes em que você resistir ao estresse de uma forma positiva, ela ficará mais alta e mais forte.

como seu principal problema no trabalho. Em outra pesquisa, realizada com mais de 21 mil enfermeiras (que zelam pelos outros num grau extremo), especialistas de Harvard concluíram que o estresse no trabalho enfraquece a saúde da mulher tanto quanto o fumo ou um estilo de vida sedentário. E, quando elas chegam em casa após terem passado o dia naquele ambiente cheio de tensão, precisam cuidar da família. Estão sempre ajudando os outros e se dedicando a eles, o que lhes deixa pouco tempo e energia para usarem em seu próprio benefício.

Seu principal objetivo deve ser encontrar equilíbrio na sua vida, que é intensa e desafiadora. A capacidade de lidar com o estresse surge quando você reserva um tempo, mesmo que não seja muito, para neutralizar o desgaste

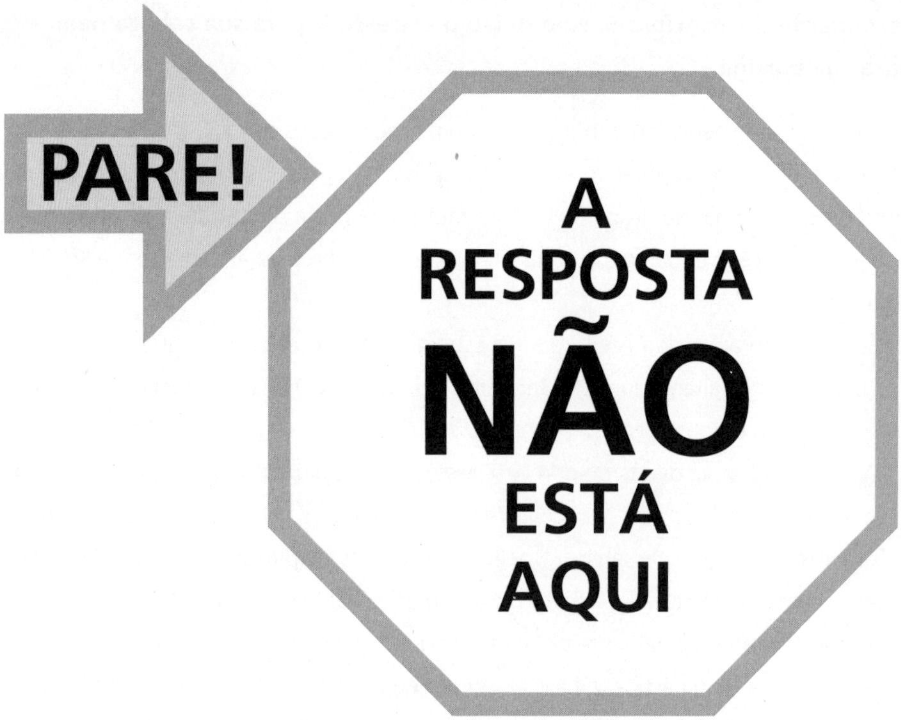

Receitas para os exageros na alimentação causados pelo estresse:
Instruções: Tire uma cópia desta página e cole-a na porta da sua geladeira, no armário da cozinha, na despensa, na geladeira do escritório – enfim, em qualquer lugar onde os Carboidratos Prejudiciais tentam atraí-la quando você está estressada.

mental e físico decorrente desse zelo ininterrupto pelos outros. Pode ser uma ida ao salão, uma boa risada com sua melhor amiga ou um momento de paz para tirar uma soneca ou apenas para se recolher num canto e ler – não é necessário passar um mês num spa para alcançar um sossego duradouro.

Um provérbio chinês diz: "A tensão está em ser quem você acha que deveria ser. O relaxamento está em ser quem você é." Respire lentamente e pense nisso durante alguns instantes. Não é verdade? O resultado final é que o estresse tóxico fará com que você envelheça depressa, a deixará gorda e aumentará seu risco de sofrer uma morte prematura. Existe uma maneira simples e melhor de você se livrar da tentação de comer em excesso, mesmo quando estiver cambaleando sob uma montanha de estresse. (Veja "Ferramenta do Princípio 6", na página 103.)

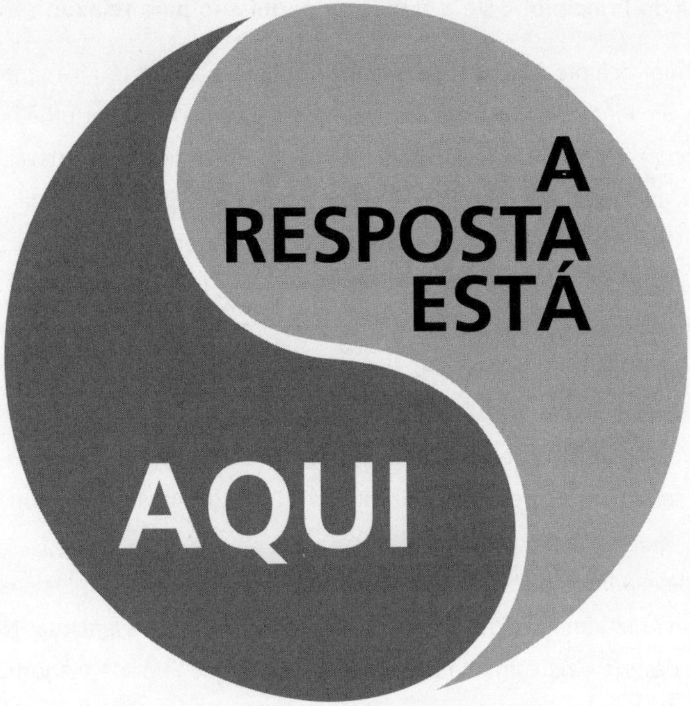

Receitas para os exageros na alimentação causados pelo estresse:

Instruções: Tire uma cópia desta página e cole-a na sua bicicleta ergométrica, na sua sacola de ginástica, nos halteres que você tem em casa – em qualquer coisa que a ajude a honrar seu compromisso de cuidar de si mesma.

PRINCÍPIO 7: DÊ A SI MESMA PERMISSÃO PARA RELAXAR

Buda dizia: "Somos o que achamos que somos. Com nossos pensamentos, construímos o mundo." Mas, se você estiver sempre num estado de depressão, raiva, frustração ou cansaço, seu mundo parecerá bem pequeno e insatisfatório. Por esse motivo, quero que se comprometa a conhecer técnicas de relaxamento e, depois, efetivamente pratique uma delas.

Meditação, ioga, tai chi chuan, relaxamento progressivo – para mim não importa qual dessas atividades você escolha, desde que goste dela e a pratique regularmente. Recomendo que faça aulas, mas, caso não seja possível, compre um livro ou um vídeo sobre o assunto. Freqüentar as aulas atende a

Ferramenta do Princípio 7: Dê a si mesma permissão para relaxar

Agora, quando você precisar de tranqüilidade, experimente esta técnica simples:

Descubra um lugar tranqüilo e confortável onde você não será perturbada.

Sente-se com as costas retas. Coloque as mãos numa posição confortável.

Se desejar, invoque Deus ou qualquer outro poder superior para ajudá-la.

Mantenha os olhos voltados para baixo, fitando suavemente, mas sem focalizar nada.

Deixe sua respiração se tornar profunda e rítmica.

Não faz mal permitir que sua atenção se desvie um pouco, porém permaneça relaxada. Se os seus olhos ficarem pesados, feche-os. Não se preocupe em fazer as coisas da forma certa. O objetivo é esvaziar a mente e relaxar.

Embora você possa fazer esse exercício durante o dia sempre que sentir necessidade, o resultado será melhor se ele for realizado por 10 ou 20 minutos, uma ou duas vezes por dia.

Você pode experimentar também a "caminhada da meditação". Ela é exatamente o que o nome diz: uma caminhada associada a uma reflexão silenciosa. Não se concentre num destino – na caminhada da meditação, o que importa é a jornada. Dou a isso o nome de "tratamento com movimento". Você utiliza sua própria química cerebral – endorfinas e serotonina – para se acalmar, melhorar o humor e simplesmente se sentir melhor.

Se quiser experimentar a caminhada da meditação, volte inteiramente sua atenção para os movimentos que compõem o ato de andar. Decomponha essa ação, que é a mais básica de todas. Por exemplo, enquanto estiver levantando cada pé, diga silenciosamente a si mesma: "Levante-se." E, quando impulsionar a perna para a frente, afirme: "Movimente-se." Depois diga "Passo" enquanto coloca o pé no chão. Quanto mais você se concentrar nesses movimentos, mais calma se sentirá.

três objetivos: receber instrução correta, conhecer pessoas que têm propósitos semelhantes aos seus e automaticamente estabelecer um tempo para você no seu dia. (Mas, se você não puder, veja acima a "Ferramenta do Princípio 7".)

A meditação é um dos meus exercícios de relaxamento favoritos. Reservar um tempo para meditar diariamente dá à mente uma oportunidade para relaxar, para se afastar das aflições, das obsessões e das ruminações. O ideal é meditar por um período não muito curto – de 10 a 20 minutos – e fazer minimeditações de cinco minutos ao longo do dia.

Pesquisas confirmam os efeitos positivos que a meditação exerce sobre o humor. Além disso, ela parece mudar literalmente a mente das pessoas que a praticam. Num estudo publicado em 2002 no *Journal of Psychosomatic Medicine*, foi feito o escaneamento cerebral de pessoas que estavam praticando o exercício da meditação pela primeira vez. Elas foram orientadas a meditar durante três horas por semana, por oito semanas. O resultado dos exames mostrou um significativo aumento de atividade numa parte do cérebro associada à emoção positiva. E mais, essa atividade extra permaneceu por pelo menos quatro meses após o término da experiência, quando o cérebro dos participantes foi escaneado de novo.

Se você nunca praticou uma técnica de relaxamento, poderá se sentir estranha e até um pouco desnorteada quando suspender toda a sua frenética atividade para simplesmente ficar sentada imóvel. Tenha paciência com esse processo e, acima de tudo, dê a si mesma a oportunidade de lidar com qualquer desconforto que venha a sentir. No fim, você passará a contar com sua técnica de relaxamento não apenas para aliviar o estresse como para se conhecer mais profundamente. (Veja "Ferramenta do Princípio 7", na página 106, e uma maneira saudável de reagir ao estresse, na página 57, para se beneficiar dessas duas opções.)

PRINCÍPIO 8: APRENDA A SER UMA EXCELENTE REESTRUTURADORA

Reestruturar-se é praticar o cuidado consigo mesma da melhor maneira possível na pior das circunstâncias. Isso quer dizer que, independentemente do que a atinja, você aceita os fatos e se adapta aos desafios da vida sem se entregar a hábitos prejudiciais. Sua habilidade em se reestruturar lhe permite continuar adotando um plano saudável de atividades físicas e de alimentação, seja qual for a crise que você esteja enfrentando.

O ato de se reestruturar implica aprender a se deslocar do Plano A para o Plano B – ou para o Plano Z, se necessário. A tendência natural da mulher é ficar imóvel quando o Plano A se torna inviável. No entanto, a reestruturação é um processo dinâmico que requer uma adaptação minuciosa e constante. A meta é continuar o processo de reestruturação até encontrar um novo plano que funcione para seu caso – o "Plano para Mim".

O Plano A retrata sua vida rotineira. Você toma o café da manhã às 7h todos os dias, caminha na hora do almoço, tem um tempo "seu" todas as noites após as 21h, quando coloca as crianças na cama. O Plano A flui sem percalços cerca de uma vez por ano. Eu a incentivo a curtir o momento.

O Plano B é sua vida sob estresse. Como teve que ficar acordada durante toda a noite porque seu caçula estava com uma infecção estomacal, você está dormindo no horário em que normalmente estaria comendo sua omelete de claras. No trabalho, o estresse está nas alturas, portanto o relatório tem prioridade em relação à caminhada. Sua mãe e sua irmã estão se engalfinhando outra vez, de forma que, em vez de relaxar com um livro ou se jogar, exausta, numa banheira, você tem que ficar pendurada no telefone, com uma ou com outra, todas as noites. Em meio a essa tempestade de fatores estressantes, como cuidar de si mesma?

Você vai para o Plano C, D, E... e, finalmente, para o Plano para Mim.

Uma das minhas pacientes, Samantha, uma produtora de programas de notícias para a televisão, precisou reestruturar seu plano muitas vezes. Num período de seis semanas em 2003, aconteceu o seguinte: seu marido tropeçou no cachorro da família e fraturou três costelas, sua filha de nove anos recebeu o diagnóstico de déficit de atenção (o que exigiu uma série de consultas com diferentes especialistas para testes) e sua mãe, que mora em outro estado, caiu e fraturou o quadril, necessitando de visitas todos os fins de semana. O golpe de misericórdia? Uma mudança repentina no seu horário de trabalho, causada por corte de pessoal, que a fez trabalhar mais cinco horas semanais por quase um mês. Fiquei exausta só de ouvi-la.

Obviamente, seu Plano A era inútil. Para cada eventualidade, Samantha mudava para um plano novo, o experimentava e aperfeiçoava até que se tornasse seu Plano para Mim. Um dos segredos do seu sucesso foi o fato de ela ter aprendido a pedir ajuda e apoio. Um grupo de amigas (ou o "Esquadrão do Estrogênio", como gosto de chamá-lo) ajudou Samantha a cuidar da família no período em que ela teve que trabalhar alucinadamente no estúdio de televisão. Seu marido, naquele momento preso em casa, estudava com a filha.

Ferramenta do Princípio 8: Aprenda a ser uma excelente reestruturadora

Anote como seria seu plano saudável de atividade física e de alimentação num dia de pouco estresse. Esse é seu Plano A.

Depois, faça uma lista de tudo o que poderia arruinar esse plano: uma doença, um prazo final, um amigo ou um membro da família precisando de ajuda, uma bicicleta ergométrica quebrada. Agora, reescreva o Plano A, incorporando qualquer um desses problemas e bolando maneiras de contorná-lo. Crie os Planos B, C, D e E. Veja um exemplo: está chovendo muito e você não poderá fazer a caminhada ao ar livre prevista no Plano A. Vá para o Plano B: caminhe num shopping center ou na esteira ergométrica da academia.

Como se reestruturar após ter perdido o ritmo? Diga a si mesma: "As coisas ficaram um pouco fora de controle. Agora eu preciso voltar para o Plano A." Ou, se o Plano A original for inviável agora, crie um novo Plano A. Dê a si mesma três dias de pausa e de reestruturação para recuperar a energia. Nesse período, você voltará a atenção para o Plano A, o praticará e o deixará ajustado antes de mergulhar nele de cabeça.

Dia 1: Planeje como e quando você comerá e se exercitará. Aniquile o RPC! Mantenha-se ocupada e vá para a cama cedo. Como não se pode comer e dormir ao mesmo tempo, opte por dormir.

Dia 2: Repita o Dia 1. Parabéns! Você conseguiu fazer isso sem ceder a comportamentos destrutivos e ao RPC. Vá para a cama cedo.

Dia 3: Repita o Dia 2. O sentimento de vitória já deve estar fazendo com que você se sinta mais no controle. Muito bem! Com isso, você acabou de provar meu ditado favorito: "Em meio à dificuldade está a oportunidade." A partir de agora, pensará duas vezes antes de se permitir sair da linha outra vez.

Samantha encheu a geladeira do escritório com Proteínas Inteligentes, Gorduras Inteligentes e Carboidratos Inteligentes (falarei sobre esses alimentos na parte 4): palitos de queijo, minirrecipientes com queijo cottage, frutas e porções únicas de amêndoas. Sempre que podia, ela caminhava pelo escritório ou pelo bairro para relaxar e manter-se o máximo possível em forma naquelas circunstâncias. Não era o mesmo esforço que ela fazia na academia, porém era alguma coisa, e isso não a deixava comer em excesso nem acumular uma montanha de peso por causa do estresse.

Para se comprometer a se reestruturar, você precisa acreditar que você vale seu próprio tempo e que, embora possa sentir orgulho da sua dedicação aos outros, tem que ser uma mulher realmente forte, equilibrada e saudável para cuidar de si mesma. Foi o que ensinei às Peeke Performers (um grupo de pacientes que participa de eventos esportivos comigo) e agora elas estão determinadas em relação a isso. Viraram a mesa no que diz respeito a lidar com o estresse e, usando o Poder da Mente, dizem: "Vá em frente, amiga. Conte comigo em qualquer situação. Eu lhe mostrarei como eu agiria sem deixar a peteca cair." (Veja "Ferramenta do Princípio 8", na página 109.)

PRINCÍPIO 9: LUTE POR SEU DIREITO DE CUIDAR DE SI MESMA

Costumo ver mulheres tentando fazer com que seus companheiros e familiares as ajudem para que elas possam arranjar tempo para cuidar de si mesmas. Quando encontram resistência, elas sacodem os ombros e simplesmente desistem. Daqui para a frente, não será mais assim. Com o Poder da Mente, você não arreda o pé e dá um jeito, de uma maneira ou de outra. Percebe que não está sendo egoísta, que está apenas pedindo equilíbrio.

Tenho uma notícia para lhe dar. Ninguém vai fazer sua matrícula na academia. Ninguém irá ao supermercado comprar peito de frango e grelhá-lo para você. E ninguém se oferecerá para tomar conta dos seus filhos para que você possa se exercitar e, depois, ir ao cinema. Se você não elaborar um plano e segui-lo, ele não vai se concretizar.

Primeiro, crie sua própria declaração de missão usando a Ferramenta do Princípio 9 (veja na página ao lado). Conhecer sua missão lhe ensina a estabelecer limites, a desenhar uma linha invisível e dizer: "Este tempo é meu e estou aqui para defendê-lo." Por exemplo, você está na bicicleta ergométrica e o telefone toca. Foi para isso que Deus inventou a secretária eletrônica. A pessoa que está ligando pode esperar um pouco. O cuidado consigo mesma não pode.

Para curar um caso crônico de "sim, claro", aqui estão as instruções que você deve seguir na próxima vez em que lhe pedirem que faça alguma coisa que você não pode ou não quer fazer.

Ferramenta do Princípio 9: Elabore sua declaração de missão

Todas as empresas bem-sucedidas formularam uma declaração de missão – um parágrafo ou dois nos quais relatam a razão de ser daquela organização: o motivo da sua existência, quem ela atende e o que espera alcançar. Uma declaração desse tipo a ajudará a determinar as restrições e os limites ao seu tempo e à sua energia e a decidir como deve "aplicar" seus esforços na vida.

Veja aqui como criar a declaração de missão.

Anote não mais do que 10 frases especificando seus objetivos na vida e o que é importante para você em termos pessoais e profissionais. Por exemplo:

Eu, ________________, desejo ser a melhor mãe, esposa e filha que eu puder ser. Comprometo-me, por toda a vida, a amar e apoiar meus entes queridos. Sou grata pelos dons com que nasci e procurarei usá-los em meu benefício e também para ajudar as pessoas. Comprometo-me igualmente a honrar minhas necessidades intelectuais, físicas e espirituais, cumprindo minhas obrigações diárias e proporcionando à minha empresa o melhor trabalho que eu puder realizar.

Agora você pode ouvir qualquer solicitação do seu tempo, compará-la rapidamente com sua declaração de missão e ver se são compatíveis. Se não forem, diga: "Sinto muito. Neste exato momento, eu não posso [mencione o pedido]. Talvez da próxima vez."

1. Pergunte a si mesma: "Será que isso é favorável à minha declaração de missão?" Por exemplo, se você se ofereceu para levantar fundos para determinada associação de caridade no ano anterior, será que realmente precisa participar desse projeto outra vez? Será que sua presença numa reunião de condomínio para escolher os vasos de plantas que serão colocados na entrada lateral do seu prédio é de fato imprescindível?

2. Se a resposta for não, diga num tom de voz calmo e carinhoso: "Sinto muito, mas neste exato momento não tenho como participar. Talvez da próxima vez."

Uau! Dizer isso mostra que você sabe o que é prioritário para sua vida. Depois de ter dito isso, não se desvie. Enfrente qualquer pessoa que tente demovê-la. Mantenha sua recusa delicada porém decisiva, curta mas gentil. E não se envolva em longas discussões.

Muito bem. Agora vamos rever esses pontos. O que você dirá na próxima vez em que seu filho, sua filha ou qualquer outra pessoa interromper seu exercício na esteira ergométrica para falar sobre alguma coisa que não seja crucial?

"Sinto muito, mas neste exato momento não posso lhe dar atenção. Vamos conversar sobre isso quando eu acabar, daqui a uns 20 minutos."

Que música agradável aos meus ouvidos! E será agradável aos seus também.

PRINCÍPIO 10: FORME SEU PRÓPRIO "ESQUADRÃO DO ESTROGÊNIO"

Pesquisas mostram que a probabilidade de sucesso é maior quando as pessoas que estão tentando realizar mudanças saudáveis no seu estilo de vida têm uma forte rede de apoio. Com um mínimo de esforço, você conseguirá formar seu próprio "Esquadrão do Estrogênio".

Isso não quer dizer que seu sistema de apoio não possa incluir homens. Porém, minha experiência diz que as mulheres tendem a ser melhores quando a questão é dar umas às outras o amor, o carinho e o apoio de que precisam enquanto se esforçam para honrar seu compromisso de cuidar de si mesmas. Você deve telefonar para uma ou mais integrantes do seu "Esquadrão do Estrogênio" quando estiver prestes a fazer algo prejudicial a si mesma, como mandar os exercícios físicos às favas ou cometer um desvario em relação à comida ou ao álcool. Também será o momento de procurar conhecer o ponto de vista dessas companheiras quando se vir atolada até o pescoço na Vala da Ruminação.

Seu "Esquadrão do Estrogênio" pode ser composto por uma única pessoa, por 10 pessoas ou por quantas você desejar entre esses dois números. Assim como no caso da comida, não é a quantidade que importa e sim a qualidade. Para formar essa turma, procure nomes entre familiares, amigas, profissionais e grupos de apoio.

No seu círculo íntimo, escolha um ou dois familiares com quem você possa realmente contar, pessoas com quem se sinta confortável para compartilhar os sentimentos mais profundos – sua mãe ou uma irmã, uma tia especial ou até uma filha adolescente. Depois, selecione uma ou duas amigas que a tenham incentivado muito na sua luta para alcançar um estilo de vida mais saudável ou que gostariam de participar do Desafio com você. Entre os profissionais há

Ferramenta do Princípio 10: Forme seu "Esquadrão do Estrogênio"

No meio de um pedaço de papel em branco, desenhe um círculo grande e escreva o rótulo "Eu". Depois, desenhe quatro outros círculos ao redor do círculo com o Eu e dê-lhes os seguintes rótulos: Familiares, Amigas, Profissionais e Outras Pessoas.

Agora, dentro de cada círculo, escreva os nomes de uma ou mais mulheres que você acha que poderiam ser incluídas. (Em alguns casos, o círculo pode ficar vazio, isso não tem importância.) Por exemplo, no círculo Familiares, escolha um ou mais membros da sua própria família ou parentes mais distantes com quem você se sente confortável para compartilhar seus sentimentos mais íntimos. Pode ser sua mãe, uma irmã, uma tia especial e até uma filha adolescente. Se você achar que elas apreciarão se juntar ao Desafio com você, melhor ainda.

Proceda da mesma maneira com relação ao círculo das Amigas, escolhendo uma ou duas mulheres que tenham lhe fornecido apoio e incentivo ou que poderiam se interessar em participar do Desafio com você.

Faça o mesmo com o círculo das Profissionais. Nesse caso, você pode incluir uma *personal trainer*, sua terapeuta ou sua médica, se ela se mostrar interessada em apoiá-la na conquista das suas metas.

Por fim, repita esse procedimento com o círculo Outras Pessoas. Agora pense em selecionar pessoas prestativas que você tenha conhecido numa aula de ioga ou de tai chi chuan, num grupo de apoio local, numa sala de bate-papo sobre emagrecimento ou talvez na sua igreja.

Enquanto estiver preenchendo cada círculo, lembre-se de que não é necessário encontrar 20 nomes para cada um deles – três ou quatro bastam.

Depois de selecionar todos os nomes, entre em contato com essas pessoas (ou com algumas delas) pessoalmente, por telefone ou por e-mail. Explique que você vai fazer o Desafio do *Body*-for-*LIFE para mulheres* e que um dos exercícios do livro requer que você forme um sistema de apoio. Pergunte se elas estariam dispostas a lhe dar incentivo e conselhos durante, digamos, 10 minutos por dia. (Com isso, terão a garantia de que você não ficará chorando nos seus ombros infinitamente.)

Quantas fontes de apoio você conseguiu encontrar? Provavelmente mais do que imaginava!

Mais uma coisa: você terá que trabalhar para manter o "Esquadrão do Estrogênio". Assim como se estivesse cuidando de uma roseira, precisará estar vigilante e atenta às suas necessidades. Confie em mim – os resultados valem cada gota de suor.

a opção de incluir uma *personal trainer*, sua terapeuta ou sua médica – desde que ela se importe com você e se mostre interessada em apoiá-la na conquista das suas metas. (Caso contrário, procure outra médica. Isso também faz parte de cuidar de si mesma.)

Por fim, pense em completar o "Esquadrão do Estrogênio" com uma pessoa prestativa que você tenha conhecido no trabalho ou com alguém da sua igreja.

É óbvio que todas essas pessoas devem ser gentis e estar dispostas a compartilhar seu precioso tempo com você. Elas têm que ter também a liberdade de olhar direto nos seus olhos e lhe dizer que seu vestido não combina com seu tipo físico ou que você está enlouquecendo todo mundo com intermináveis lamúrias. Ninguém nunca morreu por ouvir uma gozação ou uma verdade nua e crua.

O Poder da Mente de uma mulher funciona melhor quando ela tem o apoio de suas determinadas, espirituosas, amorosas e carinhosas irmãs. Acompanhada do "Esquadrão do Estrogênio", você verá sua luta por uma transformação mental e física tornar-se realidade. (Veja "Ferramenta do Princípio 10", na página 113.)

AGORA VOCÊ ESTÁ PRONTA

Como mencionei, o elemento "mente" da Fórmula Mente–Boca–Músculos é a pedra angular de todo o programa do *Body*-for-*LIFE para mulheres.* Agora você está pronta para conhecê-lo em detalhes e aprender como comer e se exercitar da forma correta para moldar seu corpo "para toda a vida".

Caso você se perca durante a jornada, por favor volte e releia estas páginas. As respostas estão aqui e dentro de você.

Você tem o poder. Use-o!

A boca: o Método de Alimentação do Body-*for*-LIFE para mulheres

Parte 4

"Em vez de comer de maneira desatenta e apressada, em meio a barulho, agitação e discussões, e depois ir fazer exercícios de ioga, não seria melhor você compreender que, duas ou três vezes por dia, as refeições lhe fornecem uma oportunidade perfeita para praticar o relaxamento, a concentração e a harmonização de todas as células do seu corpo?"
– Omraam Mikhael Aivanhov, *Golden Rules for Everyday Life* (Regras de ouro para o dia-a-dia)

Agora estamos prontas para abordar o segundo componente da Fórmula Mente–Boca–Músculos: a boca. Essa discussão não poderia ser mais oportuna, pois a única maneira de finalmente obter o corpo "para toda a vida" é abandonar as dietas da moda.

Da mesma forma que os estilos de roupa se alternam como a grande tendência do momento, esses regimes alimentares vêm e vão sem parar. Além disso, embora possam estar um pouco enfeitados, na essência são iguais: privam o corpo feminino dos alimentos e dos nutrientes de que ele precisa e negam à mulher o prazer puro e primordial de comer. E, quando essas dietas fracassam – o que acontece inevitavelmente –, surge o desespero. As mulheres sentem-se impotentes, desanimadas e derrotadas. Estudos mostram que, quando adotam dietas restritivas, elas apresentam níveis excepcionalmente altos do hormônio do estresse, o que, por fim, leva ao descontrole com a alimentação e à recuperação do excesso de peso. Fico enfurecida com isso porque é perfeitamente possível evitar essa situação.

Durante a vida de uma mulher, as sensações e os desejos associados ao ato de comer variam muito. Na infância é divertido. Não é preciso contar calorias nem ficar obcecada com o conteúdo de gordura. Sorvete é sorvete, um pedaço do paraíso em cima de uma casquinha. A adolescência traz os sutiãs, as curvas e os desejos por carboidratos durante a TPM. Por causa do estresse, muitas mulheres jovens passam a alimentar-se rotineiramente de forma exagerada. A gravidez e o envolvimento com a família fazem com que o cuidado consigo mesma seja uma missão impossível. Na perimenopausa, os armários do quarto começam a parecer o depósito de uma loja de departamentos, com 10 tamanhos diferentes de roupas que refletem os anos de descontrole com a alimentação provocado pelo estresse. Manter um peso saudável tornou-se um infindável círculo vicioso de "dietas" rápidas e científicas seguidas de esforços angustiantes para combater a visão de um corpo que não mais se parece com o nosso.

Existe uma maneira melhor de lidar com isso.

Na época do seu lançamento, o livro *Body*-for-*LIFE*: *em plena forma para a vida*, de Bill Phillips, apresentou uma mensagem simples: a dieta pobre em gordura e rica em carboidratos – recomendada por tantos especialistas em nutrição – e repleta de açúcares e amidos refinados faz com que as pessoas engordem. O corpo humano funciona melhor com uma alimentação equilibrada de carboidratos e proteína. Tempos depois, em *Eating*-for-*LIFE* (Alimentando-se para viver em plena forma), publicado no auge do fanatismo pela redução dos carboidratos, Bill Phillips estendeu-se sobre aquele conceito, dizendo: não condenem os carboidratos com tanta rapidez.

Eu concordo com ele. O fato é o seguinte: o corpo humano, masculino ou feminino, precisa de carboidratos. Eles são a fonte de energia preferida do corpo. E do cérebro também. É por isso que, quando você não come uma quantidade suficiente de carboidratos, logo começa a se sentir lenta, irritada, deprimida e atordoada. Seu cérebro não está recebendo o combustível de que necessita. E o mesmo está acontecendo com seu corpo. Portanto, os carboidratos não são os únicos responsáveis pelo excesso de peso.

A verdade é a seguinte: uma dieta com quantidades equilibradas de carboidratos e proteínas é especialmente importante para as mulheres. Quando elas aprendem a se alimentar corretamente, eliminam gordura e formam músculos bem modelados – apesar da idade, da quantidade de peso de que precisam se livrar e dos horários puxados.

Essa parte do programa, que trata do Método de Alimentação, é eficaz porque leva em consideração a singular composição do corpo da mulher (a proporção entre músculos e gordura), suas necessidades nutritivas específicas e as exigências do seu estilo de vida, que nos dias de hoje costuma ser estressante e exaustivo.

Para obter os resultados surpreendentes apresentados nas fotos deste livro, você precisará seguir o Método de Alimentação (e a parte de exercícios do programa). Em todo caso, só será capaz de fazer isso se estiver convicta de que sua saúde e sua felicidade valem o esforço. Você tem que acordar temendo a desagradável perspectiva de ter que esconder seu corpo sob roupas escuras e largas por mais um dia.

Acredite: você não precisa continuar a se sentir cansada e deprimida. Eu sei que qualquer mulher, de qualquer idade, consegue mudar seu corpo – e sua vida – quando aprende a se alimentar da forma correta, tanto física quanto mentalmente.

Eu a incentivo a ler a próxima seção sobre as necessidades nutritivas, que estão relacionadas de acordo com as características que a mulher apresenta em cada Ciclo Hormonal. No entanto, se você está impaciente e quer começar já, vá para a página 122 e veja "Mulheres Inteligentes, Alimentos Inteligentes".

SUAS NECESSIDADES NUTRICIONAIS CICLO A CICLO

Ao longo da vida, uma mulher ingere em torno de 50 milhões de calorias. Isso equivale a cerca de 18t de comida. É preciso queimar toda essa energia com sabedoria.

As mulheres necessitam mais de alguns nutrientes específicos do que os homens. Por exemplo, muitas de nós não consomem cálcio suficiente, por isso apresentam um déficit desse nutriente ao se aproximarem da menopausa, quando a densidade óssea diminui naturalmente por causa da oscilação dos hormônios. Durante a gravidez, a mulher precisa de mais ferro para prevenir a anemia, uma questão de saúde fundamental para quem está nos ciclos 1 e 2. (A menstruação e a gestação afetam os níveis de ferro no sangue.) Além disso, tanto antes quanto ao longo da gestação, a mulher necessita de quantidades extras de ácido fólico (vitamina B) para diminuir o risco de malformação congênita do feto.

Quanto mais cedo uma mulher começa a comer da forma certa, melhor – e os princípios de alimentação desta parte do livro são tão bem equilibrados que constituem a melhor dieta para a maioria das mulheres, seja qual for sua idade. Agora vamos conhecer as necessidades nutritivas específicas das mulheres em cada Ciclo Hormonal, bem como os desafios que encontramos nessa área.

CICLO 1: DA PRIMEIRA MENSTRUAÇÃO À PRIMEIRA GRAVIDEZ

Esse período da vida da mulher costuma ser caótico. Jovem, ela está virando noites, trabalhando num horário irregular, divertindo-se... Seguindo em frente, nem pensa em parar. Por isso, pula refeições ou come correndo – de modo geral, alimentos processados e pouco nutritivos que não lhe fornecem os nutrientes fundamentais. Uma pesquisa do Departamento de Agricultura dos Estados Unidos mostra que menos de 50% das mulheres jovens consomem metade da quantidade recomendada da maioria das vitaminas e dos minerais – entre eles o cálcio e o ferro, que são particularmente cruciais nessa fase da vida. Os anos da adolescência e do início da vida adulta são os mais importantes para a produção de uma boa densidade óssea.

A maneira como as mulheres que estão no Ciclo 1 comem pode produzir um grande efeito na sua capacidade de engravidar ou de manter um peso saudável. O consumo excessivo de gordura e de alimentos pouco nutritivos e muito calóricos causa excesso de peso ou obesidade, dois problemas que afetam de modo negativo a fertilidade e a gravidez. Esse tipo de alimentação tende também a provocar deficiências nutricionais que poderão desencadear complicações de saúde numa época posterior da vida.

No entanto, há mulheres jovens que apresentam o problema oposto: na eterna busca pelo “corpo perfeito” que elas vêem nas revistas e na televisão, não comem o suficiente – ou simplesmente não se alimentam. Uma restrição rigorosa de calorias, como no caso da anorexia, ou a alimentação em excesso seguida da ingestão de laxantes, como no caso da bulimia, priva seu corpo, ainda em desenvolvimento, das vitaminas e dos minerais necessários ao crescimento e à saúde. Distúrbios alimentares não tratados podem ocasionar graves conseqüências físicas.

Para as mulheres que estão no Ciclo 1, o desafio é encontrar um meio-termo nutricional – nem um consumo exagerado de alimentos pouco nutritivos nem um corte drástico de gordura e calorias. Mais uma vez estamos falando de equilíbrio. O Método de Alimentação do *Body*-for-*LIFE para mulheres* indica quantidades balanceadas de proteínas, carboidratos e gorduras saudáveis. Ele também recomenda uma alimentação rica em frutas, legumes e outras hortaliças que contêm componentes que promovem a saúde e combatem doenças: os antioxidantes, as vitaminas, os minerais, as fibras e os fitoquímicos.

Atenção! Não cometa o erro de acreditar que você pode comer alimentos pouco nutritivos agora e compensar seu corpo por isso mais tarde. Nem sempre é fácil fazer isso, especialmente se você começar a ganhar peso extra já no Ciclo 1 e não conseguir eliminá-lo. Um estudo de 2004 mostrou que, quando uma mulher leva para a vida adulta meros 9kg extras que adquiriu por volta dos vinte e poucos anos, seu risco de ter câncer de mama aumenta.

CICLO 2: OS ANOS FÉRTEIS

No Ciclo 2, a maioria das mulheres está no auge – a natureza planejou para que fosse assim. Esses são os anos de turnos "dobrados, triplicados e quadruplicados". Embora essa época de criar filhos e construir uma carreira possa estar entre as mais alegres e gratificantes da vida de uma mulher, muitas vezes ela é a mais estressante. Para agüentar tudo isso e se manter forte, é necessário nutrir o corpo com alimentos de excelente qualidade.

Algumas mulheres apreciam sua independência e optam por não ter filhos. Para elas, a administração da saúde e do aumento de peso no Ciclo 2 torna-se um pouco mais difícil do que era no Ciclo 1, mas, quando fazem exercícios regulares e dedicam a devida atenção à alimentação, isso é perfeitamente possível.

Outras mulheres formam sua família nesse ciclo. É melhor engravidar após ter aprendido a adotar hábitos alimentares saudáveis, conseguido maximizar o condicionamento físico e feito o possível para manter a gordura corporal na faixa dos 20 aos 25%. Se você ainda não tem filhos, mas deseja ser mãe um dia, a regra é comer hoje como se fosse engravidar amanhã. A dieta tem um impacto significativo na fertilidade da mulher. Embora o Método de Alimentação descrito neste livro garanta a obtenção de muitos nutrientes de que as mulheres precisam, as que estão nesse ciclo e planejam engravidar devem tomar diariamente um suplemento multivitamínico que contenha 400mcg de ácido fólico. Quem consome essa quantidade antes de engravidar e durante o primeiro trimestre da gestação corta, pela metade, o risco de dar à luz um bebê com defeitos físicos congênitos, como a espinha bífida.

Amedrontadas pela perspectiva de passarem o resto da vida em calças de *stretch*, muitas gestantes tentam ganhar o mínimo de peso possível. Porém, restringir acentuadamente a alimentação durante a gravidez pode causar uma série de problemas para o bebê no futuro. O peso baixo no nascimento contribui para o risco de a criança vir a apresentar doenças crônicas na vida adulta, entre elas diabetes, obesidade, hipertensão e doença cardíaca.

Por outro lado, a gravidez não é uma desculpa para engordar alucinadamente. O aumento de peso excessivo eleva o risco de diabetes gestacional, que pode causar problemas de saúde para mãe e filho. (Caso esteja grávida, siga a orientação dietética do seu médico. Após o parto, e especialmente se você estiver amamentando, pergunte a ele se o Método de Alimentação do *Body-for-LIFE para mulheres* é apropriado para sua situação.)

Atenção! Se o excesso de peso ou a obesidade são comuns na sua família, a gravidez pode revelar uma vulnerabilidade genética ao acúmulo de gordura, mesmo que você nunca tenha tido um problema desse tipo. Oriente-se com seu médico para não engordar mais do que o recomendado – de 11 a 15kg durante toda a gestação. No Ciclo 3, seu corpo lhe agradecerá.

CICLO 3: A PERIMENOPAUSA E A MENOPAUSA

Detesto dar notícias ruins, mas, como já tive que transmiti-las a milhares de mulheres, essa parece ser minha função na vida. Nosso acordo será o seguinte: se você tiver se descuidado da sua alimentação até esse ciclo, chegou o momento de acabar com isso. A partir de agora, para ficar com um peso saudável e um ótimo nível de gordura corporal, será necessário controlar a qualidade e a quantidade do que você ingere e a freqüência com que come. Sem discussão.

No Ciclo 3, a maioria das mulheres fica flácida do umbigo ao púbis. O resultado? Um menopote – um acúmulo de 2 a 4,5kg de gordura (dependendo da sua altura) que se instala embaixo da pele sobre o músculo abdominal. Esse processo é natural. Ele é causado basicamente pelas oscilações dos níveis dos hormônios sexuais femininos, o estrogênio e a progesterona. Embora as mulheres que se mantêm em forma ganhem uma quantidade mínima de gordura nessa região, a maioria delas a adquire mesmo assim.

São duas as regras que devem ser obedecidas no Ciclo 3. Regra número um: comer da forma correta e permanecer ativa para minimizar o menopote. Regra número dois: esforçar-se ao máximo para não engordar. A partir do momento em que você adquirir alguns quilos extras, será dificílimo livrar-se deles.

Se você seguir as orientações do Método de Alimentação, obterá todos os nutrientes de que uma mulher no Ciclo 3 necessita e, ao mesmo tempo, ajudará a protelar o aumento de peso excessivo. Não posso lhe prometer que isso a fará entrar de novo naquele jeans que você usava na faculdade. Mas lhe garanto que, se você estiver acima do peso, esse método de alimentação contribuirá para que emagreça bastante. Também reduzirá a vontade de comer causada pelo estresse e a ânsia por carboidratos, duas tendências que parecem dominar as mulheres durante esse ciclo.

Atenção! Se você ainda não corrigiu seus hábitos alimentares, esta é a última chamada. A partir desse ciclo, o risco que a mulher tem de desenvolver problemas de saúde relativos à idade – doença cardiovascular, osteoporose, diabetes e câncer – torna-se maior. O Método de Alimentação do *Body*-for-*LIFE para mulheres* é sua receita nutricional individualizada. Ela é pobre em gordura saturada (o tipo que entope as artérias, encontrada basicamente em produtos de origem animal, como carne e laticínios); moderadamente rica em gorduras monossaturadas, que protegem o coração; e repleta de fibras, que combatem o câncer. As fibras podem também melhorar a sensibilidade do corpo ao hormônio insulina e, assim, ajudar a prevenir a diabetes. A rica variedade de frutas e hortaliças indicada pelo programa fornece uma fonte natural de "seguro-saúde": os antioxidantes. Acredita-se que essas substâncias – que incluem a vitamina C, o betacaroteno e os compostos vegetais conhecidos como fitoquímicos – diminuem o risco de doença cardíaca, câncer, mal de Alzheimer e derrame.

CICLO 4: A PÓS-MENOPAUSA

Se você já está nesse ciclo, continue a alimentar-se da forma correta para reduzir o risco de apresentar doenças relacionadas à idade. E isso compreende as mesmas orientações dietéticas fornecidas para os demais ciclos: minimizar ou eliminar os açúcares processados, escolher proteínas magras, bem como carboidratos e gorduras saudáveis em porções apropriadas para ajustar o metabolismo na pós-menopausa.

O Método de Alimentação do *Body*-for-*LIFE para mulheres* supre suas necessidades ao lhe fornecer um esquema adequado de quantidades de proteína magra e, é claro, dos alimentos que combatem doenças – frutas, hortaliças e grãos integrais. Lembre-se da água. À medida que envelhecem, as mulheres tendem a não sentir muita sede. Por isso, preste especial atenção no volume de água que você consome – beba bastante. (Você não se esquecerá de fazer isso – esse é um dos alicerces do Método de Alimentação.)

Atenção! Mantenha-se lúcida comendo frutas e hortaliças frescas. O New England Centenarian Study, da Escola de Medicina de Harvard, assim como o mencionado estudo sobre as freiras, constatou que, além de contribuir para a longevidade, uma dieta rica nesses alimentos ajuda a reduzir o risco do mal de Alzheimer e de demência.

MULHERES INTELIGENTES, ALIMENTOS INTELIGENTES

Nós já aprendemos a lição de que eliminar todos os gramas de gordura da dieta é uma insensatez. Na verdade, existem as gorduras nocivas (as que eu chamo de Gorduras Prejudiciais) e há aquelas que são benéficas – as Gorduras Inteligentes.

As Gorduras Inteligentes são as gorduras monoinsaturadas, encontradas em alimentos saudáveis, como nozes, grãos, abacate e azeite de oliva. As Gorduras Prejudiciais são as gorduras saturadas e as gorduras trans. As gorduras saturadas estão presentes basicamente nos alimentos de origem animal, como carnes gordurosas, manteiga e queijos feitos com leite integral – por isso insisto no consumo das proteínas magras, entre as quais peixe, peito de frango e laticínios

Estresse: A fórmula para a gordura feminina

No meu primeiro livro, *Fight Fat after Forty*, associei o estresse crônico das mulheres, que chamei de estresse tóxico, a uma previsível reação hormonal que pode provocar um aumento de peso em qualquer situação e idade, mas que se manifesta com mais freqüência em quem tem mais de 40 anos. Dei a essa reação o nome de "boca insaciável".

Nossas irmãs pré-históricas conheceram um tipo de estresse diferente do que temos hoje em dia – aquele provocado pela tentativa de sobreviver num ambiente hostil com predadores de dentes afiados. Elas vivenciavam a reação de lutar ou fugir, destinada a preparar seu corpo para combater o perigo ou correr dele. No mundo atual, a mulher não se vê diante de tais ameaças à sobrevivência. Porém, tomado por um estresse incessante, nosso corpo apresenta a mesma reação de lutar ou fugir.

As mulheres, no entanto, não lutam nem fogem. Elas comem. Basicamente, a boca insaciável é a versão que a mulher do século XXI dá à reação de lutar ou fugir. E não são apenas as calorias devoradas nesse frenesi alimentar provocado pelo estresse que desencadeiam o aumento de peso. As mulheres são derrotadas por seus próprios hormônios.

Aqui está uma explicação resumida do que acontece na realidade. O estresse crônico estimula a glândula adrenal a produzir uma grande quantidade de cortisol. Esse hormônio do estresse induz o fígado e a corrente sangüínea a liberar seus depósitos de combustível, chamado glicose, para enfrentar a iminente "situação de emergência". Essa situação pode ser, por exemplo, a tentativa de cumprir um sufocante prazo final ou ver o filho levar um tombo do skate sem capacete. O cortisol também se encaminha para as células de gordura localizadas dentro do abdômen. Uma vez lá, ele as convence a liberar gordura para abastecer a reação ao estresse.

É assim que você pode estar: completamente estressada, com todo esse açúcar e essa gordura flutuando na sua corrente sangüínea. Seu corpo está esperando que você use essa energia. Mas, como ficar sentada mastigando não requer muito esforço (e estou me referindo a esforço físico), seus níveis de cortisol permanecem altos.

Mas espere. Há mais. Essa prolongada liberação de cortisol desencadeia o fluxo de insulina, hormônio que facilita o armazenamento de gordura, especialmente aquela que se instala ao redor do abdômen. Ela também desperta o desejo por gordura e carboidratos – uma vontade às vezes incontrolável. É por isso que, assim como uma mariposa em relação à luz, você gravita em torno de alimentos gordurosos e calóricos, como biscoitos doces e salgados.

É engraçado ver como um filé de atum sobre um leito de folhas verdes não atende as necessidades de uma mulher estressada lá pelas 22h. Se ela for um pouco parecida comigo, estará mais a fim de um programa a três: ela, uma lata de sorvete e um balde de calda de chocolate.

desnatados. As gorduras trans encontram-se nos alimentos preparados ou cozidos com óleo vegetal hidrogenado – frituras feitas em restaurantes, margarina e produtos industrializados, como biscoitos, bolos, bolachas e petiscos para lanche. Esse tipo de gordura mostrou-se mais nocivo à saúde do que as gorduras saturadas – ele eleva o nível do "mau" colesterol, o LDL, enquanto diminui a taxa do "bom" colesterol, o HDL. No Brasil, desde agosto de 2006, os fabricantes são obrigados por lei a mencionar no rótulo das embalagens a presença de gordura trans nos produtos.

Também já aprendemos a distinguir os Carboidratos Inteligentes, como a batata-doce e a aveia, dos Carboidratos Prejudiciais, como bolos e pães feitos com farinha de trigo branca. A imprensa começou a divulgar termos como "gorduras boas" e "gorduras más", "bons carboidratos" e "maus carboidratos".

Eu adotei uma denominação diferente: Alimentos Inteligentes e Alimentos Prejudiciais. O primeiro grupo é composto por Gorduras Inteligentes, Carboidratos Inteligentes e Proteínas Inteligentes. As mulheres inteligentes consomem esse tipo de comida.

É óbvio que os alimentos que escolhemos produzem um impacto na nossa saúde e no tamanho do nosso manequim. Embora todas nós saibamos como limitar o consumo de Alimentos Prejudiciais, o verdadeiro desafio está em ingerir porções adequadas de Alimentos Inteligentes. Afinal, comer em excesso, seja qual for o tipo de comida, saudável ou não, aumenta a gordura corporal e o risco de doença cardíaca, diabetes e câncer.

Os Carboidratos Prejudiciais – pense em qualquer coisa feita com açúcar refinado e farinha de trigo branca – são particularmente nocivos à saúde da mulher. Dois trabalhos científicos indicam que uma dieta rica nesses alimentos eleva o risco de ocorrência de dois tipos de câncer. Numa dessas pesquisas, especialistas do National Cancer Institute examinaram os dados do Estudo sobre a Saúde das Enfermeiras, computados durante 18 anos, e descobriram que as mulheres sedentárias e acima do peso que comiam alimentos ricos em açúcares e farinha de trigo branca apresentavam um risco 53% maior de terem câncer pancreático, que é letal.

O outro estudo examinou os hábitos alimentares de mais de 2,5 mil mulheres italianas com câncer de mama e um igual número de mulheres que não tinham a doença. As descobertas: as mulheres com câncer de mama ingeriam uma quantidade maior de alimentos ricos em carboidratos processados. Comidas desse tipo – massas e pães feitos com farinha de trigo branca, além de produtos industrializados, como biscoitos e petiscos – elevam os níveis de insulina e do açúcar no sangue e desencadeiam um aumento dos hormônios do crescimento associados ao risco de câncer de mama.

Por fim, se você come muitos Carboidratos Prejudiciais, provavelmente está consumindo poucas fibras. Não está nem aí para sua saúde? O fato é que as fibras também são importantes para a eliminação de peso. Um estudo da Universidade de Harvard realizado ao longo de 12 anos revelou que as mulheres que ingeriam uma quantidade menor de fibras ganharam em média cerca de 1,5kg a mais do que aquelas que consumiam mais fibras provenientes de grãos integrais. Uma equipe de pesquisadores da Universidade de Tufts revisou vários estudos sobre emagrecimento e descobriu que um acréscimo diário de 14g de fibras à dieta reduz o consumo diário de calorias em 10%. Ou seja, se uma pessoa come normalmente 2.500 calorias por dia, isso lhe dá a chance de diminuir esse número para 2.250 – o que permite a eliminação de cerca de 1kg extra por mês!

A FÓRMULA DA BOCA EM AÇÃO: O MÉTODO DE ALIMENTAÇÃO

Toda a filosofia alimentícia do *Body*-for-*LIFE para mulheres* pode ser resumida em uma frase.

Coma os alimentos certos, nas quantidades certas, nas horas certas. Portanto, trata-se essencialmente de qualidade, quantidade e freqüência. Se você seguir esses princípios nas próximas 12 semanas – e depois –, conseguirá eliminar o excesso de gordura corporal e criará músculos femininos e bem modelados. Além disso, protegerá seus ossos e dará sustentação à sua principal meta: viver muitos anos, e bem, como uma mulher capaz tanto em termos mentais quanto físicos.

Esses princípios não são difíceis de entender. Sua base é a compreensão de como as mulheres vivem e comem. Eles também incorporam o que aprendemos com as últimas dietas da moda e com as mais recentes descobertas médicas da ciência da nutrição. Uma boa parte deles reflete o bom senso. Mas muitas mulheres ficaram tão confusas por causa de informações conflitantes sobre nutrição e tão empolgadas com modismos e truques nessa área que

O Método de Alimentação do *Body*-for-*LIFE para mulheres* é sobre...

- A qualidade da comida: você está comendo Alimentos Inteligentes 80% do tempo?
- A quantidade de comida: você está prestando atenção no tamanho das porções?
- A freqüência da alimentação: você está comendo pequenas refeições compostas de Proteínas Inteligentes, Carboidratos Inteligentes e Gorduras Inteligentes cinco ou seis vezes por dia?

talvez tenham se esquecido de como é comer como uma pessoa normal. O método apresentado neste livro reestrutura os hábitos alimentares. E, além de ser simples de seguir, é eficaz.

1. **Elabore as refeições com a ajuda da Tabela de Alimentos Inteligentes do *Body*-for-*LIFE para mulheres*.** Você é uma mulher e já tem afazeres suficientes na vida. Prometo não aumentá-los. Não é necessário ficar obcecada por calorias, gramas de gordura e contagem de carboidratos. Basta conhecer algumas regras básicas e, depois, individualizar seu esquema alimentar diário com a Tabela de Alimentos Inteligentes (veja a página 136). Ela mostra o que você pode comer e em que quantidades e porções. É como escolher uma loja para comprar roupas. Você sabe que peças de grife são muito mais caras, por isso pondera antes de decidir em que loja vai gastar seu dinheiro. É exatamente o que acontece aqui. Uma porção de milho ou de batata (vegetais que contêm amido) "custa mais" do que uma porção de hortaliças sem amido, como a alface e o brócolis.

2. **Prefira a qualidade: coma Alimentos Inteligentes 80% do tempo.** Não quero que você se torne uma perfeccionista – isto é, eu lhe digo o que fazer e você procura agir com perfeição. *Esqueça isso!* Basta seguir os princípios do Método de Alimentação do *Body*-for-*LIFE para mulheres* 80% do tempo. Haverá dias em que você cumprirá 100% do programa e outros em que mal conseguirá amarrar seus tênis, quanto mais evitar Carboidratos Prejudiciais. É claro, se sua TPM estiver nas alturas, perdoe a si mesma por sucumbir a alguns Alimentos Prejudiciais.

A regra dos 80% lhe dá espaço de manobra quando você precisa. Ela reduz a chance de você se odiar e se desprezar quando não conseguir ser "perfeita". É aniversário da sua melhor amiga? Pelo amor de Deus, coma uma fatia de bolo e faça isso bem devagar para *saboreá-la* e, de fato, curtir a escapulida.

Descubra seu IMC

Encontre sua altura na coluna da esquerda e identifique seu peso na linha correspondente. O número que aparece no alto da coluna indica seu índice aproximado de massa corporal, uma estimativa da proporção de gordura que você possui no corpo. Você também pode utilizar uma fórmula simples para obter seu IMC: divida seu peso pelo quadrado da sua altura. Por exemplo, se você mede 1,75m e pesa 85kg, multiplique 1,75 x 1,75 = 3,062 e depois divida o peso por esse resultado, ou seja, 85 / 3,062 = 27,75.

Índice de Massa Corporal (IMC)

Peso (quilos)

Altura (metros)	19	20	21	22	23	24	25	26	27	28	29	30	35	40
1,50	42	44	47	49	51	53	56	58	60	62	65	67	78	89
1,51	43	45	47	50	52	54	56	59	61	63	65	68	79	91
1,52	43	46	48	50	52	55	57	59	62	64	66	69	80	92
1,53	44	46	48	51	53	56	58	60	63	65	67	70	81	93
1,54	45	47	49	51	54	56	59	61	63	66	68	70	82	94
1,55	45	47	50	52	55	57	59	62	64	67	69	71	83	95
1,56	46	48	50	53	55	58	60	63	65	67	70	72	84	97
1,57	46	49	51	53	56	58	61	63	66	68	71	73	86	98
1,58	47	49	52	54	57	59	62	64	67	69	72	74	87	99
1,59	47	50	52	55	57	60	62	65	67	70	73	75	88	100
1,60	48	50	53	56	58	61	63	66	68	71	73	76	89	102
1,61	48	51	54	56	59	61	64	67	69	72	74	77	90	103
1,62	49	52	54	57	60	62	65	67	70	73	75	78	91	104
1,63	50	52	55	58	60	63	66	68	71	74	76	79	92	105
1,64	50	53	56	58	61	64	66	69	72	74	77	80	93	107
1,65	51	54	56	59	62	64	67	70	73	75	78	81	94	108
1,66	51	54	57	60	63	65	68	71	74	76	79	82	96	109
1,67	52	55	58	60	63	66	69	72	74	77	80	83	97	111
1,68	53	56	58	61	64	67	70	72	75	78	81	84	98	112
1,69	53	56	59	62	65	68	70	73	76	79	82	85	99	113
1,70	54	57	60	63	66	68	71	74	77	80	83	86	100	115
1,71	55	58	60	63	66	69	72	75	78	81	84	87	101	116
1,72	55	58	61	64	67	70	73	76	79	82	85	88	103	117
1,73	56	59	62	65	68	71	74	77	80	83	86	89	104	119
1,74	57	60	63	66	69	72	75	78	81	84	87	90	105	120
1,75	57	60	63	66	69	72	76	79	82	85	88	91	106	121
1,76	58	61	64	67	70	73	76	79	83	86	89	92	107	123
1,77	58	62	65	68	71	74	77	80	84	87	90	93	109	124
1,78	59	62	65	69	72	75	78	81	84	88	91	94	110	126
1,79	60	63	66	69	73	76	79	82	85	89	92	95	111	127
1,80	60	64	67	70	73	77	80	83	86	90	93	96	112	128
1,81	61	64	68	71	74	77	81	84	87	91	94	97	114	130
1,82	62	65	68	72	75	78	82	85	88	92	95	98	115	131
1,83	62	66	69	73	76	79	83	86	89	93	96	99	116	133
1,84	63	67	70	73	77	80	83	87	90	94	97	100	117	134
1,85	64	67	71	74	78	81	84	88	91	95	98	101	119	136
1,86	65	68	71	75	78	82	85	89	92	96	99	103	120	137
1,87	65	69	72	76	79	83	86	90	93	97	100	104	121	139
1,88	66	69	73	76	80	84	87	91	94	98	101	105	122	140
1,89	67	70	74	77	81	84	88	92	95	99	102	106	124	142
1,90	67	71	75	78	82	85	89	93	96	100	103	107	125	143

É seu aniversário de casamento? Saia e aproveite o jantar romântico. Após aprender a sutil arte da reestruturação, você saberá que pode voltar à linha no dia seguinte. Se não estiver segura, pergunte a si mesma antes de comer o bolo ou concordar com o jantar: "Será que vou perder o controle e cometer uma insensatez se fizer isso?" Seja sincera. Se a resposta for sim, esqueça a escapulida. Não vale a pena passar por todo aquele inferno de novo por causa de um desatino. Caso a resposta seja não, vá em frente e aproveite.

3. **Concentre-se na quantidade: fique de olho nas quantidades e porções.** Você coloca uma montanha de massa no prato do seu marido ou companheiro e, em seguida, despeja essa mesma quantidade enorme no seu prato? Assim não dá.

Sirva-se de porções adequadas à mulher. Deixe-o devorar um prato de comida de homem. Aprenda o que é uma porção – talvez você esteja comendo o dobro disso. Portanto, observe com atenção as quantidades quando for se alimentar em casa e na rua. A maioria de nós está simplesmente comendo demais.

O ponto central do Método de Alimentação do *Body*-for-*LIFE para mulheres* é ficar atenta ao tamanho das porções e à ingestão de um número apropriado de porções de qualquer comida por dia, tendo como base o índice de massa corporal (IMC), que é a proporção entre o peso e a altura. (Para calcular seu IMC, veja "Descubra seu IMC", na página 127. Não se esqueça também de ver as implicações do seu IMC atual na tabela "O IMC e sua saúde", na página ao lado.)

Primeiro, vamos tratar dos tamanhos das porções. Use a tabela a seguir para ajudá-la a medir a porção mais apropriada para cada tipo de comida.

Alimento	**Tamanho da porção**
Arroz ou massa integral	Tamanho de uma lâmpada
Pão árabe integral (metade)	Tamanho de um pires
Batata assada (140g)	Tamanho de um mouse de computador
Bolinho	Tamanho de um ovo grande
Carnes	Tamanho da palma da sua mão
Frutas	Tamanho de uma bola de tênis
Manteiga	Tamanho da ponta do seu polegar
Nozes	Tamanho de uma bola de pingue-pongue
Queijo	Tamanho de dois dados
Hortaliças cozidas	Tamanho de uma lâmpada (1/2 xícara)
Hortaliças cruas	Tamanho da sua mão fechada (1 xícara)

O IMC e sua saúde

O índice de massa corporal pode ser um indicador precoce do seu risco de desenvolver males crônicos, como doença cardíaca e diabetes. A gordura tóxica ao redor do abdômen aumenta ainda mais esse risco. Verifique a tabela a seguir para descobrir onde você se encaixa e veja como seu prognóstico de saúde melhorará substancialmente com a eliminação do excesso de peso e de centímetros.

IMC	Definição médica	Risco de doença Se a cintura for menor ou igual a 89cm (mulheres) ou menor ou igual a 101cm (homens)	Risco de doença Se a cintura for maior do que 89cm (mulheres) ou maior do que 101cm (homens)
18,5 ou menos	Abaixo do peso	—	—
18,5–25	Normal	—	—
25–30	Acima do peso	Moderado	Alto
30–35	Obeso	Alto	Muito alto
35–40	Obeso	Muito alto	Muito alto
40 ou maior	Extremamente obeso	Extremamente alto	Extremamente alto

A seguir, determine o que representa um número apropriado de porções de Alimentos Inteligentes para seu prato.

Caso seu peso esteja normal (IMC inferior a 25):

- Se você estiver ativa (fazendo cerca de uma hora de exercícios por dia), coma cinco porções de Proteínas Inteligentes e cinco porções de Carboidratos Inteligentes (dois deles devem ser frutas e o restante alimentos de grãos integrais, incluindo uma hortaliça que contenha amido, se desejar). Além disso, saboreie a quantidade que quiser de hortaliças sem amido por dia (pelo menos cinco porções) e duas ou três porções de Gorduras Inteligentes, como azeite de oliva, óleo de canola e nozes.
- Se você *não estiver* ativa (fazendo em média 20 minutos ou menos de atividade física por dia), reduza a quantidade de Proteínas Inteligentes a quatro porções e a de Gorduras Inteligentes a uma ou duas. O restante pode ser mantido como indicado no item anterior.

Corte calorias sem contá-las

Os alimentos contêm calorias. E não é preciso ser um gênio em matemática para saber que, em quantidade de calorias (e de nutrientes), uma bomba de chocolate não pode ser comparada a uma tigela de hortaliças cozidas ou de arroz integral. Sabemos também que a maioria das mulheres simplesmente consome um número excessivo de calorias em relação ao seu nível de atividade física, idade e composição do corpo. Mas, se a última coisa que você quer fazer na vida é contar calorias, experimente administrá-las com estes três truques fáceis:

1. Escolha alimentos volumosos. Alimentos com alta densidade de energia possuem muitas calorias numa porção e tendem a conter menos água. Por outro lado, alimentos com baixa densidade de energia apresentam menos calorias e mais água – portanto, são mais volumosos. É por isso que duas, três ou mais porções de um alimento volumoso podem ter a mesma quantidade de calorias presente numa porção bem pequena de um alimento com alta densidade de energia. Portanto, quanto maior o volume, mais baixa a densidade de energia e menor a quantidade de calorias. Um exemplo perfeito: passas versus uvas. Uma porção de 100 calorias de passas enche 1/4 de xícara. Uma porção de 100 calorias de uvas enche quase duas xícaras.

Em vez de devorar rapidamente um prato cheio de arroz integral, que possui uma alta densidade de energia (mais calorias), opte por uma tigela de hortaliças misturadas com 1/2 xícara desse arroz – uma combinação que apresenta uma densidade de energia mais baixa (menos calorias). Os vegetais misturados com o arroz integral a deixarão mais satisfeita do que você ficaria se comesse apenas o arroz puro numa quantidade maior (não haverá um aumento repentino dos seus níveis de insulina, seguido de uma grande baixa dos níveis de açúcar no sangue).

2. Pratique o controle das porções. Há pacientes minhas que dizem: "Estou comendo apenas alimentos saudáveis e mesmo assim não consigo emagrecer!" Isso ocorre porque elas estão consumindo alimentos saudáveis em excesso. Reduza as porções! De forma geral, as mulheres podem obter resultados excelentes simplesmente prestando atenção na quantidade todas as vezes em que forem fazer suas refeições. Isso inclui aquelas besteirinhas abocanhadas aqui e ali. Comer um pouquinho disso e um pouquinho daquilo aumenta o tamanho das porções. Nos restaurantes, quando em dúvida, divida a porção no seu prato pela metade e peça que coloquem o restante numa quentinha ou não o coma.

3. Leia os rótulos dos alimentos. Trinta gramas de gordura numa xícara de sorvete. Quem diria? Lendo os rótulos dos alimentos, você fica mais alerta a calorias, carboidratos, gorduras e proteínas – e passa a procurar Alimentos Inteligentes volumosos e com baixa densidade de energia que a satisfaçam em vez de engordá-la.

Caso você esteja acima do peso (IMC superior a 25):

- Se você estiver ativa (fazendo cerca de uma hora de exercícios por dia), coma cinco porções de Proteínas Inteligentes e cinco porções de Carboidratos Inteligentes (dois deles devem ser frutas e o restante alimentos de grãos integrais, incluindo uma hortaliça que contenha amido, se desejar). Além disso, saboreie a quantidade que quiser de hortaliças sem amido por dia (pelo menos cinco porções) e duas ou três porções de Gorduras Inteligentes, como azeite de oliva, óleo de canola e nozes.
- Se você *não estiver* ativa (fazendo em média 20 minutos ou menos de atividade física por dia), coma cinco porções de Proteínas Inteligentes, reduza o número de porções de Carboidratos Inteligentes para quatro e o de Gorduras Inteligentes para uma ou duas. O restante pode ser mantido, inclusive as quantidades ilimitadas de hortaliças sem amido (pelo menos cinco porções por dia).
  (*Nota:* Algumas mulheres acham difícil controlar o peso sem contar calorias. Se esse for seu caso, veja o apêndice D, na página 253, para descobrir o que funciona melhor para você.)

4. Coma várias vezes por dia: opte por Alimentos Inteligentes a cada duas ou quatro horas, para um total de cinco ou seis refeições diárias. Como um relógio, um bebê chora por comida num intervalo de duas a quatro horas. Os homens comem quando seu estômago ronca. (Talvez não os alimentos ideais, mas comem.) As mulheres? Elas ignoram esse ronco o máximo possível para que possam continuar correndo apressadas para cuidar de todo mundo, porém se esquecendo de si mesmas. Esse tipo de atitude não vai acontecer neste programa. Você exercitará seus músculos e eles precisarão ser alimentados.

Quero que você se alimente *pelo menos* cinco vezes por dia: café da manhã, um lanche no meio da manhã, almoço, um lanche no meio da tarde e jantar. Você poderá também fazer um lanche depois do jantar, se precisar de um. No entanto, tente não comer de uma a duas horas antes de ir dormir. Ao contrário do que acontece durante o dia, à noite a maioria das mulheres não costuma estar tão ativa e, provavelmente, não queima as calorias que ingere nesse período. Eu criei um ditado: "Quem come depois das 20h move o ponteiro da balança para a direita." Lembre-se da regra dos 80%: é benéfico utilizá-la para que haja espaço de manobra. Quando a vida estiver atribulada, não espero que você deixe de saborear um jantar nutritivo só porque já são 21h!

Vejamos as vantagens de comer mais vezes. Primeiro, refeições menores e mais freqüentes fornecerão um suprimento contínuo de combustível a seus músculos em crescimento. Segundo, esse tipo de alimentação manterá seu metabolismo trabalhando num ritmo mais acelerado, fazendo com que você queime mais calorias. (O fornecimento contínuo de comida assegura a seu corpo que não há risco iminente de fome, por isso ele se mostra mais disposto a desfazer-se da gordura. Pular refeições ou abrir mão de comer equivale a "fome".) Terceiro, você evitará as quedas de açúcar no sangue, que podem deixá-la cansada, irritada e desejando calorias vazias, como doces e biscoitinhos salgados. Por fim, alimentar-se em intervalos de duas a quatro horas a manterá satisfeita e, por isso, você jamais chegará extremamente faminta à próxima refeição. Se não sentir fome, não desejará calorias extras para compensar. Caso tenda a pular refeições, comer de forma compulsiva ou limitar-se a três refeições por dia, você ficará agradavelmente surpresa com o bem-estar que sentirá – e com o início da dissolução da sua gordura.

5. **Planeje as refeições antecipadamente e anote tudo o que você comer.** Costumo dizer às minhas pacientes: "Se você não consegue planejar, você planeja fracassar." Isso é válido tanto para a área profissional quanto para o momento em que você está substituindo hábitos alimentares nocivos por hábitos saudáveis. Lembre-se: você decidiu seguir este programa para seu próprio benefício, portanto pode reservar 10 minutos do seu tempo para embrulhar seu almoço ou para preparar lanches nutritivos. Use o Relatório Diário de Progresso da página 247 para planejar as refeições antecipadamente e anote tudo o que você comer. É muito fácil usar esse relatório. Ele até a ajudará a ficar atenta à ingestão de água. O ato de preenchê-lo garante que você não se "esquecerá" daquelas balas que surrupiou da mesa da sua colega ou das batatas fritas que roubou do prato do seu filho. Pesquisas mostram que as mulheres que mantêm diários de alimentação são as mais bem-sucedidas na eliminação de peso porque aprendem a ser responsáveis. Esse tipo de relatório é igual a um talão de cheques: você precisa anotar suas operações ou vai ser um caos. (Veja a página 148 para uma amostra de uma página de um relatório diário.)

6. Coma duas ou três porções de alimentos ricos em cálcio por dia. Você sabe que o cálcio ajuda a prevenir a osteoporose (veja "Escolha uma multivitamina ideal para mulheres", na página 144). Mas será que você sabia que esse nutriente pode contribuir para o emagrecimento? Pesquisas atuais mostram de que forma ele é capaz de influenciar as células de gordura a liberar seu conteúdo com mais eficiência, especialmente quando se origina de laticínios desnatados ou semidesnatados. O cálcio proporciona outros benefícios para as mulheres, entre os quais a atenuação dos sintomas da TPM e a proteção contra o câncer de cólon e de mama. Além dos laticínios, há fontes muito boas de cálcio, como o brócolis.

7. Beba 11 ou 12 copos d'água por dia. A água é de fato o elixir da vida. Ela aumenta o nível de energia e desintoxica o corpo. Seguindo este programa, você terá que beber mais água. O Institute of Medicine of the National Academies estipulou níveis dietéticos de consumo de água. Segundo seu relatório, as mulheres que parecem estar mais adequadamente hidratadas consomem em torno de 2,5 litros de água por dia (cerca de 11 copos), considerando tudo o que elas comem e bebem. Minhas pacientes e colegas estão habituadas a me ver carregando uma garrafa d'água. Também gosto de algumas águas com sabor – elas me custam apenas 10 calorias e seu gosto é maravilhoso.

A ingestão de bastante água também impede a retenção de líquido, o pesadelo de muitas mulheres que costumam ficar inchadas. (Quando o corpo não recebe líquidos na quantidade suficiente, os rins retêm a água que está neles.) Além disso, a água enche o estômago, proporcionando a sensação de saciedade, o que diminui o apetite. Um estudo da Universidade de Washington mostrou que a ingestão de um copo d'água acabava com a fome de 100% dos participantes.

Por fim, aqui estão algumas informações que você poderá usar. Aposto que você não sabia que beber água gelada estimula o emagrecimento. É sério. A energia exigida para elevar a temperatura da água gelada – de modo que ela se equipare à temperatura do interior do corpo – pode resultar na eliminação de vários quilos ao fim de um ano.

8. Faça minipausas quando precisar. Às vezes só chocolate resolve. Fique tranqüila, o Método de Alimentação do *Body*-for-*LIFE para mulheres* não a condena a uma vida sem chocolate. Leia mais para saber sobre as minipausas. Garanto que você vai adorar.

ENTÃO, O QUE VOCÊ PODE COMER?

Dê uma olhada na tabela dos Alimentos Inteligentes na página 136. Você verá quatro grupos principais: Proteínas Inteligentes, Carboidratos Inteligentes, Gorduras Inteligentes e Lanches Inteligentes. (Acrescentei um quinto grupo – o dos Alimentos Prejudiciais – para lhe mostrar o que *não* comer.) Em cada refeição principal, escolha um alimento dos grupos A e B e 1/2 porção de um dos itens do grupo C, em qualquer combinação. Acrescente *pelo menos* uma hortaliça sem amido do grupo B a, no mínimo, duas refeições. E não se esqueça de que hortaliças sem amido podem ser consumidas à vontade em qualquer refeição. Por exemplo, para o café da manhã, uma omelete de claras com legumes (alimentos dos grupos A e B preparados com um item do grupo C) e uma fatia de torrada de pão de trigo integral (grupo B). No caso do jantar, uma opção é comer peixe (grupo A) e uma batata-doce (hortaliça com amido do grupo B), acompanhados de vagem e abobrinha (ambas hortaliças sem amido do grupo B). Quando fizer um lanche (entre o café da manhã e o almoço, por exemplo), use os mesmos princípios – lembre-se de que, nesse caso, há também a opção de escolher algo do grupo D (Lanches Inteligentes).

Como você vai saborear Alimentos Inteligentes nas próximas 12 semanas – e, certamente, pelo resto da vida –, vamos investigar melhor o que os torna estrelas nutricionais e aprender mais sobre cada uma de suas categorias.

PROTEÍNAS INTELIGENTES

Pesquisas comprovam que são as proteínas, e não as gorduras nem os carboidratos, que satisfazem mais. Uma porção de proteína (como queijo mussarela light, iogurte light, queijo cottage light ou nozes) corta o desejo por carboidrato pela raiz e mantém a sensação de saciedade por duas ou três horas. No entanto, as mulheres costumam ignorar as proteínas e sucumbir ao que eu chamo de "carboidratos pegue e leve", como pães, biscoitos e bolos feitos com farinha de trigo branca. Alimentos desse tipo – os Carboidratos Prejudiciais – não saciam a fome. Na realidade, eles tendem a aumentar o desejo por mais Carboidratos Prejudiciais. As Proteínas Inteligentes que relaciono a seguir a deixarão satisfeita e feliz, mas não empanturrada.

Eu também sigo os princípios do Método de Alimentação

Eu sou uma vegetariana que come peixe, laticínios e ovos. Mas, com a exceção do consumo de aves e de carne vermelha, minha dieta se assemelha bastante à que é indicada pelo Método de Alimentação do *Body*-for-*LIFE para mulheres*. Por exemplo, ambas são compostas por Alimentos Inteligentes, como frutas, hortaliças, grãos integrais, soja e peixes. Portanto, as duas incluem Proteínas Inteligentes, Carboidratos Inteligentes e Gorduras Inteligentes de que o corpo da mulher precisa.

O tipo de dieta vegetariana que eu sigo é adequado para mim. Você gosta de carne vermelha? Não se abale. Certifique-se apenas de comprar as partes mais magras e de consumi-las nas porções apropriadas. Tenho notado que muitas mulheres estão se tornando vegetarianas ou, pelo menos, em parte. Isso não é surpreendente – uma pesquisa mostra que, nos Estados Unidos, o número de mulheres que seguem a dieta vegetariana é duas vezes maior do que o de homens. Além disso, esse tipo de alimentação proporciona à mulher todos os nutrientes benéficos à sua saúde – até mesmo a publicação *U.S. Dietetic Guidelines* diz isso. As duas dietas vegetarianas mais comuns são a lacto-ovo (inclui ovos e laticínios, mas não carnes) e a vegan (proíbe o consumo de alimentos de origem animal).

Por fim, tomo vitaminas todos os dias: uma multivitamina, dois suplementos de óleo de peixe com ômega-3 (1.000mg), cálcio (1.500mg) e CoQ_{10} (100mg).

Frango e peru

Quando cozidos com pouco óleo e ingeridos sem a pele, o frango e o peru são opções de alimento bastante saudáveis – pobres em gordura e ricos em proteína. Além disso, são relativamente baratos e muito versáteis. A carne moída de aves é excelente para fazer bolinhos e hambúrgueres. Mas, na hora de comprá-la, especifique que deseja a carne do peito. Assim, você evitará as partes escuras, que aumentam o conteúdo de gordura e de calorias. O peito desossado e sem pele é uma ótima opção para quem prefere métodos de cozimento rápido – ele pode ser frito com pouco óleo, grelhado ou preparado no microondas. Experimente temperá-lo com condimentos secos e ervas para acrescentar mais sabor.

Dica: Sem tempo para cozinhar? Muitos supermercados vendem pedaços de frango desossados e sem pele, frango assado (inteiro) e filés de peito de frango.

Tabela de Alimentos Inteligentes do *Body*-for-*LIFE para mulheres*

Nas próximas 12 semanas, enquanto estiver seguindo o Método de Alimentação, você vai criar refeições e lanches com a ajuda da tabela de alimentos apresentada abaixo (e no tamanho das porções indicadas). Programe três refeições e, pelo menos, dois lanches por dia, com intervalos de duas a quatro horas (três horas seria o ideal). Para compor

GRUPO A – PROTEÍNAS INTELIGENTES		
Ovos, queijo e laticínios com baixo teor de gordura Clara de ovos, 3 ou 4 Iogurte semidesnatado, 230g Leite desnatado ou semi-desnatado, 230ml Ovo, 1 Queijo cottage light, 1/2 xícara Queijo, desnatado ou semidesnatado, 60g Ricota, 1/2 xícara	**Peixes e crustáceos (110g)** Atum Crustáceos (camarão, siri, lagosta) Hadoque Linguado Salmão **Carne ou ave (90 a 110g)** Carne magra de boi ou de porco	Frios sem gordura Peru ou frango sem pele **Alimentos de soja/ substitutos da carne** Grãos de soja, 1/4 a 1/3 de xícara Hambúrguer de soja, 1 Leite de soja, 230ml Salsicha de soja, 1 Tofu, 110g

GRUPO B – CARBOIDRATOS INTELIGENTES		
Hortaliças (cozidas, 1/2 xícara; cruas, 1 xícara) Abóbora Abóbora-d'água Abobrinha Aipo Alcachofra Alface Aspargos Batata-doce (amido) Brócolis Cebola Cenoura Cogumelos Couve-de-bruxelas Couve-flor	Ervilha (amido) Espinafre Feijões Milho (amido) Pepino Pimentão verde Repolho Tomate Vagem **Frutas (1 fruta inteira ou 1 xícara de frutas vermelhas ou de cubos de melão)** Frutas cítricas (laranja, limão) Frutas secas, 1/4 de xícara	Frutas vermelhas (morango, framboesa, cereja) Maçã Melão **Grãos integrais (limite a 2 unidades por dia)** Arroz integral cozido, 1/2 xícara Arroz selvagem cozido, 1/2 xícara Aveia cozida, 1/2 xícara Cevada cozida, 1/2 xícara Massa de trigo integral cozida, 1/2 xícara Pão árabe integral, 1/2 Pão de grãos integrais, 1 fatia

uma refeição, escolha uma porção de proteína do grupo A e carboidratos do grupo B. Acrescente uma porção extra de hortaliças sem amido do grupo B a, no mínimo, duas refeições diárias. Incremente os pratos com 1/2 porção de nozes ou de óleos do grupo C (Gorduras Inteligentes).

GRUPO C – GORDURAS INTELIGENTES

Abacate, 1/4
Azeite de oliva, 1 colher de sopa
Nozes: 15 amêndoas, 20 amendoins, 12 metades de nozes (também podem ser contadas como Proteínas Inteligentes)
Óleo de canola, 1 colher de sopa

GRUPO D – LANCHES INTELIGENTES

1 colher de sopa de manteiga de amendoim* sobre aipo ou sobre fatias de maçã
1/2 porção de qualquer Proteína Inteligente com 1/2 porção de qualquer Carboidrato Inteligente
1/2 porção de nozes misturada com 1/2 porção de frutas secas
1/2 pão árabe integral com homus
Qualquer hortaliça sem amido, a qualquer hora

GRUPO E – ALIMENTOS PREJUDICIAIS (ELIMINE OU RESTRINJA BASTANTE O CONSUMO)

Alimentos processados: açúcar refinado, massas de farinha de trigo branca, biscoitos doces e salgados, doces, balas, refrigerantes
Carne vermelha gordurosa, laticínios e queijos (ricos em gordura saturada)
Embutidos: salame, salsicha, lingüiça
Qualquer alimento com gordura trans

*A manteiga de amendoim apresenta uma grande quantidade de calorias, mas é rica em gorduras monoinsaturadas, benéficas para o coração. Elas podem aumentar a produção de testosterona, hormônio que favorece o desenvolvimento dos músculos e a eliminação de gordura. Se você tiver dificuldade em encontrar esse produto, substitua-o por Nutella.

Peixes e crustáceos

O peixe é uma excelente fonte de proteína magra, da qual você precisa para desenvolver músculos firmes e bem modelados. Além disso, ele ajuda a proteger um músculo que não conseguimos ver: o coração.

Depois de analisar dados coletados ao longo de 16 anos sobre quase 85 mil mulheres, pesquisadores do Nurses' Health Study descobriram que as mulheres que comiam peixe uma vez por semana apresentavam um risco 29% menor de sofrer um ataque do coração do que aquelas que ingeriam essa proteína menos de uma vez por mês. E, no caso das que consumiam peixe cinco vezes por semana, o risco de morrer de ataque de coração caía quase pela metade. Os pesquisadores atribuem esse fato à ação do ácido graxo ômega-3.

Dica: Entre os peixes que contêm maior quantidade de ômega-3 estão: salmão, atum, sardinha, bacalhau, cavala, anchova, arenque e truta.

Queijo cottage light, ricota e queijos sólidos com baixo teor de gordura

Rico em proteína e pobre em gordura, o queijo cottage light é uma boa fonte de glutamina, um aminoácido que ajuda a manter o metabolismo dos músculos. É também uma proteína completa, ou seja, contém todos os aminoácidos necessários à formação de novos músculos. Além disso, é bom para os ossos: apenas 1/2 xícara contém 69mg de cálcio, o que ajuda a evitar a osteoporose. Se você encontrar a versão sem sal, dê preferência a ela. Outro tipo de queijo muito benéfico para a saúde é a ricota, que possui cinco vezes mais cálcio do que o queijo cottage light. Há ainda os queijos sólidos, em suas versões light, como a mussarela, o prato e o cheddar.

Dica: Para uma sobremesa deliciosa, bata no liquidificador: queijo cottage light ou ricota, adoçante Splenda® (sucralose) e um punhado de frutas vermelhas.

Ovos

O ovo inteiro contém muitos nutrientes importantes e é uma excelente fonte de proteína. Portanto, comer um ovo por dia faz bem, principalmente se você optar pela versão enriquecida com ômega-3. E a American Heart Association concorda comigo. A clara do ovo, porém, é uma maravilha nutricional. Repleta de proteína, pobre em calorias e livre de colesterol e gordura, ela pode ser preparada como ovo mexido ou como omelete – e fica leve e deliciosa das duas formas.

Carne vermelha magra

Para muitas mulheres, comer carne é um prazer que traz culpa – gordura, calorias e colesterol em excesso. Certo? Errado. Os cortes de carne magra são excelentes fontes de proteína e pobres em gordura. Além disso, contêm uma boa quantidade de zinco, nutriente de que a mulher precisa e freqüentemente não obtém em quantidade suficiente na sua dieta alimentar comum. O zinco aumenta a imunidade e pode até manter os ossos densos e fortes. A carne é também uma importante fonte de ferro.

Dica: Sempre que possível, opte pelos cortes de carne mais magros, que em geral trazem a palavra "miolo" no nome. Melhores opções: filé mignon, miolo da alcatra e lagarto redondo.

Alimentos de soja (tofu, leite, iogurte, grãos, produtos análogos à carne)

Fabricados com grãos de soja, esses produtos são excelentes fontes de proteína magra, fibras e nutrientes. Em termos de qualidade, a proteína de soja é igual à proteína animal, porém sem o colesterol. A soja também é rica em fitoestrogênios – substâncias encontradas em plantas que, quando ingeridas, produzem um leve efeito semelhante ao do estrogênio. Os fitoestrogênios são benéficos para as mulheres em qualquer ciclo: podem reduzir o risco de câncer de útero, mama e cólon. Ajudam a evitar doença cardíaca e osteoporose e a aliviar as ondas de calor, os suores noturnos e outros sintomas da perimenopausa.

Dica: Os produtos de soja análogos à carne – hambúrguer, salsicha, etc. – são muito saborosos, pode acreditar. Use-os como recheio de um pão árabe integral para obter um equilíbrio perfeito de proteína e carboidrato. Outra deliciosa opção é o *edamame*, a soja verde e fresca, que serve como um lanche rápido e saboroso e é uma excelente fonte de proteína magra, fibras, ferro e cálcio.

CARBOIDRATOS INTELIGENTES

Seu corpo ficará mais bonito, mais em forma e mais saudável com uma dieta que equilibra proteína e carboidratos. Você poderá comer hortaliças sem amido à vontade! Aprenda a grelhar e assar esses vegetais para torná-los ainda mais saborosos.

Estão liberadas também pelo menos duas porções de frutas por dia – sim, de frutas. Não importa o que dizem os gurus das dietas com pouco carboidrato: uma laranja, uma maçã ou 1/2 xícara de morangos de vez em quando não causam aumento de peso. As frutas são excepcionalmente saudáveis e o seu açúcar (frutose) não desencadeia o mesmo apetite devastador por Carboidratos Prejudiciais, como faz o açúcar refinado.

Recomendo o máximo de duas ou três porções de grãos integrais por dia, a não ser que você esteja se exercitando numa freqüência e numa intensidade muito maiores do que as recomendadas no Método de Treinamento do *Body-for-LIFE para mulheres*. Isso é especialmente válido se você tiver mais de 40 anos, pois precisa estar mais atenta a alimentos ricos em calorias, como os grãos integrais, e ao preço que terá que pagar nas atividades físicas para se livrar dos excessos. Sugiro que você coma sua última porção até à hora do lanche da tarde e que, no jantar, opte por uma porção de Proteína Inteligente, muitas hortaliças sem amido e, talvez, uma porção de frutas.

Também é importante que você limite ou elimine o consumo da batata comum. Faça o mesmo com as massas de farinha de trigo branca e com os pães brancos – esses carboidratos foram destituídos de seus valiosos nutrientes e aumentam terrivelmente os níveis de insulina. Quando se trata de carboidratos "brancos" ou processados, costumo dizer: "Se ele é branco, não é adequado." Caso sinta necessidade, coma uma batata pequena (ela deve caber na palma da sua mão), uma porção de massa de trigo integral (1/2 xícara) ou uma fatia de pão 100% integral (ou um pequeno pão árabe de trigo integral, se preferir). Não se esqueça de que é igualmente necessário limitar o consumo dos pães fabricados com grãos integrais, pois eles também engordam. De modo geral, opte pelos Carboidratos Inteligentes apresentados a seguir.

Feijões

Repletos de fibras, vitaminas, minerais e fitoquímicos, os feijões são muito nutritivos. Os enlatados ficam tão saudáveis quanto os naturais depois de lavados com água para retirar o caldo, que é cheio de sódio. As fibras dos feijões a ajudarão a se sentir satisfeita por períodos mais longos. Além disso, assim como a maioria dos carboidratos de origem vegetal, os feijões, de modo geral, produzem apenas um pequeno efeito em relação ao açúcar no sangue e à insulina.

Dica: No almoço, acrescente um pouco de grão-de-bico à sua salada. No jantar, sirva-se desse vegetal num recipiente pequeno para consomê. Substitua a carne por feijão no preparo de alguns pratos.

Frutas vermelhas

As frutas vermelhas são repletas de propriedades nutritivas. Contêm fitonutrientes, os pigmentos que dão às frutas suas cores sensacionais. Por exemplo, o morango contém ácido elágico (um poderoso agente anticancerígeno), assim como antioxidantes e fibras. Essas frutas são também muito pobres em carboidratos – em 1/2 xícara de morangos há apenas 5g de carboidratos, dos quais três são fibras!

Dica: Antes de comprar frutas vermelhas, examine a embalagem. Se ela estiver manchada com suco, isso mostra que as frutas que estão no fundo provavelmente não estão firmes, portanto escolha outra caixa. Guarde as frutas vermelhas na geladeira num recipiente destampado e coma-as o mais breve possível, pois elas não duram muito. Se quiser, leve uma parte delas ao freezer – o congelamento preserva nutrientes importantes, como a vitamina C.

Iogurte natural desnatado

O iogurte natural desnatado é uma benéfica fonte de cálcio (cerca de 270mg num pote de 180g). Para um lanche rápido e fácil na parte da manhã ou à noite, experimente misturar iogurte desnatado e queijo cottage light. Acrescente adoçante Splenda® (sucralose) e polvilhe com canela, se você gostar.

Dica: Para fazer uma pastinha para hortaliças, coloque o iogurte desnatado numa peneira forrada com um filtro para coar café e deixe na geladeira por três horas ou mais. Depois, misture esse "queijo" de iogurte com alho picado, sal, pimenta-do-reino e seus temperos favoritos.

Aveia, arroz integral e cevada

Esses grãos integrais são fontes maravilhosas de carboidratos complexos, o combustível preferido do corpo. São chamados de grãos "integrais" porque retêm o farelo e o germe, que contêm até 80% de suas vitaminas, minerais e fibras e até 50% de suas proteínas. Além disso, são ricos em fitonutrientes, compostos derivados de plantas que protegem contra doenças. Em oposição, os pães brancos, o arroz branco e as massas brancas são alimentos fabricados com grãos refinados, que perderam suas nutritivas camadas externas.

A não ser que você se exercite após o jantar, provavelmente não queimará muitas calorias depois das 17h. Portanto, coma grãos integrais e outras opções de Carboidratos Inteligentes mais cedo. Lembre-se de respeitar os tamanhos das porções. Entre os outros grãos recomendados estão quinoa, grãos de trigo integral, trigo para quibe e arroz-selvagem.

Dica: A cevada não serve apenas para sopas. Experimente-a no café da manhã – ela fica deliciosa quando misturada com adoçante Splenda® (sucralose) e canela ou com um pouco de iogurte de fruta semidesnatado. Opte pela cevada debulhada, o tipo mais nutritivo. Você a encontrará em lojas de produtos naturais.

Batata-doce

Acredite ou não, a batata-doce não contém mais calorias do que uma batata comum. É repleta de vitamina C, fibras e betacaroteno, que ajudam a combater doenças cardíacas e câncer. Prepare-a como você prepararia a batata comum – assada, cozida ou no microondas. Uma opção é cortá-la em fatias finas e levá-las ao forno numa assadeira. Na hora de comprar, escolha as unidades menores – do tamanho da sua mão fechada. Caso contrário, coma a metade e guarde o resto.

Dica: Experimente polvilhar uma batata-doce com uma pitada de canela. Fica uma delícia!

GORDURAS INTELIGENTES

Se a moda da dieta de poucos carboidratos serviu para alguma coisa, foi para mostrar que é possível emagrecer sem deixar de comer gordura. Obviamente, é necessário escolher as gorduras certas e estar atenta ao tamanho das porções, porque uma mera colher de sopa de gordura contém cerca de 120 calorias.

O Método de Alimentação do *Body*-for-*LIFE para mulheres* privilegia dois tipos específicos de gorduras essenciais: os ácidos graxos ômega-6 e ômega-3. Eles são as únicas gorduras de que a mulher precisa na sua alimentação. Estão presentes no azeite de oliva, nos óleos de canola, nos óleos de peixes gordurosos (como salmão e atum), nas sementes e no óleo de linhaça e nas hortaliças de folhas verde-escuras, como o espinafre. Desde que você consuma as quantidades adequadas dos alimentos que os contêm, ganhará muita vitalidade.

Não se esqueça das nozes, alimentos ricos em gorduras monossaturadas e poliinsaturadas, que são ótimas para a saúde do coração. Como as nozes são ricas em calorias, o segredo é não ultrapassar o tamanho indicado da porção. Limite o consumo a 15 amêndoas, 20 amendoins ou 12 metades de nozes.

Dica: Para diferenciar as gorduras benéficas das prejudiciais, faça com elas o teste da temperatura ambiente. As gorduras saudáveis, como o azeite de oliva e o óleo de canola, permanecem líquidas na temperatura ambiente. As Gorduras Prejudiciais, como a manteiga, a margarina e similares, mantêm-se sólidas.

RELAXE: SABOREIE UM PEDACINHO DE CHOCOLATE

Algumas páginas atrás, eu disse que queria que você seguisse o Método de Alimentação 80% do tempo. Portanto, o que você pode comer nos 20% restantes?

Simples: algo que você queira saborear. Talvez um biscoito. Dois bombons. Meia xícara de sorvete.

Em outras palavras, você faz uma minipausa durante a semana – dá a si mesma a oportunidade de se paparicar um pouco. A experiência me diz que as mulheres precisam desses momentos. Por quê? Porque, seja qual for o ciclo em que estejamos, os hormônios produzem uma enorme balbúrdia no nosso apetite, nos nossos níveis de energia e no nosso humor. Além disso, somos atingidas por um grau preocupante de estresse no curso de um dia. Portanto, pelo amor de Deus, se você está com TPM e venderia a alma por um chocolate, vá em frente, coma um pedacinho, mas não perca a alma!

Eu adoro as minipausas. Meu Carboidrato Prejudicial favorito é um chocolate ou um biscoito de amêndoa, que saboreio com um café *mocha* preparado

Escolha uma multivitamina ideal para mulheres

Esta é uma tabela simples de vitaminas e minerais de que o corpo da mulher precisa para ficar saudável. Você poderá obter muitos deles seguindo o Método de Alimentação do *Body*-for-*LIFE para mulheres.* Recomendo também um suplemento multivitamínico mineral diário. Prefira as marcas mais conhecidas (Centrum e Teragran, por exemplo), que

VITAMINAS SOLÚVEIS EM GORDURA

Vitamina	Melhores fontes
Vitamina A	Fontes vegetais: frutas de cor escura e hortaliças com folhas (cenoura, abóbora, espinafre), que são convertidas pelo corpo em vitamina A. Fontes animais: leite desnatado e semidesnatado, ovos, queijos light e frango.
Vitamina D	Luz solar, peixes gordurosos (como o salmão), óleos de peixe, gema de ovo, leite desnatado e semidesnatado (de origem animal ou de soja).
Vitamina E	Óleos vegetais, nozes, sementes, germe de trigo e grãos integrais.

VITAMINAS SOLÚVEIS EM ÁGUA

Vitamina	Melhores fontes
Vitamina C	Frutas cítricas, tomate, pimentão verde, repolho, hortaliças verdes, manga, morango e melão.
Vitamina B (Tiamina)	Grãos integrais, carne de porco, sementes de girassol, feijões e frutos do mar.
Vitamina B_2 (Riboflavina)	Carnes magras, peixes, amêndoas, grãos integrais, laticínios desnatados e semidesnatados, hortaliças de folhas verde-escuras, pães enriquecidos, cereais e massas de grãos integrais.
Vitamina B_3 (Niacina)	Grãos integrais, laticínios desnatados e semidesnatados, carnes magras, aves, peixes, nozes, brócolis, ervilha e levedura de cerveja.

contêm 100% do valor diário (VD) de vitaminas e minerais essenciais descritos abaixo. Se você tem mais de 50 anos, opte por uma fórmula que apresente mais vitamina D, vitamina B_6, vitamina B_{12} e cálcio. A não ser que ainda esteja menstruando, esqueça o ferro.

Por falar nisso, você não encontrará uma multivitamina com 100% do valor diário de cálcio. Não é possível absorver a cota inteira desse nutriente de uma só vez. Além disso, essa quantidade transformaria a multivitamina numa pílula para cavalo!

Benefícios para a saúde	**Dose diária recomendada**
Antioxidante. Necessária para manter as boas condições da visão, da pele e das membranas mucosas e para o crescimento e o desenvolvimento geral.	4.000UI*
Essencial para a formação de ossos e dentes, ajuda na absorção do cálcio e do fósforo pelos ossos, previne a osteoporose e fortalece o sistema imunológico.	Menos de 50 anos: 200–400UI Mais de 50 anos: 400–800UI.
Antioxidante protetor, fortalece o sistema imunológico e ajuda a formar as células sangüíneas e o tecido dos nervos. Pode prevenir doença cardíaca, catarata e câncer.	100–400UI

Benefícios para a saúde	**Dose diária recomendada**
Antioxidante protetor, fortalece o sistema imunológico. Necessária para a saúde da gengiva, dos ossos, dos dentes, da pele e dos vasos sangüíneos. Contribui para a cicatrização de feridas, pode prevenir a catarata e ajuda o organismo na absorção de ferro.	200–500mg
Produz energia proveniente de carboidratos, forma as células vermelhas do sangue e mantém o músculo esquelético.	1,1mg
Ajuda na produção de energia e mantém a saúde dos olhos, da pele e dos nervos.	1,1mg
Ajuda na produção de energia e mantém as boas condições da função cerebral, da circulação sangüínea e da pele.	14mg

** A ingestão de mais de 100% do VD pode provocar fraturas nos ossos em mulheres que estão na pós-menopausa. O consumo excessivo também está associado a defeitos congênitos e intoxicação do fígado. Escolha uma multivitamina que tenha parte ou toda a sua vitamina A na forma de betacaroteno – é mais seguro.*

Vitamina	Melhores fontes
Vitamina B_6	Frango, peixes, carne de porco, carne de carneiro, leite, ovos, arroz integral, grãos integrais, grãos de soja, batata, feijões, nozes, sementes e hortaliças de folhas verde-escuras.
Vitamina B_{12}	Laticínios desnatados e semidesnatados, ovos, carnes magras, aves, peixes e leite de soja enriquecido.
Ácido fólico	Hortaliças de folhas verde-escuras, frutas cítricas, feijões e ervilha, germe de trigo, cogumelos e produtos fabricados com grãos integrais enriquecidos.
Cálcio	Laticínios desnatados e semidesnatados, salmão e sardinha em lata, sardinha com espinhas, salmão fresco, hortaliças de folhas verde-escuras, tofu, soja enriquecida, leite de arroz.
Ferro	Carnes magras, aves, peixes, favas secas, nozes, frutas secas (como passas e ameixas), melaço, hortaliças de folhas verde-escuras, cacau, gema de ovo e grãos integrais.
Magnésio	Hortaliças de folhas verde-escuras, nozes, figo, grãos integrais, favas secas, feijões, laticínios desnatados e semidesnatados, peixes, carnes magras e aves.
Zinco	Carnes vermelhas, aves, ostra, ovos, hortaliças, nozes, leite e iogurte desnatados e semidesnatados, cereais de grãos integrais e sementes de gergelim e de abóbora.

Benefícios para a saúde	Dose diária recomendada
Um componente das enzimas que metabolizam proteína e gorduras. Essencial para obter a energia e os nutrientes dos alimentos. Armazenada amplamente no tecido muscular, fica disponível durante a atividade física intensa. Desempenha um importante papel na remoção do excesso de homocisteína do sangue (acredita-se que a homocisteína seja responsável por um significativo percentual de doenças cardíacas).	1,6mg
Ajuda a converter os carboidratos em energia, preserva as células vermelhas do sangue e o sistema nervoso. Contribui para que o nível de homocisteína se mantenha baixo, o que é importante para a saúde do coração.	2,4mcg
Protege os recém-nascidos de defeitos congênitos e é necessário para manter saudáveis as células vermelhas do sangue. Previne doenças cardíacas, baixando o nível de homocisteína. Diminui o risco de câncer de cólon.	400mcg
Necessário para manter ossos e dentes fortes e saudáveis, bem como para preservar a função dos músculos. Ajuda na prevenção da osteoporose e pode baixar a pressão sangüínea.	1.200mg*
Ajuda na produção de energia e é essencial para as células vermelhas do sangue, que transportam o oxigênio pelo corpo.**	Antes da menopausa: 18mg Após a menopausa: 8mg
Antioxidante e fortalecedor do sistema imunológico. Essencial para a saúde dos músculos, para a função dos nervos e para formação dos ossos. Pode ajudar a aliviar os sintomas da TPM e a prevenir doença cardíaca, diabetes, osteoporose, hipertensão e enxaqueca.	Até 30 anos: 310mg Após os 30 anos: 320mg
Essencial para cicatrização de feridas, reprodução celular, crescimento e desenvolvimento normais, saúde da pele e resistência a infecções.	8mg (16mg para quem adota a dieta vegan).

**A maioria das mulheres não consegue obter essa quantidade de cálcio nos alimentos. Recomendo às minhas pacientes que tomem os suplementos de cálcio hidroxiapatita ou citrato de cálcio. (Evite suplementos de carbonato de cálcio, que não são tão bem absorvidos e costumam causar problemas.) Importante: escolha um suplemento de cálcio enriquecido com vitamina D, que ajuda na absorção desse nutriente.*

*** A inclusão de uma fonte de vitamina C, como o suco de laranja, aumenta a absorção de ferro.*

Exemplo de planejamento de refeições

Body-for-LIFE para mulheres	*Diário Mente–Boca–Músculos: boca*
Data: 10 de dezembro	Dia 15 de 84

Total de porções de Proteínas Inteligentes: 6	Total de porções de Proteínas Inteligentes: 6
Total de porções de Carboidratos Inteligentes: 8	Total de porções de Carboidratos Inteligentes: 8
Total de porções de Gorduras Inteligentes: 2	Total de porções de Gorduras Inteligentes: 2

PLANEJAMENTO		REALIDADE	
REFEIÇÃO 1 ☑ ANTES DO MEIO-DIA ☐ DEPOIS DO MEIO-DIA	1/2 xícara de mingau de aveia com 1/2 concha de proteína em pó 3/4 de xícara de leite desnatado ou semi-desnatado comum ou de soja 1/2 xícara de morangos 5 a 6 metades de nozes	REFEIÇÃO 1 ☑ ANTES DO MEIO-DIA ☐ DEPOIS DO MEIO-DIA	1/2 xícara de mingau de aveia com 1/2 concha de proteína em pó 3/4 de xícara de leite desnatado 1/2 xícara de morangos 6 metades de nozes
REFEIÇÃO 2 ☑ ANTES DO MEIO-DIA ☐ DEPOIS DO MEIO-DIA	1 pote pequeno de iogurte com 1/4 de xícara de queijo cottage light 1 banana média	REFEIÇÃO 2 ☑ ANTES DO MEIO-DIA ☐ DEPOIS DO MEIO-DIA	1 pote pequeno de iogurte 1 banana média
REFEIÇÃO 3 ☐ ANTES DO MEIO-DIA ☑ DEPOIS DO MEIO-DIA	4 xícaras de folhas verdes para salada 110g de atum cozido no papel-alumínio molho: 2 colheres de sopa de azeite de oliva misturadas a 2 colheres de sopa de vinagre	REFEIÇÃO 3 ☐ ANTES DO MEIO-DIA ☑ DEPOIS DO MEIO-DIA	4 xícaras de folhas verdes para salada 110g de atum cozido no papel-alumínio molho: 2 colheres de sopa de azeite de oliva misturadas a 2 colheres de sopa de vinagre
REFEIÇÃO 4 ☐ ANTES DO MEIO-DIA ☑ DEPOIS DO MEIO-DIA	2 palitos de queijo light 1 maçã média	REFEIÇÃO 4 ☐ ANTES DO MEIO-DIA ☑ DEPOIS DO MEIO-DIA	1 barra de cereais light
REFEIÇÃO 5 ☐ ANTES DO MEIO-DIA ☑ DEPOIS DO MEIO-DIA	110g de salmão cozido 4 pontas de aspargos 1/2 xícara de cenoura cozida 1/2 xícara de pimentão vermelho	REFEIÇÃO 5 ☐ ANTES DO MEIO-DIA ☑ DEPOIS DO MEIO-DIA	110g de peito de frango 4 pontas de aspargos 1/2 xícara de cenoura cozida 1/2 xícara de tomate
REFEIÇÃO 6 ☐ ANTES DO MEIO-DIA ☑ DEPOIS DO MEIO-DIA	1 xícara de pudim sem açúcar feito com leite desnatado 1 xícara de mistura de frutas frescas: melão, uvas e frutas vermelhas	REFEIÇÃO 6 ☐ ANTES DO MEIO-DIA ☑ DEPOIS DO MEIO-DIA	1 xícara de pudim sem açúcar feito com leite desnatado 1 xícara de mistura de frutas frescas: melão, uvas e frutas vermelhas

Hortaliças ☑ ☑ ☑ ☑

Alimentos enriquecidos com cálcio ☑ ☑ ☑

Água ☑ ☑ ☑ ☑ ☑ ☑ ☑ ☑ ☑ ☑ ☑ ☑

Minipausa ☐

COMO VOCÊ SE SAIU?

Não precisei da minipausa porque a barra de cereais light era de chocolate!

com leite desnatado. Quando acho que vou explodir de tensão, amo comer uma ou duas dessas tentações, me enfiar na cama, assistir a um bom filme e ir dormir cedo. No dia seguinte, volto para os Alimentos Inteligentes.

Às vezes, no entanto, a ação do estresse e dos hormônios permanece por mais de um dia. Nossa tarefa é vivenciar essa situação com o mínimo de desgaste. Se eu ainda estiver prostrada no dia seguinte, mantenho-me concentrada nos alimentos e exercícios, mas me reservo o direito de comer outro chocolate ou biscoito caso tenha vontade. Sinta-se livre para fazer o mesmo.

Porém, seja inteligente. As minipausas não são uma permissão para você se empanturrar nem para consumir alimentos que possam desencadear um desvario. Não fique surpresa se, após algumas semanas de minipausas, houver uma semana em que você não sinta necessidade de se conceder nem mesmo uma delas. Ou se descobrir que uma tigela de frutas frescas com uma pequena quantidade de cobertura de poucas calorias é tão satisfatória quanto bombons ou biscoitos. Esse é um sinal de que você está se aproximando do equilíbrio na sua alimentação. E isso é o que importa.

Visão geral: O Método de Alimentação do *Body-for-LIFE para mulheres*

1. Crie suas refeições com a Tabela de Alimentos Inteligentes do *Body*-for-*LIFE para mulheres.* Para compor uma refeição, escolha um alimento de cada um dos grupos A e B e 1/2 porção do grupo C. Acrescente uma porção extra de hortaliças sem amido a duas ou mais dessas refeições. Quando você precisar de um lanche, adote os mesmos princípios ou escolha algo no grupo D (Lanches Inteligentes).
2. Busque a qualidade: coma Alimentos Inteligentes 80% do tempo. Tentar alcançar a perfeição leva ao fracasso. A regra dos 80% lhe dá espaço de manobra sempre que necessário.
3. Focalize a quantidade: fique de olho nas quantidades e porções. Consuma o número certo de porções de qualquer alimento por dia.
4. Cuidado com a freqüência: coma Alimentos Inteligentes em intervalos de duas a quatro horas, num total de cinco ou seis refeições por dia. Isso corresponde a pelo menos cinco refeições: café da manhã, um lanche no meio da manhã, almoço, um lanche no meio da tarde e jantar. Se sentir necessidade, você pode fazer um lanche após o jantar também.
5. Planeje as refeições antecipadamente e anote tudo o que você ingerir, usando o Relatório Diário de Progresso da página 247. Esse planejamento aumentará sua chance de ser bem-sucedida.
6. Coma duas ou três porções de alimentos ricos em cálcio por dia. Esse nutriente é encontrado em laticínios desnatados e semidesnatados e em outros alimentos enriquecidos com cálcio.
7. Beba pelo menos 11 ou 12 copos de água diariamente. A hidratação corporal adequada aumenta o nível de energia, ajuda a eliminar toxinas e inibe a retenção de líquido.
8. Faça minipausas quando sentir necessidade. Às vezes, uma mulher simplesmente precisa comer chocolate. É isso.

Os músculos: O Método de Treinamento do Body-*for*-LIFE para mulheres

Parte 5

"Nós somos aquilo que fazemos repetidas vezes. Portanto, a excelência não é um ato, mas um hábito!"
– Aristóteles

"Aqueles que acham que não têm tempo para exercícios físicos terão, mais cedo ou mais tarde, que encontrar tempo para a doença."
– Edward Stanley

Em 2001, 12 das minhas pacientes e eu nos apelidamos de Peeke Performers, nos inscrevemos na Maratona da Cidade de Nova York e treinamos muito durante seis meses. Assim, bem cedinho, numa ensolarada manhã de novembro, atravessamos – algumas de nós correndo, outras andando – os 42km dos cinco distritos que formam a cidade de Nova York, seis semanas após os ataques de 11 de setembro. Essas mulheres tinham passado por alguns problemas pessoais dolorosos, como divórcio, crises familiares e doenças graves.

Mesmo assim, estavam dispostas a enfrentar um dos mais assustadores desafios físicos do mundo.

De certa maneira, foi minha paciente Betty Lawson quem fundou o grupo que passou a se chamar Peeke Performers. Na época da maratona, ela estava se submetendo a um tratamento para combater um câncer de mama recorrente. Eu estava lhe fornecendo orientação nutricional e de condicionamento físico. Um dia, por acaso, mencionei que havia me inscrito na corrida. Ela disse: "Quero participar com você." A notícia espalhou-se entre minhas pacientes e mais 11 delas se inscreveram no evento. Foi assim que nasceu o grupo Peeke Performers.

Apesar de ter se submetido à quimioterapia apenas três dias antes, Betty cruzou a linha de chegada em 7 horas e 39 minutos. Após essa maratona – a quinta da qual participava para angariar fundos para a pesquisa do câncer de mama –, ela olhou para mim e disse:

– Sempre sonhei em escalar uma montanha em algum momento da minha vida.

– Nenhum problema, Betty. Isso nós podemos fazer – eu lhe disse.

E comecei a procurar uma montanha. Encontrei uma no Colorado: a Green Mountain, em Aspen. A viagem de três dias incluiu a subida a uma montanha mais baixa, uma caminhada a um lago e o auge da jornada: a escalada ao cume da Green Mountain, que tem 4.175m.

Enquanto Betty subia, as Peeke Performers acompanhavam seu progresso e se inspiravam em cada um de seus passos.

Atingimos o cume quatro horas após termos iniciado a subida. Assim que chegamos lá, formamos um círculo. De mãos dadas, admiramos o magnífico panorama. Uma a uma, cada mulher entrou no meio do círculo e declarou sua alegria por ter alcançado a meta. Colhemos flores, caminhamos até à beira da montanha e as jogamos no ar, deixando que levassem nossos alegres desejos para o pico das outras montanhas ao redor. Foi um momento mágico.

O clímax do passeio foi ver Betty, chorando de felicidade, lançar suas flores na brisa de verão juntamente com seu desejo de aproveitar a vida ao máximo e saborear cada dia como um precioso presente.

Na época da redação deste livro, ela estava com 63 anos – vibrante e entusiasmada como sempre. Sua doença continuava regredindo. De certa maneira,

Betty ainda estava subindo a montanha. Ela me disse: "Agarrei aqueles preciosos momentos e os manterei na minha memória para sempre. Eu os reviverei todas as vezes que precisar. Na minha mente, eu estou lá no cume, apreciando aquela vista maravilhosa."

Que se danem as coxas torneadas e os traseiros durinhos. Esse é o verdadeiro significado de condicionamento físico. Betty sabe disso. As Peeke Performers sabem disso. E, mesmo que durante a vida você não escale uma montanha, um dia você saberá disso também.

PARA EMAGRECER, VOCÊ PRECISA SE MEXER

Vejo isso muitas vezes. Desesperadas para emagrecer, as mulheres iniciam relutantemente um programa de condicionamento físico. Com o tempo, caso continuem a segui-lo, ocorre um pequeno milagre. Elas descobrem que o ato de movimentar o corpo não se limita a remodelar os quadris, as coxas e os glúteos. Ele remodela sua vida. A atividade física as capacita a melhorar sua vida de muitas outras maneiras.

Portanto, por que as mulheres não fazem isso antes?

Não estou me referindo apenas àquelas que estão acima do peso, mas a todas as mulheres. Você pode ser magra e comer da forma certa. Porém, se não se exercita, não está tão saudável quanto imagina.

Estudos realizados por centros de pesquisa em diversas cidades norte-americanas chegaram à mesma preocupante conclusão: as mulheres que estão acima do peso, em especial as que possuem gordura abdominal em excesso, correm um risco maior de apresentar síndrome metabólica – uma combinação de gordura tóxica, doença cardíaca, diabetes e câncer. *Mas não precisa ser assim.* Você sabia que as mulheres que caminham mais 30 minutos todos os dias – de uma única vez ou em várias etapas – reduzem o risco de terem câncer de mama em cerca de 40% e o de apresentar doença cardíaca e diabetes em 50%? Sabia que realizar de 60 a 90 minutos de atividade física por semana baixa significativamente a pressão sangüínea? E que exercícios leves praticados diariamente funcionam tão bem quanto antidepressivos para mulheres que sofrem de depressão moderada e ansiedade? Alô! Você está ouvindo?

Portanto, pare de criar raízes na sua cadeira em casa ou no trabalho. Para emagrecer, é necessário movimentar o corpo. *Regularmente.* Quando você se exercita, acontecem coisas maravilhosas: ganha músculos firmes e sensuais, preserva a densidade dos ossos, melhora o humor e, mais importante, constrói o corpo vital que a manterá ereta e forte nas últimas décadas da sua vida.

A parte que trata dos músculos no programa do *Body*-for-*LIFE para mulheres* lhe mostrará como fazer tudo isso. A fórmula: uma combinação de treinamento cardiovascular e de resistência incrementada com alguns exercícios de flexibilidade e arrematada com um pouco mais de atividade no dia-a-dia. Se sua motivação é ficar bonita ou mais saudável – ou as duas coisas –, este programa pode mudar sua vida.

Mais um detalhe. Como você verá adiante, essas primeiras 12 semanas constituem o início da sua jornada. O Método de Treinamento do *Body*-for-*LIFE para mulheres* é um programa de transformação. Seu exterior muda, sim, mas sua mente se modifica também. Quando você decidir investir no seu mais precioso bem – você mesma –, eu lhe prometo que, daí para a frente, sua vida só vai melhorar. Você terá mais do que um corpo e uma mente em forma. Ganhará igualmente uma profunda sensação de realização e um enorme sentimento de respeito por si mesma.

SUAS NECESSIDADES DE ATIVIDADE FÍSICA CICLO A CICLO

Tenho trabalhado com milhares de mulheres – das que estão na casa dos 20 anos a profissionais com mais de 50 anos. De anoréxicas a bulímicas. De atletas de primeira linha a mulheres que estavam tão obesas que mal podiam andar um quarteirão. Para todas elas, uma "receita" individualizada de condicionamento físico tornou-se uma parte essencial do cuidado consigo mesmas.

Em qualquer fase da vida, a mulher colhe incríveis benefícios físicos e mentais com a prática regular de exercícios. No entanto, a idade é um fator que deve ser levado em consideração na quantidade e no tipo de atividade de que seu corpo precisa para que a mulher fique em forma, ativa e forte. Veja a seguir uma descrição, ciclo a ciclo, das necessidades de atividade física das mulheres.

CICLO 1: DA PRIMEIRA MENSTRUAÇÃO À PRIMEIRA GRAVIDEZ

No Ciclo 1, com os crescentes níveis de estrogênio e o desenvolvimento de seios, quadris e coxas, a mulher possui em geral de 21 a 32% de gordura corporal, percentuais que estão dentro de uma faixa saudável. Esse nível excelente pode ser mantido com atividades físicas regulares. E, como existem provas de que a doença cardíaca e a diabetes podem começar a se desenvolver na adolescência – até mesmo na infância –, o fato de a mulher estar ativa agora e de manter-se ativa posteriormente representa uma proteção contra esses males e também contra o câncer no futuro.

Os benefícios proporcionados pelo condicionamento físico não se limitam à saúde física. Pesquisas mostram que os exercícios aliviam o estresse e a depressão em meninas e que aquelas que praticam esportes têm uma imagem mais positiva do seu corpo e mais auto-estima do que as que são inativas. Por isso, garotas esportistas mostram-se menos propensas a pensar em suicídio do que as que não se exercitam – elas tendem a passar mais tempo concentradas nas suas habilidades físicas e no divertimento do trabalho em equipe do que na obsessão com o peso. Outro estudo revela que, quando as pré-adolescentes e as adolescentes fazem de 30 a 40 minutos de exercícios por dia, elas podem diminuir em 30% a probabilidade de desenvolver câncer de mama na idade adulta.

CICLO 2: OS ANOS FÉRTEIS

A mulher não engorda por causa da gravidez. Seu corpo está simplesmente armazenando no quadril e nas coxas reservas imprescindíveis para fornecer as 500 calorias extras por dia necessárias à amamentação. Quem engravida com o corpo em forma e se mantém fisicamente ativa durante toda a gestação fica menos propensa a ganhar peso em excesso e, assim, tem menos quilos a eliminar depois do nascimento do bebê. E estar forte pode decididamente melhorar a resistência para a maratona do parto.

É óbvio que, após o término da gestação, a mulher precisa se empenhar para se livrar do excesso de gordura e, quanto mais idade ela tiver, mais difícil isso será. Assim, dividindo sua atenção com os filhos, a carreira, o companheiro e o tumulto do dia-a-dia, as mulheres que estão no Ciclo 2 enfrentam um desafio maior ainda: fazer com que a atividade física regular se torne parte da sua vida. De acordo com um estudo, o fato de ser mãe diminui em pelo menos 20% o tempo que uma mulher tem para praticar exercícios. De qualquer forma, é essencial arranjar tempo para isso.

Tendo filhos ou não, no início da sua terceira década de vida, a mulher passa a perder normalmente de 1 a 2% de músculos por ano, o que desacelera seu metabolismo. Ela pode até começar a emagrecer. Os exercícios aceleram o metabolismo, preservam os músculos e diminuem a perda óssea. Além disso, contribuem para a manutenção da saúde no futuro.

Atividades físicas regulares, de moderadas a intensas, reduzem o risco de ocorrência de alguns tipos de cânceres desencadeados pelo estrona, um hormônio estrogênico que aumenta quando a gordura corporal está acima do normal e que está associado a uma probabilidade maior de câncer de mama e de útero. As mulheres que fazem de uma a três horas de exercícios regulares por semana, da adolescência até por volta dos 40 anos, diminuem em 20 a 30% o risco de virem a ter câncer de mama. Quatro horas ou mais de atividade física por semana podem levar esse percentual a quase 60%.

É muito simples: movimente-se, emagreça e reduza o risco.

CICLO 3: A PERIMENOPAUSA E MENOPAUSA

Você se lembra de como seu corpo se transformou na puberdade? Da noite para o dia, ele passou de palito a violão. Após os 40 anos de idade, haverá outra mudança. Embora as mulheres que estão na perimenopausa adquiram gordura na parte inferior do corpo para alimentar os filhos, aquelas que estão se aproximando do fim dos seus anos férteis a armazenam na parte superior do corpo. Imagine seios maiores, o surgimento de gordura nas costas, o menopote e estranhas dobras de gordura perto das axilas que se esparramam por cima do sutiã. Acessos de calor e outros sintomas desencadeados pelas oscilações do estrogênio completam o quadro.

Mas há um detalhe! Existe uma enorme diferença entre as mulheres no Ciclo 3 que são ativas e aquelas que não são. As que permanecem em forma durante o período das oscilações hormonais são menos afetadas pelos sintomas típicos da menopausa. Acumulam mais músculos, possuem um metabolismo mais rápido e conseguem controlar melhor o peso e a gordura corporal. Os exercícios físicos também as ajudam a manter normais a pressão sangüínea e os níveis de açúcar no sangue e de colesterol, que costumam se tornar um problema para muitas mulheres nessa fase da vida.

CICLO 4: A PÓS-MENOPAUSA

O objetivo da mulher que está no Ciclo 4 é preservar sua independência funcional e evitar doenças. Para isso, ela precisa prestar especial atenção na obtenção e na preservação de níveis adequados de resistência, força e flexibilidade.

Como conseqüência do declínio dos níveis dos hormônios sexuais, da falta de atividade física, do estresse crônico e do excesso de comida, quem está nesse ciclo fica mais propensa a acumular gordura tóxica. Essa não é uma boa notícia, porque as mulheres cujas formas lembram uma maçã apresentam um risco maior de terem doença cardíaca do que aquelas cujo formato do corpo se parece mais com o de uma pêra, isto é, as que acumulam mais gordura nos quadris, nas coxas e nas nádegas. O peso extra pode ocasionar dor crônica nos joelhos e nas costas e, dessa maneira, limitar a capacidade de movimento.

As mudanças hormonais podem também causar perda óssea, aumentando o risco da osteoporose. Um estudo feito com cerca de 90 mil mulheres com idades entre 50 e 64 anos revelou que 1/3 das participantes apresentavam densidade óssea baixa o suficiente para terem um risco de fratura mais alto.

Felizmente, as mulheres que se encontram nesse ciclo não precisam fazer uma grande quantidade de atividade física para se manterem em forma e saudáveis. O treinamento com pesos desenvolve os músculos, preserva os ossos e melhora a força, enquanto o simples ato de caminhar fortalece os batimentos cardíacos. Uma pesquisa envolvendo 73.743 mulheres com idades entre 50 e 79 anos constatou que aquelas que caminhavam depressa ou que faziam exercícios mais intensos pelo menos duas horas e meia por semana corriam um risco 30% menor de apresentar doenças cardiovasculares do que as que não praticavam nenhuma dessas atividades.

Recomendo a quem está nos Ciclos 3 e 4 que procure um profissional de Educação Física experiente e especializado no treinamento de mulheres que tenham 50 anos ou mais. Em sua maioria, as mulheres que estão na meia-idade jamais levantaram pesos e, por isso, precisam de orientação para reduzirem o risco de lesões decorrentes dos treinamentos. Provavelmente, serão necessárias algumas aulas para aprender a maneira correta (a técnica) de se exercitar, seguidas, talvez, de avaliações mensais do progresso na execução dos exercícios.

A FÓRMULA DOS MÚSCULOS EM AÇÃO: O MÉTODO DE TREINAMENTO DO *BODY*-FOR-*LIFE PARA MULHERES*

A "receita" de condicionamento físico para cada mulher é exclusiva e fundamentada em seus objetivos, hábitos, estilo de vida, histórico de condicionamento físico e saúde geral. Foi por isso que projetei o Método de Treinamento do *Body*-for-*LIFE para mulheres* como uma mesa de bufê. Você pega um pouco disso e um pouco daquilo e, assim, cria seu próprio programa individual de preparo físico.

Embora seja simples, esse método engloba os cinco componentes do condicionamento físico: o cardiovascular, a força muscular, a resistência muscular, a flexibilidade e o equilíbrio. Cada um deles é extremamente importante tanto para a saúde geral quanto para o condicionamento físico da mulher, seja qual for sua idade.

A seguir descrevo o método básico. Só lhe peço um favor. Se você tem mais de 40 anos, não se exercita há algum tempo ou apresenta um problema de saúde, marque uma consulta com seu médico e agende um exame físico antes mesmo de colocar uma meia de ginástica.

1. Faça algum tipo de exercício cardiovascular durante 30 minutos de três a cinco vezes por semana. O condicionamento físico cardiovascular – andar, correr, nadar, remar, pedalar, pular corda, etc. – fortalece o coração e os pulmões, reduz a gordura corporal e melhora a capacidade de utilização da glicose pelo organismo. Ele pode ajudar também a reverter a resistência à insulina causada pela gordura tóxica. (Uma pesquisa constatou que as mulheres que caminhavam pelo menos três horas por semana apresentavam um risco cerca de 40% menor de desenvolver diabetes do que as que não se exercitavam.) Se você seguir essas orientações, queimará de 200 a 500 calorias por sessão de atividade física, dependendo do grau de intensidade dos exercícios (veja "Prefira as atividades que queimam mais calorias", na página 162) e do seu preparo físico. Você também melhorará seu nível de condicionamento físico geral.

O Método de Treinamento do *Body*-for-*LIFE para mulheres* é sobre...

- A *qualidade* do movimento: você está se exercitando com toda a intensidade?
- A *quantidade* de movimento: você está fazendo no mínimo *30* minutos de exercícios cardiovasculares e pelo menos *30* minutos de treinamento de resistência em cada sessão?
- A *freqüência* do movimento: você está fazendo exercícios cardiovasculares no mínimo de três a cinco vezes por semana e treinamento de resistência duas a três vezes por semana? Além disso, está se movimentando mais durante o dia?

Se você não tem feito absolutamente nenhum tipo de atividade física, quero que comece a se exercitar gradativamente. Treine no seu próprio ritmo durante o tempo que for necessário. Para introduzir os exercícios cardiovasculares, recomendo que, nas primeiras quatro ou seis semanas, você tente executá-los pelo menos três vezes por semana (cinco vezes ou mais seria o ideal). Veja a página 162 para ter idéias de como fazer isso. Caso você já seja ativa, encontre na página 166 dicas sobre como incrementar sua sessão de atividade física.

2. Faça treinamento de resistência duas ou três vezes por semana por pelo menos 30 minutos de cada vez (preferencialmente 45 minutos). Em geral, as mulheres entendem por que necessitam dos exercícios cardiovasculares: eles queimam gordura. O que elas nem sempre compreendem é por que precisam se exercitar com pesos. Deixe-me fazer meu discurso especial sobre os benefícios desse tipo de atividade física.

O treinamento de resistência intensifica a força e a resistência muscular, aumenta a energia. Além disso, melhora o equilíbrio e a flexibilidade e mantém ou até desenvolve a densidade óssea. Ele também fortalece o metabolismo ao transformar os músculos em poderosos queimadores de gordura. (Veja isto: embora uma iniciante em treinamento com pesos queime de 150 a 250 calorias numa sessão de 45 minutos, outra pessoa que já tenha desenvolvido mais músculos queima de 300 a 400 calorias no mesmo período.) Outra vantagem desse tipo de atividade é deixar o corpo firme e modelado, permitindo o uso de manequins menores porque otimiza a composição do corpo.

Caminhe!

Você sabe o que é um passômetro, ou podômetro? É um equipamento eletrônico do tamanho de um maço de cigarros que registra o número de passos dados. Uma curiosidade: as pessoas que usam esse aparelho tendem a seguir seu programa de exercícios por mais tempo. Outro dado interessante: numa pesquisa divulgada pelo *Journal of the American Medical Association*, os participantes de um programa de estilo de vida saudável que usaram passômetros aumentaram seu nível de atividade física em cerca de 30 minutos cinco dias por semana e emagreceram.

Eu recomendo o uso do passômetro. Além de ser uma maneira simples de monitorar seu progresso, ele a mantém atenta à importância do movimento. Vou explicar como tirar o máximo proveito desse recurso.

Use-o no mínimo por três dias – do momento em que você sair da cama até ir se deitar à noite. Faça as coisas que está habituada a fazer. Tente realizar uma das medições num sábado ou num domingo, pois no fim de semana os níveis de atividade não são iguais aos dos dias úteis. Calcule seu nível básico encontrando a média do seu número de passos durante três dias. Siga a tabela abaixo. Leve o tempo que for necessário para estipular sua meta. Lembre-se: cada passo extra conta!

Se seu nível básico é...	Sua meta é...	Como alcançar
Menos do que 2.500 passos	5.000 passos	Acrescente 250 passos por dia
2.501 a 5.000 passos	7.500 passos	Acrescente 300 passos por dia
5.001 a 7.500 passos	10.000 passos	Acrescente 400 passos por dia
7.501 a 10.000 passos	12.000 passos	Acrescente 500 passos por dia
10.001 a 12.500 passos	17.500 passos	Acrescente 500 passos por dia

Se você é uma iniciante no treinamento com pesos, precisará aprender a técnica, isto é, a fazer os exercícios corretamente. As descrições dos exercícios no apêndice A incluem dicas práticas para assegurar que você os execute da maneira certa.

A maioria das mulheres não tem muita experiência nos exercícios com pesos. Por isso, recomendo que você consulte um professor de Educação Física para orientar-se sobre a maneira correta e segura de realizar seu treinamento. Essa medida é especialmente importante, caso você tenha mais do que 35 anos.

Se você planeja entrar para uma academia ou já freqüenta uma, sugiro que tire cópias dos exercícios do apêndice A e peça ao seu professor de Educação Física que lhe mostre a maneira correta de executá-los. (Sempre solicite ajuda, se não estiver segura sobre determinados exercícios.) Caso pretenda fazer o treinamento em casa, também recomendo que agende uma sessão com um professor para se orientar.

Se você prefere iniciar o programa com as atividades cardiovasculares e ir introduzindo os exercícios com pesos à medida que for se sentindo preparada, tudo bem. Como eu disse, este é um programa flexível.

3. Pratique também ioga, pilates ou outras atividades que ajudam a desenvolver ou manter a flexibilidade e o equilíbrio. Se você mantiver a flexibilidade e o equilíbrio a partir de agora, protegerá o que os médicos chamam de independência funcional – a capacidade de se vestir, ir ao banheiro e, de modo geral, cuidar de si mesma, à medida que for envelhecendo. Além disso, reduzirá o risco de cair e fraturar o quadril. A ioga, o pilates e o tai chi chuan são atividades indicadas para obter esses benefícios.

Minhas pacientes dizem que, além de serem muito relaxantes, essas formas controladas e lentas de movimentos da mente e do corpo melhoram sua capacidade de lidar com o estresse. Pesquisas mostram que, quando as mulheres fazem ioga diariamente, a quantidade de cortisol (o hormônio do estresse) no organismo diminui e permanece baixa durante todo o dia. O controle dos níveis de cortisol é vital para a melhora do funcionamento dos sistemas hormonais e imunológicos.

A ioga, o pilates e o tai chi chuan podem ser realizados numa intensidade moderada ou forte. Você não precisa fazer aulas, a não ser que queira (muitas das minhas pacientes fazem). Existem DVDs sobre essas atividades disponíveis para uso doméstico. Para dar início ao programa, você pode escolher entre posições de ioga e movimentos de pilates apresentados no apêndice A, na seção sobre exercícios de alongamento, que começa na página 222.

Prefira as atividades que queimam mais calorias

Esta tabela mostra quantas calorias podem ser queimadas por minuto nas mais populares formas de atividades cardiovasculares. Observe que, quanto mais pesada você for, mais calorias queimará. Portanto, se estiver com cerca de 68kg, queimará 330 calorias em 30 minutos no *transport*. Isso não é ótimo?

Atividade	45kg	56kg	68kg	79kg	90kg	102kg	113kg	124kg	136kg
Atividades de ginástica									
Aeróbica, baixo impacto	4	6	7	8	9	10	11	12	13
Aeróbica, baixo impacto, step	6	7	8	10	11	13	14	15	17
Alongamento (ioga)	3	4	5	6	6	7	8	9	10
Bicicleta, estacionária (moderado)	6	7	8	10	11	13	14	15	17
Circuito geral	6	8	10	11	13	14	16	18	19
Hidroginástica	3	4	5	6	6	7	8	9	10
Musculação, geral	2	3	4	4	5	5	6	7	7
Musculação, intenso	5	6	7	8	10	11	12	13	14
Remo, estacionário	6	7	8	10	11	13	14	15	17
Transport	7	9	11	13	14	16	18	20	22
Treinamento/ Atividades esportivas									
Artes marciais (judô, caratê, etc.)	8	10	12	14	16	18	20	22	24
Boliche	2	3	4	4	5	5	6	7	7
Caminhada 5,5km/h	3	4	5	6	6	7	8	9	10
Caminhada 6,5km/h	4	5	5	6	7	8	9	10	11
Caminhada livre	5	6	7	8	10	11	12	13	14

Atividade	45kg	56kg	68kg	79kg	90kg	102kg	113kg	124kg	136kg
Cavalgada, geral	3	4	5	6	6	7	8	9	10
Ciclismo (19/22km/h)	6	8	10	11	13	14	16	18	19
Corrida (8km/h)	6	8	10	11	13	14	16	18	19
Dança (disco, de salão)	5	6	7	8	9	10	11	12	13
Frisbee	2	3	4	4	5	5	6	7	7
Golfe (sem carrinho)	5	6	7	8	9	10	11	12	13
Marcha atlética	6	7	8	9	10	12	13	14	16
Natação, geral	5	6	7	8	10	11	12	13	14
Patinação (rodinhas)	6	7	8	10	11	13	14	15	17
Patinação no gelo, geral	6	7	8	10	11	13	14	15	17
Tai chi chuan	3	4	5	6	6	7	8	9	10
Tênis, geral	6	7	8	10	11	13	14	15	17
Vôlei, geral	2	3	4	4	5	5	6	7	7
Atividades de jardinagem									
Cavar	4	5	6	7	8	9	10	11	12
Cortar grama (manualmente ou com máquina)	4	5	5	6	7	8	9	10	11
Ensacar grama ou folhas	3	4	5	6	6	7	8	9	10
Jardinagem, geral	4	5	5	6	7	8	9	10	11

COMO TIRAR O MÁXIMO PROVEITO DO MÉTODO DE TREINAMENTO DO *BODY*-FOR-*LIFE PARA MULHERES*

Agora que já apresentei as idéias básicas do Método de Treinamento do *Body*-for-*LIFE para mulheres*, eu a incentivo a personalizá-lo. Quem conhece seus hábitos, temperamento e horários melhor do que você?

Para individualizar seu treinamento, reflita sobre as perguntas abaixo. Depois, identifique pontos de possíveis dificuldades e procure soluções – até mesmo antes de dar início ao programa. Lembre-se: o sucesso depende da sua habilidade de se planejar e se reestruturar.

- Você vai entrar para uma academia ou se exercitar em casa?
- Você adora as manhãs ou é uma coruja da noite?
- Que tipos de atividades físicas a encantam ou a deixam totalmente indiferente?
- Seu horário é previsível ou fora de controle? Ele inclui interrupções freqüentes por causa de viagens a trabalho ou de cuidados com os filhos ou com pais idosos?
- Você prefere se exercitar sozinha, com outra pessoa ou em grupo?
- Você já sofreu alguma lesão que tenha lhe causado problemas nas costas, nos joelhos ou nos tornozelos e por isso não pode realizar determinados exercícios?

As respostas a essas perguntas a ajudarão a elaborar um programa que funcione para você. A seguir, apresento sugestões que facilitarão sua entrada no caminho que conduzirá à sua própria transformação.

ACRESCENTE UM POUCO DE "VITAMINA EU"

As mais recentes pesquisas sobre condicionamento físico mostram que, no que se refere a queimar gordura e desenvolver músculos, não conta apenas quanto tempo a pessoa passa caminhando na esteira ergométrica ou levantando halteres. Tão importante quanto isso é o esforço que ela despende – em outras palavras, a *intensidade* desse esforço. É o que chamo de "vitamina eu".

Fico enlouquecida quando entro numa academia e vejo uma mulher andando a 4km por hora numa esteira ergométrica ou levantando pesos de 1kg quando está óbvio que ela pode caminhar mais depressa e se exercitar com uma carga mais pesada. Minha indignação aumenta quando, no vestiário, após sua "sessão de exercícios", eu a ouço reclamar de que não consegue se livrar dos quilos extras. Se esse exemplo faz com que você se lembre de si mesma, ouça com atenção: acrescente um pouco de "vitamina eu" ao seu treinamento. As dicas a seguir podem ajudá-la a calcular a "dosagem".

Quantifique seu esforço. Durante a prática de uma atividade física, o coração bate mais depressa para atender a demanda do corpo por mais sangue e oxigênio. Quanto maior a intensidade do esforço, mais rápidos os batimentos cardíacos. Os especialistas em condicionamento físico usam uma medição objetiva da intensidade dos exercícios: a taxa de freqüência cardíaca máxima (Fmax), que é aferida por um monitor cardíaco ou pela medição do pulso. No entanto, há uma maneira mais simples de avaliar a intensidade: por meio da taxa de esforço percebido (TEP), que é simplesmente a percepção subjetiva que a pessoa tem do esforço que ela está realizando.

Para determinar a TEP, é utilizada uma escala de zero a 10 – portanto, 10 é a intensidade máxima. Ficar sentada quieta equivaleria a zero. Caminhar num ritmo de passeio corresponderia a três. Essa taxa não é estimada pelo que a pessoa *acha* que deveria sentir, e sim pelo que ela *está sentindo* na realidade. A maioria das pessoas deveria se exercitar numa TEP de cinco (moderada) a sete (forte).

Lembre-se de que a intensidade é relativa. A intensidade do seu esforço deve depender da sua saúde geral e do seu condicionamento físico. Para uma mulher fora de forma, uma intensidade moderada pode corresponder a andar a 5km por hora na esteira ergométrica sem inclinação. No caso de uma atleta em forma, pode ser correr a 8km por hora na esteira com uma inclinação de três ou quatro pontos.

Não importa quanto a esteira esteja alta ou baixa, é necessário suar para obter os benefícios do exercício. Não existe outra maneira: a intensidade é a chave para conseguir aquelas extraordinárias fotos de "depois". Na realidade, as mulheres que aparecem nas fotos deste livro podem ter empurrado os níveis de intensidade para além do moderado, o que talvez explique em parte os resultados rápidos que obtiveram. (E elas obviamente mantiveram seus esforços também.)

Para praticantes experientes: intensifique seu esforço

Se você é uma praticante intermediária ou experiente e quer aumentar a *intensidade* do seu programa cardiovascular atual, adote qualquer uma das sugestões a seguir ou uma combinação delas:

- Aumente a velocidade dos exercícios cardiovasculares: caminhadas, corridas, ciclismo, natação, etc.
- Aumente a resistência ou o nível de dificuldade na esteira ou na bicicleta ergométrica, no *transport*, etc. Na natação, use pés-de-pato.
- Aumente a inclinação da esteira ergométrica ou do *transport* ou acrescente trechos com subidas a suas caminhadas, corridas e passeios de bicicleta.
- Treine intercalando dois ou mais programas cardiovasculares.

Para intensificar o treinamento com pesos:

- Aumente a quantidade de quilos gradativamente e sob supervisão apropriada para que seus músculos se fortaleçam, produzam mais fibras musculares e queimem mais gordura.
- Mescle as séries de exercícios, intercalando o levantamento de pesos com o uso de extensores de resistência.
- Não fique presa aos mesmos exercícios. Por exemplo, alterne diferentes exercícios para modelar os bíceps.
- Tente fazer "superséries", isto é, executar séries seguidas de exercícios com o mesmo músculo para se cansar.
- Treine para uma maratona, um triatlo ou uma corrida (160km de bicicleta). Embora desafiador, esse tipo de treinamento de alta intensidade pode conduzi-la a um surpreendente nível de transformação física e emocional.

Quando você estiver mais em forma, poderá aumentar a intensidade da sua sessão de exercícios, queimar mais calorias, atingir um grau mais elevado de condicionamento físico e se exercitar em menos tempo. Mais resultados em menos tempo – que maravilha!

Comece devagar e com moderação. O Método de Treinamento pede que você trabalhe com uma intensidade que a desafie, mas que possa ser confortavelmente administrada enquanto durar a sessão de exercícios. Se você tiver recebido permissão do seu médico, recomendo que adote o nível de intensidade moderada, que é definido como caminhar 1,6km em 15 ou 20 minutos, isto é, a uma velocidade de aproximadamente 5 a 6km por hora. Na escala TEP, você ficaria um pouco sem fôlego, porém ainda conseguiria manter uma conversa. E o que define a intensidade moderada no treinamento de resistência? Se você suar durante toda a seção de exercícios com pesos, estará no caminho certo.

Ouça seu corpo. Não tente fazer exercícios muito intensos sem a orientação de um professor. Deixe o corpo guiar seu esforço – não exagere no seu empenho nem permita que a atividade seja muito fácil. Tudo se resume a se desafiar constantemente, a buscar o próximo nível, a fazer mais do que sonhar com um corpo forte e em forma e efetivamente atingir sua meta.

PLANEJE SEU SUCESSO NAS ATIVIDADES CARDIOVASCULARES

Existem milhares de livros sobre como caminhar, correr, pedalar, escalar o Himalaia, etc. Para mim não importa a atividade que você escolha, desde que a execute durante 30 minutos, três a cinco vezes por semana. Portanto, faça sua opção e vá em frente. (Para idéias sobre exercícios cardiovasculares, lembre-se de consultar a tabela na página 162.)

Há algo que preciso lhe dizer. Para eliminar gordura e aumentar a capacidade aeróbica, recomendo que você planeje sua sessão de exercícios de acordo com os princípios do FIT, que é a sigla de Freqüência (quantas vezes por semana você se exercita), Intensidade (a velocidade ou a quantidade de resistência que você utiliza) e Tempo (a duração de cada sessão). À medida que seu condicionamento físico for melhorando, você poderá ajustar a fórmula FIT. Por exemplo: aumentar a intensidade e manter o tempo e a freqüência ou manter a intensidade e o tempo, mas aumentar a freqüência. (Só não aumente os três ao mesmo tempo.)

Sou fã dos exercícios de aquecimento e desaceleração porque eles relaxam os músculos, diminuem o risco de lesões e aumentam e reduzem, com segurança, a taxa de batimentos cardíacos antes e depois da sessão de exercícios. Para maximizar suas atividades cardiovasculares, tenha as seguintes recomendações em mente:

Considere a possibilidade de se exercitar antes do café da manhã. Se você puder, faça a atividade cardiovascular antes do café da manhã. A execução desse tipo de exercício com o estômago vazio obriga o corpo a utilizar a gordura armazenada como energia.

Comece devagar e leve. Gradativamente, ao longo de semanas, aumente qualquer um destes itens: a freqüência, a duração ou o grau de intensidade dos exercícios. Jamais intensifique os três ao mesmo tempo. E lembre-se de ouvir seu corpo – se ele não achar bom, não insista.

Varie suas opções de atividades cardiovasculares. Por exemplo, se você costuma correr, experimente remar ou pedalar de vez em quando. Essa troca não apenas mantém seu interesse pelos exercícios como desafia seu corpo. A repetição da mesma rotina cardiovascular pode retardar a eliminação da gordura.

Alongue-se antes e depois da sessão de exercícios. Isso inclui as panturrilhas, os quadríceps (os músculos grandes na parte frontal das coxas) e os músculos posteriores das pernas (na parte de trás das coxas). Se você não se alongar, sentirá todos eles cinco minutos após começar a se exercitar.

Faça sempre o aquecimento e a desaceleração. Caminhar ou marchar no lugar por três a cinco minutos, antes e depois da sessão de exercícios, ajuda a aumentar a taxa de batimentos cardíacos, a preparar seu corpo para o esforço e a trazê-lo de volta ao normal.

Experimente o treinamento de intervalos. À medida que seu condicionamento físico for melhorando, experimente incorporar intervalos à sua atividade cardiovascular. Os intervalos são exercícios intensos de curta duração seguidos de uma atividade de intensidade mais baixa. Na sua forma mais simples, o treinamento de intervalos pode corresponder ao seguinte: caminhar por um minuto e correr por 30 segundos, alternando esse padrão durante toda a sessão. Baseie a duração dos intervalos na maneira como você se sente.

COLHA AS RECOMPENSAS DO TREINAMENTO DE FORÇA

Agora, vamos voltar nossa atenção para a arma secreta do Método de Treinamento: os exercícios com pesos. É claro, as atividades cardiovasculares queimam gordura. Mas, se você quer realmente transformar seu corpo, precisará praticar o treinamento com pesos.

Como você pode ver nas fotos deste livro, as transformações são empolgantes. Em vez de permitir que a inatividade e a gravidade tomassem conta delas, essas mulheres eliminaram gordura corporal, ganharam músculos e fortaleceram e melhoraram seu corpo da cabeça aos pés. Isso é possível porque a gordura ocupa muito mais espaço do que os músculos – cerca de cinco vezes mais espaço, na realidade. Portanto, quanto mais músculos seu corpo tiver, menor você parecerá.

É isso mesmo – menor. Você pode estar com medo de "estufar ainda mais", mas confie em mim: isso não vai acontecer. Embora a maioria das mulheres apresente um aumento de 20 a 40% na força muscular após vários meses de treinamento de resistência (assim como os homens), nós não possuímos a quantidade de hormônios que nos deixariam ficar parecendo o Incrível Hulk.

Os músculos não ficam mais fortes na academia – eles se fortalecem após o término da sessão de exercícios. Durante os treinamentos com pesos, as fibras musculares são ligeiramente danificadas, ocorrem microscópicas rupturas no tecido muscular. Essas lesões se recompõem apenas nos intervalos entre as sessões e é nesses períodos que os músculos crescem. (Na realidade, quando uma pessoa treina com pesos, ela utiliza a gordura corporal armazenada para alimentar o desenvolvimento dos músculos.) Ajude esse processo de restauração ingerindo os alimentos corretos e dando a seu corpo o descanso adequado.

Se você é uma principiante, pouco antes de começar suas sessões de treinamento de força, reveja as dicas que apresento a seguir. Isso fará com que os princípios fundamentais do Método de Treinamento mantenham-se frescos na sua mente. Com o passar do tempo, você os seguirá automaticamente. (Mesmo que você já venha se exercitando com pesos há algum tempo, é sempre útil revê-las.)

Aprenda suas repetições e séries. Esteja você se exercitando em casa ou numa academia, é necessário que conheça alguns termos básicos. Uma repetição equivale a um exercício completo. Por exemplo, um exercício para modelar o bíceps é uma repetição. Uma série corresponde a um número específico de repetições. Este programa estipula três séries de cada exercício. Em cada série, você aumentará o peso e reduzirá o número de repetições. Faça de 12 a 20 repetições na primeira série, de 12 a 15 repetições na segunda série e de 8 a 10 repetições na terceira série.

Aqueça seu corpo. Reserve de 5 a 10 minutos para andar depressa, fazer polichinelos ou marchar ou correr no lugar antes de começar a se exercitar com pesos. Se, além do treinamento de resistência, você for fazer uma sessão de atividade aeróbica, poderá executá-la primeiro em lugar do aquecimento.

Escolha o peso certo. Se você não conseguir levantar o peso da forma correta oito vezes, isso significa que ele é excessivo. Caso consiga erguê-lo mais de 12 vezes com facilidade, ele está leve demais. Escolha uma carga intermediária.

Alterne o treinamento entre as partes superior e inferior do corpo. Por exemplo, numa semana, treine a parte superior do corpo na segunda-feira, a parte inferior na quarta-feira e a parte superior na sexta-feira. Na semana seguinte, treine a parte inferior na segunda-feira, a parte superior na quarta-feira e a parte inferior na sexta-feira. Essa tática de alternar os exercícios voltados para essas duas partes do corpo dá aos músculos tempo suficiente para que se recuperem. E a recuperação é essencial porque é durante esse descanso que eles se tornam mais fortes.

Tente fazer dois exercícios para cada parte do corpo. Execute dois exercícios para cada grupo de músculos principais das partes superior e inferior do corpo. A parte superior abrange o tórax, os ombros, as costas, os tríceps e os bíceps. A parte inferior inclui os quadríceps, os músculos posteriores das pernas e as panturrilhas. Sugiro que você faça os abdominais após exercitar a parte inferior do corpo porque, como estará trabalhando um número menor de grupos musculares (comparado ao da parte superior do corpo), terá mais tempo para encaixá-los na sua sessão.

Não espere para expirar. Muitas mulheres (tanto as principiantes quanto as que estão num nível avançado) prendem a respiração enquanto levantam pesos, o que pode causar uma elevação da pressão sangüínea. Lembre-se de expirar quando erguer um peso ou fizer uma contração abdominal e de inspirar ao baixar o peso ou voltar à posição inicial.

Vá com calma. Se você quer ter bons resultados, execute os exercícios corretamente. Movimentos rápidos e desajeitados podem causar lesões e forçá-la a usar o impulso em vez dos músculos para levantar o peso. Movimentos lentos e controlados são mais seguros e exigem mais esforço e, por isso, são mais benéficos. Leve dois segundos para erguer o peso, pare durante dois segundos e, por fim, use mais dois segundos para baixá-lo.

Descanse entre as séries. Seus músculos precisam de tempo para se recuperar entre as séries. Portanto, repouse um minuto entre cada série de um grupo muscular e dois minutos antes de iniciar os exercícios do próximo grupo muscular.

Aperfeiçoe sua técnica. Executar os exercícios da forma correta ajuda a evitar lesões e a tirar o máximo de proveito do treinamento com pesos. Para observar sua técnica, posicione-se diante de um espelho. (Nas academias, os espelhos estão em todos os lugares. Se você for se exercitar em casa, compre um espelho grande.) Verifique se seus pulsos estão retos – nem virados para trás nem para a frente – e se você está realizando o exercício exatamente como ele deve ser feito.

Preste atenção na sua postura. Para evitar distensão muscular e lesões, mantenha a cabeça, as costas e o pescoço eretos quando levantar o peso, esteja você de pé ou sentada. Se estiver de pé, permaneça ereta, mas relaxada. Caso esteja sentada, fique com as costas retas e os pés apoiados no chão.

Tenha cuidado com as articulações. Quando você trava uma articulação, ela, e não o músculo, agüenta a pressão do peso. Para evitar dor nas articulações, encerre o movimento antes de travar os joelhos e cotovelos.

Tire um dia de folga. Os músculos precisam de pelo menos um dia para descansar entre as sessões de treinamento de força. É durante esse intervalo que eles ficam mais fortes. Isso ocorre porque os exercícios com pesos causam minúsculas lesões no tecido muscular. Enquanto os músculos reparam essas lesões, eles se fortalecem.

Exercite-se mesmo com dor. Se você nunca havia treinado com pesos, não há como evitar – sua musculatura vai ficar enrijecida e dolorida nas primeiras semanas. Observe que estou me referindo a um desconforto *moderado* – você poderá gemer um pouco ao descer escadas ou ao tentar alcançar a última prateleira. A dor e a inflamação pós-treinamento são causadas por aquelas minúsculas lesões musculares que mencionei. Porém, esse desconforto vale a pena – é o processo de romper e reparar o tecido muscular que colocará seu corpo em plena forma.

Não aumente a quantidade de peso até a dor muscular diminuir. De modo geral, ela atinge o auge cerca de dois dias após uma sessão de exercícios e desaparece sozinha em uma semana.

Não ignore a dor intensa. A dor causada por lesões de músculos, articulações e ligamentos é mais intensa do que a dor muscular pós-exercícios e dura mais de uma semana. Se ela for aguda e muito forte ou não diminuir em uma semana, consulte um médico.

Lembre-se da vitamina eu. Ao se sentir mais confortável com os pesos, aumente a intensidade da sessão de exercícios para otimizar sua força, seu tônus e sua flexibilidade muscular.

OS SEGMENTOS DO PROGRAMA DO *BODY*-FOR-*LIFE PARA MULHERES*

Você conhece as regras básicas. Agora, vamos juntar tudo. O Método de Treinamento do *Body*-for-*LIFE para mulheres* baseia-se em dois segmentos. O primeiro é o Segmento de Eliminação de Peso de 12 semanas, que você poderá repetir quantas vezes quiser até atingir o peso pretendido. (O segundo é o Segmento de Manutenção do Peso, que apresentarei mais adiante.)

Como você deve determinar sua meta em relação ao peso? Primeiro, veja os textos "O peso ideal", na página ao lado, e "Fatores que podem afetar a eliminação de peso", na página 174. Eles lhe darão uma idéia do que pode ser um peso razoável e possível de atingir, de acordo com sua altura e suas condições pessoais. A seguir, faça a si mesma duas perguntas:

1. Ao refletir sobre minha vida adulta, em que peso ou manequim fiquei melhor e me senti mais saudável e mais feliz?
2. Será que tentar voltar para aquele peso é uma proposta realista? Sim, se você já teve aquele peso por ter adotado um estilo de vida saudável. Não, se isso pressupõe ficar famélica para conseguir entrar em roupas do tempo de colégio agora que você está no Ciclo 3 ou 4. O objetivo é alcançar o peso pretendido de forma confortável, e não fazer um esforço insensato.

Depois de chegar a um peso razoável, você terá uma boa idéia de quantos Segmentos de Eliminação de Peso ainda precisará fazer até alcançar sua meta. De modo geral, apenas um desses segmentos será suficiente se você precisa eliminar até 9kg. Para emagrecer mais, provavelmente terá que realizar seg-

O peso ideal

Uma pergunta lógica é: qual *deveria* ser seu peso? Sugiro que você adote o seguinte método: atribua 45kg para os primeiros 1,52m da sua altura e acrescente cerca de 2,250kg para cada 2,5cm acima disso. Portanto, se você tem 1,70m de altura, seu peso ideal está em torno de 61kg (com uma diferença de 6,1kg, ou 10%, para mais ou para menos para compensar as diferentes estruturas de corpo).

Uma palavra sobre peso "ideal": o objetivo é eliminar a gordura tóxica, otimizar a massa muscular e livrar-se do máximo possível de gordura corporal. Isso pode deixá-a a 9 ou 13kg do seu peso ideal. Portanto, se você precisa emagrecer 45kg e consegue eliminar 32kg, ainda não atingiu o "peso ideal". Mas, além de estar mais em forma, você terá reduzido o risco de contrair doenças ao eliminar gordura tóxica.

Altura (metros)	Peso ideal aproximado (kg)
1,52	45
1,55	48
1,58	50
1,60	52
1,64	55
1,67	58
1,70	61
1,73	64

Altura (metros)	Peso ideal aproximado (kg)
1,76	66
1,79	69
1,80	70
1,82	72
1,83	73
1,85	74
1,87	76
1,90	79

mentos contínuos. Dependendo do seu peso atual, você pode esperar realisticamente emagrecer cerca de 3 a 9kg num Segmento de Eliminação de Peso, o que corresponde a 225g a 1kg por semana. Essa faixa de variação lhe dá bastante espaço de manobra e lhe permite se dedicar por completo ao programa ou segui-lo mais devagar. Seja qual for seu método para alcançar o sucesso, qualquer peso eliminado e músculo desenvolvido é uma vitória.

Quando o peso pretendido for alcançado, terá início o segundo segmento, o da Manutenção do Peso. Você poderá permanecer nesse segmento indefinidamente, talvez até pelo resto da vida. Mas também poderá passar para essa fase antes de chegar ao peso pretendido – nesse caso, seu objetivo será permanecer no nível que já atingiu sem tentar emagrecer mais. Em caso de doença, lesão ou de um período de dificuldades em casa ou no trabalho, essa é uma exce-

Fatores que podem afetar a eliminação de peso

- **Sua idade:** Após os 40 anos, o emagrecimento torna-se um pouco mais difícil. Porém, é perfeitamente possível, e você vai conseguir.
- **Seu peso:** Se o seu excesso de peso está na faixa dos 22 aos 45kg, não espere se livrar de todos esses quilos em 12 semanas. Planeje a eliminação de 3 a 9kg para cada segmento de 12 semanas.
- **Seu estado hormonal:** Se você passa por TPMs difíceis, teve um filho recentemente, vem tomando remédios para engravidar ou está na perimenopausa, as oscilações hormonais podem afetar sua fome ou sua vontade de "comer por comer". Será necessário ficar mais vigilante para se manter coerente com seus programas alimentar e de treinamento físico.
- **Seu nível de condicionamento físico:** Caso você esteja partindo da estaca zero, seja paciente, afinal seu corpo precisa de tempo para acelerar. Se você costumava ser ativa, seu corpo forte e em forma poderá surgir mais rapidamente do que você imagina.
- **Sua saúde física:** Se você tem um problema de saúde que interfere na sua capacidade de ser tão ativa quanto gostaria (por exemplo, tem um joelho problemático, sofre de artrite ou está se recuperando de uma cirurgia), leve em consideração esse fator na sua equação de eliminação de peso e escolha uma atividade menos intensa. A mesma recomendação vale para o caso de você estar tomando medicações que tornam o processo de emagrecimento mais lento, como hormônios, Tamoxifen, alguns antidepressivos, betabloqueadores e Prednisone.

lente maneira de conservar o progresso conquistado. (Aprenda mais sobre a manutenção e como controlar o peso nas próximas páginas.)

Queira você emagrecer 6 ou 20kg, seja realista. Não pense que será fácil se livrar de 1kg por semana quando restarem apenas cerca de 5kg a serem eliminados. Como há menos gordura a descartar, é provável e perfeitamente normal que o processo de emagrecimento se torne mais lento. Infelizmente, esse temido patamar pode se estabelecer para quase todas as mulheres: à medida que o emagrecimento avança, o metabolismo – a velocidade com que o corpo queima calorias – costuma ficar mais lento. No entanto, você está com sorte, porque um acréscimo de 10 a 15 minutos por dia nas atividades físicas ou uma mudança na rotina de exercícios são recursos que podem ajudá-la a ultrapas-

Como é que você está se saindo? Dois (outros) métodos para medir seu progresso

Como os músculos pesam mais do que a gordura, você poderá constatar que conseguiu diminuir um ou dois números no seu manequim, mas que seu peso na balança permanece inalterado ou até aumentou. Não se desespere! Avalie seu progresso com um dos métodos que apresento a seguir.

Opção 1: A fita métrica. A cada quatro semanas, use uma fita métrica para fazer as seguintes medições:

- em volta dos seios
- em volta da parte mais larga da parte superior do braço
- em volta da cintura na altura do umbigo
- em volta da parte mais larga do abdômen (o menopote)
- em volta da parte mais larga dos quadris
- em volta da parte mais larga da coxa (mais ou menos no meio)
- em volta da panturrilha

Opção 2: Uma roupa como referencial de avaliação. Escolha uma peça de roupa apertada na qual você consegue entrar, mas que ainda não é capaz de abotoar. Ela servirá como referencial de avaliação e fornecerá uma excelente maneira de monitorar seu progresso. Pendure-a do lado de fora do armário, para que a veja todos os dias. Semanalmente, *antes* de subir na balança, vista essa roupa e observe o que acontece. Se ela fechar melhor, é porque você eliminou gordura corporal – e diminuiu o manequim – e possivelmente ganhou um pouco de músculos. Portanto, qualquer que seja o número apontado na balança, você saberá que está se saindo bem.

sar esse patamar e voltar a emagrecer. Embora essa interrupção seja frustrante, não desanime: isso quer dizer que você tem menos gordura a eliminar, e é por isso que ela não está desaparecendo com tanta facilidade. Além disso, o peso eliminado de forma lenta e segura provavelmente não será recuperado.

Tenha em mente mais uma coisa: as mulheres que aparecem nas fotos deste livro emagreceram de 9 a 13kg num período de 12 semanas com uma alimentação cuidadosa e exercícios intensos e constantes. Além disso, muitas dessas fotografias as retratam no último Segmento de Eliminação de Peso – algumas

Gordura corporal: o que é saudável e o que não é

Para uma mulher adulta, a faixa de variação de gordura corporal saudável é a seguinte:

Faixa etária	Faixa de variação saudável
18–39	21–32%
40–59	23–33%
60–79	24–35%

dessas pessoas começaram o programa com muito mais excesso de peso. Se você tem mais de 13kg para eliminar, use essas transformações como inspiração, mas, por favor, não se compare com essas mulheres. Em vez disso, inspire-se nas fotografias de "depois" – provas de que é verdadeiramente possível seguir este programa.

Seja você uma principiante em relação a exercícios, uma atleta ou qualquer coisa entre essas duas categorias, o Método de Treinamento do *Body*-for-*LIFE para mulheres* funcionará no seu caso porque ele é um programa voltado para os diferentes estágios da vida da mulher. E dará resultado qualquer que seja a circunstância: depois de uma gravidez ou de uma cirurgia, após a fratura de uma perna ou depois de um ganho de 4kg, seja o que for. Portanto, se houver períodos na sua vida em que você recupere alguns quilos, saberá exatamente o que fazer para eliminá-los de novo. O segredo está em reiniciar o Método de Treinamento o mais rápido possível.

INICIANDO SEU PRIMEIRO SEGMENTO DE ELIMINAÇÃO DE PESO

Você está pronta para começar? Dê o primeiro passo selecionando o Dia 1 do seu primeiro segmento. Eu sugiro *hoje*, porque não existe dia melhor para celebrar toda a vida que você tem pela frente. Por outro lado, se você não se exercita há algum tempo, talvez precise se preparar um pouco mais para, por exemplo:

- Verificar o estado dos seus tênis (não se esqueça de comprar um par novo a cada seis meses).
- Escolher roupas de ginástica nas quais você se sinta confortável.

- Programar sua agenda de exercícios para que um imprevisto não a desvie do seu propósito.
- Agendar uma reunião com um professor de Educação Física.
- Comprar outros equipamentos (se você for se exercitar em casa). (Veja "O início: seu equipamento", na página 178, para uma descrição completa dos materiais necessários para fazer ginástica em casa.)

No início e no fim de cada Segmento de Eliminação de Peso de 12 semanas, meça seu progresso avaliando a mudança na composição do seu corpo – a eliminação de gordura e a aquisição de músculos. Recomendo que você compre um analisador de gordura corporal, equipamento que mostra tanto seu peso na balança quanto seu percentual de gordura. Embora esse tipo de aparelho não seja totalmente preciso, ele fornece indicadores bem próximos da realidade. Caso você já esteja se exercitando numa academia ou planeje entrar para uma, solicite a um professor que meça sua gordura corporal. (Se, em vez de um analisador de gordura corporal, ele usar um adipômetro – medidor de dobras cutâneas –, não deixe de repetir esse procedimento a cada 12 semanas com o mesmo professor e nas mesmas condições.)

Você também medirá seu progresso com dois outros métodos simples: uma fita métrica e uma roupa que será seu referencial de avaliação (veja a página 175). Muitas mulheres ficam obcecadas com o número que vêem na balança e, quando não percebem grandes mudanças ali (porque ainda não conhecem a importância de outros métodos de aferição), elas acham que fracassaram. Mas, como eu disse, a balança, por si só, não é uma maneira precisa de avaliar o progresso, especialmente se você estiver adquirindo músculos com o treinamento de força. Mesmo que seu peso não esteja caindo rapidamente, você pode estar eliminando centímetros, vestindo tamanhos menores e se livrando de gordura corporal. Os centímetros eliminados e as roupas mais largas a ajudarão a se convencer de que o Método de Treinamento do *Body*-for-*LIFE para mulheres* está funcionando no seu caso. A balança é apenas uma pequena peça da engrenagem. O objetivo é otimizar a composição do seu corpo.

Abra a mente para outras definições de sucesso. A beleza do programa do *Body*-for-*LIFE para mulheres* é o fato de ele não objetivar apenas a "eliminação de peso", mas a *obtenção de uma vida* nova e melhor, que vai lhe proporcionar

O início: seu equipamento

Para iniciar o programa de exercícios, você precisará apenas dos equipamentos indicados na lista a seguir. Fica a seu critério utilizá-los numa academia ou comprá-los e montar seu próprio espaço de treinamento em casa. Qualquer loja de artigos esportivos vende esse tipo de produto e, às vezes, é mais fácil (e mais barato) fazer os exercícios em casa.

- Halteres. Não compre halteres de barra longa (HBL), nos quais se aumenta a carga colocando anilhas, porque fazem muito barulho. Opte pelos halteres de barra curta (HBC) revestidos de plástico. Recomendo que você adquira dois de 5kg – não se esqueça de que o importante é a *intensidade*.
- Um banco regulável. Escolha um que possa ficar reto e inclinado.
- Um colchonete para os exercícios de alongamento. O ideal é que ele seja de borracha ou revestido de vinil – você irá suar em cima dele, lembre-se – e suficientemente comprido para que sua cabeça e seus pés não fiquem no chão quando você se deitar.
- Uma bola suíça (*fitball*) para os abdominais. Sua utilização intensifica os efeitos de determinados exercícios, como os abdominais convencionais, porque requer a utilização de um número maior de músculos. Existem bolas diferentes para alturas diferentes. Portanto, ao escolher uma, verifique se ela é adequada para você.
- Extensores de resistência. Esses materiais pequenos e flexíveis são excelentes para você fazer uma sessão de treinamento quando estiver viajando e não puder ir à academia.
- Um espelho que reflita todo o corpo para que você possa verificar e aperfeiçoar sua técnica.
- Um par de tênis. Substitua-os a cada seis meses.
- Uma cadeira firme com espaldar alto para as atividades de alongamento. Você poderá usá-la também para fazer exercícios para os tríceps.
- Música animada. Qualquer que seja seu estilo preferido – rock, samba, reggae. Mantenha o volume alto. Seu nível de energia e a intensidade do seu esforço subirão. Grave um CD especial ou uma fita com suas canções favoritas ou simplesmente compre um CD que lhe agrade.

muitas vantagens, como mais energia, mais otimismo, mais exercícios com pesos na academia, mais minutos ou quilômetros na esteira ergométrica, mais entusiasmo pela vida, mais confiança em si mesma, mais auto-estima. Quando avaliamos o sucesso com outros instrumentos além da balança, os benefícios do programa parecem infindáveis.

Após reunir seus equipamentos, receber a aprovação do seu médico e selecionar uma data, vá em frente e comece o Segmento de Eliminação de Peso de 12 semanas. Siga as orientações nutricionais na parte 4 e as instruções sobre atividades físicas nesta parte. Lembre-se dos 10 Princípios do Poder da Mente para se manter concentrada. Repita o Segmento de Eliminação de Peso até conseguir livrar-se da quantidade de quilos que você quer. Quando atingir a meta ou, se antes disso, desejar permanecer no ponto em que está, preservando o que já conquistou, passe para o Segmento de Manutenção do Peso.

A seguir, você encontrará uma maneira simples de registrar seu progresso com o Método de Treinamento: a Lista de Controle do Segmento de Eliminação de Peso. Use-a primeiro para obter um quadro da sua evolução a cada quatro semanas; depois, quando atingir a data-limite das 12 semanas, no início e no fim de cada Segmento de Eliminação de Peso. (Se você sabe usar uma calculadora, talvez se interesse em alternar a Fórmula dos Segmentos de Eliminação de Peso (veja o apêndice D, página 253). Isso poderá ajudá-la a determinar o número de calorias que você deve ingerir e queimar em cada segmento para assegurar a continuidade do seu emagrecimento.)

ENTRANDO NO SEGMENTO DE MANUTENÇÃO DO PESO OU "FAZENDO UMA PAUSA"

Você pode passar para o Segmento de Manutenção do Peso em duas situações. A primeira: conseguiu atingir o peso pretendido e quer conservá-lo. A segunda: embora ainda não tenha alcançado a meta, você já emagreceu alguns quilos e deseja permanecer no nível em que está.

O Segmento de Manutenção permite controlar o peso da mesma forma como se interrompe um fluxo d'água. Pense nesse recurso como uma tática similar a: "Quebre o vidro em caso de emergência." Ou seja, você o usará quando estiver muito estressada ou sobrecarregada para continuar com o Método

Lista de Controle do Segmento de Eliminação de Peso

Preencha a seguinte lista de controle a cada quatro semanas e/ou no início ou no fim de cada Segmento de Eliminação de Peso de 12 semanas.

Segmento número: _____ Semana número: _____

PERCENTUAL DE GORDURA CORPORAL

Início do segmento: _____ Fim do segmento: _____

ROUPA COMO REFERENCIAL DE AVALIAÇÃO

Início do segmento: _____ Fim do segmento: _____

Mais larga _____ Nenhuma mudança _____ Mais larga _____ Nenhuma mudança _____

MEDIÇÕES

Tórax Início do segmento: _____ Fim do segmento:_____

Cintura (na altura do umbigo)

Início do segmento: _____ Fim do segmento: _____

Quadril Início do segmento: _____ Fim do segmento: _____

Coxa (esquerda, direita)

Início do segmento: _____ / _____ Fim do segmento: _____ / _____

MENOPOTE

Início do segmento: Menor _____ Nenhuma mudança _____

Fim do segmento: Menor _____ Nenhuma mudança _____

BALANÇA

Início do segmento: _____ Fim do segmento: _____

HUMOR

Início do segmento: _____ Fim do segmento: _____

NÍVEIS DE ENERGIA

Início do segmento: _____ Fim do segmento: _____

QUALIDADE GERAL DE VIDA

Início do segmento: _______________ Fim do segmento: _______________

de Treinamento. Ele é um presente que você dá a si mesma – uma delicada e carinhosa "pausa" que lhe permite "estacionar" durante a batalha mais intensa do processo de emagrecimento e simplesmente preservar o que já alcançou até que se sinta pronta para recomeçar. Você pode manter o peso em qualquer momento de um dos Segmentos de Eliminação.

Para descobrir se deseja entrar no Segmento de Manutenção do Peso para realizar essa pausa, faça a si mesma estas perguntas em qualquer ponto de um Segmento de Eliminação de Peso:

- Será que já eliminei peso suficiente por enquanto? Será que desejo interromper a parte intensa do processo de emagrecimento e preservar, por um tempo, o que já consegui, antes de reiniciar o Método de Treinamento?
- Será que, neste momento, minha vida está muito estressante? Será que prefiro manter o que já consegui, "até a tempestade passar" e, depois, voltar para o Segmento de Eliminação de Peso?

Se você responder afirmativamente a essas duas perguntas, passe para o Segmento de Manutenção do Peso e permaneça nele até sentir que está pronta para voltar para o Segmento de Eliminação de Peso. Não se condene por nenhuma decisão. Após seguir o programa e dar umas voltas pelos segmentos, você ficará craque em se reestruturar, acredite em mim.

No Segmento de Manutenção do Peso, em vez de continuar a emagrecer, você consumirá e queimará a quantidade certa de calorias para *manter o peso com que está naquele momento.* Portanto, poderá comer um pouco mais do que num Segmento de Eliminação de Peso e/ou se exercitará um pouco menos. (A fórmula para intercalar Segmentos de Eliminação de Peso e de Manutenção do Peso apresentada no apêndice D (veja a página 258), vai ajudá-la a calcular quantas calorias ingerir e queimar para que sua forma permaneça inalterada, isto é, para que você não engorde nem emagreça. Lembre-se: você só precisará contar calorias se quiser.)

Há algo que devo deixar claro: esteja você mantendo o peso pretendido que acabou de conquistar ou fazendo uma pausa antes de retomar o Método de Treinamento, é essencial que pratique uma atividade física e siga um programa alimentar. A seguir, relaciono dicas de algumas participantes do National

Weight Control Registry que se livraram de uma média de 22kg e os mantiveram à distância durante muitos anos. Veja o que essas mulheres fizeram para permanecer em forma.

- Comiam em média cinco vezes por dia.
- Exercitavam-se regularmente – menos de 9% delas disseram ter conseguido manter o peso apenas com dietas.
- Não pulavam refeições, em especial o café da manhã.

Conheça outras maneiras de realizar o Segmento de Manutenção do Peso:

Fique atenta à "alteração de peso". Uma vez por semana, vista sua roupa referencial de avaliação e anote suas medidas. Uma vez por mês, verifique seu percentual de gordura corporal. Durante o Segmento de Eliminação de Peso, você vai usar a roupa referencial de avaliação e suas medidas para acompanhar seu progresso. No Segmento de Manutenção do Peso, você as utilizará para se manter atenta a alterações de peso. Mesma tática, motivos diferentes.

Continue a usar seus Relatórios Diários de Progresso da Fórmula Mente–Boca–Músculos. Pesquisas mostram que as pessoas que mantêm um diário de registro alimentar e que monitoram o que ingerem comem menos do que aquelas que não adotam essa prática. Para descobrir se a manutenção de um diário de registro alimentar ajudaria as pessoas a permanecer com o peso estável durante as festas de fim de ano, pesquisadores do Center for Behavioral Medicine, em Chicago, acompanharam 38 indivíduos que estavam fazendo dieta e que já tinham emagrecido, em média, cerca de 10kg num período de aproximadamente 65 dias – começando duas semanas antes do Dia de Ação de Graças e se estendendo até duas semanas após o réveillon. Aqueles que anotavam o que comiam emagreceram em média 3kg a mais, enquanto os que não faziam esse registro engordaram cerca de 1,5kg.

Aumente seu ritmo cardiovascular. Mesmo quando você estiver no Segmento de Manutenção do Peso, faça com que sua atividade cardiovascular permaneça fiel aos princípios do FIT, que abrangem os elementos essenciais do treinamento para a saúde e para o condicionamento físico. Durante essa fase, você pode, por exemplo, reduzir o treinamento cardiovascular para 20 minutos, duas ou três vezes por semana, mas aumentar ou manter sua intensidade (que é o que queima a maior parte das calorias e é mais benéfico para a saúde cardiovascular). Algumas opções: pedalar ou marchar em vez de caminhar; fazer uma aula extra de ioga em vez de ir direto para a esteira ergométrica ou para o *transport*.

Exercite-se com pesos pelo menos uma vez por semana (preferencialmente duas vezes). Pesquisas mostram que a perda de condicionamento físico pode ter início *quatro dias* após a última sessão de exercícios. A boa notícia? Outras pesquisas revelam que é possível manter a força e o tamanho dos músculos com uma ou duas sessões de treinamento com pesos por semana.

Se você seguir o Método de Treinamento fielmente, *verá* os resultados. Caso sua motivação seja preservar ou melhorar a saúde ou entrar outra vez na sua calça jeans, a mudança na composição do seu corpo poderá transformar sua vida.

O FIM DESTE LIVRO... E O INÍCIO DA SUA JORNADA

Você tem um guia: a Fórmula Mente–Boca–Músculos.

Jamais conheci uma mulher que não possuísse o Poder da Mente para se transformar, mental e fisicamente. Na realidade, testemunhei empolgantes transformações mentais e físicas de pacientes minhas que acreditavam ser capazes de mudar sua vida – e foram. Quando a mente, o corpo e o espírito de uma mulher se unem, os milagres acontecem. Sua transformação se torna um presente que não acaba nunca. Ela inspira outras mulheres, as ajuda a acreditar que podem ter o que ela tem e que conseguirão alcançar o que ela alcançou.

Se você leu este livro até aqui, prepare a base para um início bem-sucedido do seu Desafio. Retire os Alimentos Prejudiciais da cozinha; abasteça a geladeira e a despensa com alimentos saudáveis e benéficos. Guarde as roupas e os objetos que estão pendurados na sua esteira ergométrica, pegue os halteres que estão na parte de cima do armário e procure uma academia, uma companheira de caminhadas ou talvez um professor para ajudá-la a começar. Verifique se seus tênis estão em bom estado – se não estiverem, por favor, compre um novo par, pois você vai precisar deles. Tire cópias das páginas de que você precisa dos Relatórios Diários de Progresso da Fórmula Mente–Boca–Músculos para suas 12 primeiras semanas do Desafio.

Panorama geral do Método de Treinamento do *Body-for-LIFE para mulheres*

- Faça exercícios cardiovasculares – qualquer atividade planejada que eleve a taxa de batimentos cardíacos por determinado período, como caminhadas, ciclismo e esteira ergométrica – *pelo menos* de três a cinco vezes por semana durante 30 minutos.
- Exercite-se com pesos duas ou três vezes por semana por pelo menos 30 minutos cada vez. Alterne o treinamento dos músculos principais das partes superior e inferior do corpo. Por exemplo, se você decidir levantar pesos três vezes por semana, treine a parte superior do corpo na segunda-feira, a parte inferior do corpo na quarta-feira e a parte superior do corpo na sexta-feira. Na semana seguinte, treine a parte inferior do corpo na segunda-feira, a parte superior do corpo na quarta-feira e a parte inferior do corpo na sexta-feira. E assim por diante.
- Nos dias de treinamento com pesos, faça dois exercícios para cada grupo principal de músculos. Quando for trabalhar a parte superior do corpo, inclua o tórax, os ombros, as costas, os tríceps e os bíceps. Ao exercitar a parte inferior do corpo, inclua os quadríceps, os músculos posteriores da perna e as panturrilhas. Faça os abdominais após trabalhar a parte inferior do corpo.
- Execute três séries de cada exercício. Em cada série, aumente o peso e diminua o número de repetições. Faça de 12 a 20 repetições na primeira série, de 12 a 15 repetições na segunda série e de 8 a 10 repetições na terceira e última série. Descanse um minuto entre cada série para cada grupo muscular e dois minutos antes de iniciar os exercícios do próximo grupo muscular.

Marque uma consulta com seu médico para obter um atestado de saúde. Depois disso, inspire-se nas histórias reais de sucesso que começam na página 259. Escolha uma data e vá à luta!

Seu sonho de ter qualidade de vida, de se sentir bem e ficar maravilhosa pode se tornar realidade se você permitir que seu Poder da Mente a conduza. Como disse uma das minhas pacientes após completar seu primeiro Segmento de Eliminação de Peso: "Essa foi a primeira das 12 semanas do resto da minha vida." Agora é sua vez.

- Faça os exercícios cardiovasculares e os de treinamento com pesos no nível de intensidade mais alto que conseguir. Seu objetivo deve ser aumentar a intensidade à medida que seu condicionamento físico for melhorando. Peça a um professor de Educação Física que verifique se seus exercícios são adequados às suas condições físicas e se você os está executando corretamente.
- Treine intercalando exercícios para manter o metabolismo em alta.
- Continue com os Segmentos de Eliminação de Peso até se livrar da quantidade total de quilos que você quer emagrecer (ou até chegar ao ponto em que deseje apenas controlar o peso atual). Em seguida, passe para o Segmento de Manutenção. Se você engordar, simplesmente reinicie o Segmento de Eliminação até emagrecer novamente.
- Alongue-se antes dos exercícios cardiovasculares e do treinamento com pesos. O alongamento a ajudará a se movimentar com mais liberdade, permitirá que seus músculos fiquem mais fortes quando você levantar pesos e a ajudará a relaxar após a sessão de atividade física. (Para exercícios de alongamento, veja a página 222.)
- Faça um aquecimento antes dos exercícios cardiovasculares e do treinamento com pesos. O aquecimento relaxa os músculos e diminui o risco de lesões. Para se aquecer, execute, por 10 minutos, a mesma atividade que você planeja fazer em seguida, porém num nível de velocidade e de intensidade mais baixo. Depois, comece sua sessão normal de exercícios. No fim, reduza a intensidade durante cinco minutos. Essa desaceleração permitirá que os músculos relaxem e que sua taxa de batimentos cardíacos diminua gradativamente.

A agenda do Método de Treinamento

Esta é uma amostra de agenda de treinamento para as próximas 12 semanas – e para as semanas e os meses subseqüentes. Você poderá usá-la para sempre em todos os Segmentos de Eliminação de Peso e de Manutenção do Peso que você seguir. No entanto, para obter o máximo de proveito, lembre-se de aumentar a intensidade do seu esforço à medida que o nível do seu condicionamento físico for melhorando (introduza também atividades cardiovasculares extras). E não se esqueça de mesclar os exercícios. Vá em frente – alterne a sessão na esteira com a bicicleta ergométrica ou com a corrida. Os treinamentos com exercícios intercalados exigirão mais do seu corpo e a ajudarão a proteger-se de lesões causadas pelo uso excessivo de determinados músculos e de movimentos repetidos. Além disso, manterão a monotonia à distância. (Nota: Você pode tirar seu dia livre quando preferir. O mais importante, porém, é que reserve esse dia para si mesma e que realmente relaxe!)

	Segunda	Terça
SEMANA 1	**Dia 1:** Cardiovascular: mínimo de 30 minutos	**Dia 2:** Pesos: parte superior do corpo
SEMANA 2	**Dia 8:** Pesos: parte inferior do corpo/abdominais	**Dia 9:** Cardiovascular: mínimo de 30 minutos
SEMANA 3	**Dia 15:** Cardiovascular: mínimo de 30 minutos	**Dia 16:** Pesos: parte superior do corpo
SEMANA 4	**Dia 22:** Pesos: parte inferior do corpo/abdominais	**Dia 23:** Cardiovascular: mínimo de 30 minutos
SEMANA 5	**Dia 29:** Pesos: parte superior do corpo	**Dia 30:** Cardiovascular: mínimo de 30 minutos
SEMANA 6	**Dia 36:** Pesos: parte inferior do corpo/abdominais	**Dia 37:** Cardiovascular: mínimo de 30 minutos
SEMANA 7	**Dia 43:** Pesos: parte superior do corpo	**Dia 44:** Cardiovascular: mínimo de 30 minutos
SEMANA 8	**Dia 50:** Pesos: parte inferior do corpo/abdominais	**Dia 51:** Cardiovascular: mínimo de 30 minutos
SEMANA 9	**Dia 57:** Pesos: parte superior do corpo	**Dia 58:** Cardiovascular: mínimo de 30 minutos
SEMANA 10	**Dia 64:** Pesos: parte inferior do corpo/abdominais	**Dia 65:** Cardiovascular: mínimo de 30 minutos
SEMANA 11	**Dia 71:** Pesos: parte superior do corpo	**Dia 72:** Cardiovascular: mínimo de 30 minutos
SEMANA 12	**Dia 78:** Pesos: parte inferior do corpo/abdominais	**Dia 79:** Cardiovascular: mínimo de 30 minutos

Quarta	Quinta	Sexta	Sábado	Domingo
Dia 3: Cardiovascular: mínimo de 30 minutos	**Dia 4:** Pesos: parte inferior do corpo/abdominais	**Dia 5:** Cardiovascular: mínimo de 30 minutos	**Dia 6:** Pesos: parte superior do corpo	**Dia 7:** Dia livre
Dia 10: Pesos: parte superior do corpo	**Dia 11:** Cardiovascular: mínimo de 30 minutos	**Dia 12:** Pesos: parte inferior do corpo/abdominais	**Dia 13:** Cardiovascular: mínimo de 30 minutos	**Dia 14:** Dia livre
Dia 17: Cardiovascular: mínimo de 30 minutos	**Dia 18:** Pesos: parte inferior do corpo/abdominais	**Dia 19:** Cardiovascular: mínimo de 30 minutos	**Dia 20:** Pesos: parte superior do corpo	**Dia 21:** Dia livre
Dia 24: Pesos: parte superior do corpo	**Dia 25:** Cardiovascular: mínimo de 30 minutos	**Dia 26:** Pesos: parte inferior do corpo/abdominais	**Dia 27:** Cardiovascular: mínimo de 30 minutos	**Dia 28:** Dia livre
Dia 31: Pesos: parte inferior do corpo/abdominais	**Dia 32:** Cardiovascular: mínimo de 30 minutos	**Dia 33:** Pesos: parte superior do corpo	**Dia 34:** Cardiovascular: mínimo de 30 minutos	**Dia 35:** Dia livre
Dia 38: Pesos: parte superior do corpo	**Dia 39:** Cardiovascular: mínimo de 30 minutos	**Dia 40:** Pesos: parte inferior do corpo/abdominais	**Dia 41:** Cardiovascular: mínimo de 30 minutos	**Dia 42:** Dia livre
Dia 45: Pesos: parte inferior do corpo/abdominais	**Dia 46:** Cardiovascular: mínimo de 30 minutos	**Dia 47:** Pesos: parte superior do corpo	**Dia 48:** Cardiovascular: mínimo de 30 minutos	**Dia 49:** Dia livre
Dia 52: Pesos: parte superior do corpo	**Dia 53:** Cardiovascular: mínimo de 30 minutos	**Dia 54:** Pesos: parte inferior do corpo/abdominais	**Dia 55:** Cardiovascular: mínimo de 30 minutos	**Dia 56:** Dia livre
Dia 59: Pesos: parte inferior do corpo/abdominais	**Dia 60:** Cardiovascular: mínimo de 30 minutos	**Dia 61:** Pesos: parte superior do corpo	**Dia 62:** Cardiovascular: mínimo de 30 minutos	**Dia 63:** Dia livre
Dia 66: Pesos: parte superior do corpo	**Dia 67:** Cardiovascular: mínimo de 30 minutos	**Dia 68:** Pesos: parte inferior do corpo/abdominais	**Dia 69:** Cardiovascular: mínimo de 30 minutos	**Dia 70:** Dia livre
Dia 73: Pesos: parte inferior do corpo/abdominais	**Dia 74:** Cardiovascular: mínimo de 30 minutos	**Dia 75:** Pesos: parte superior do corpo	**Dia 76:** Cardiovascular: mínimo de 30 minutos	**Dia 77:** Dia livre
Dia 80: Pesos: parte superior do corpo	**Dia 81:** Cardiovascular: mínimo de 30 minutos	**Dia 82:** Pesos: parte inferior do corpo/abdominais	**Dia 83:** Cardiovascular: mínimo de 30 minutos	**Dia 84:** Dia livre

Guia de exercícios

Apêndice A

PRINCIPAIS GRUPOS MUSCULARES

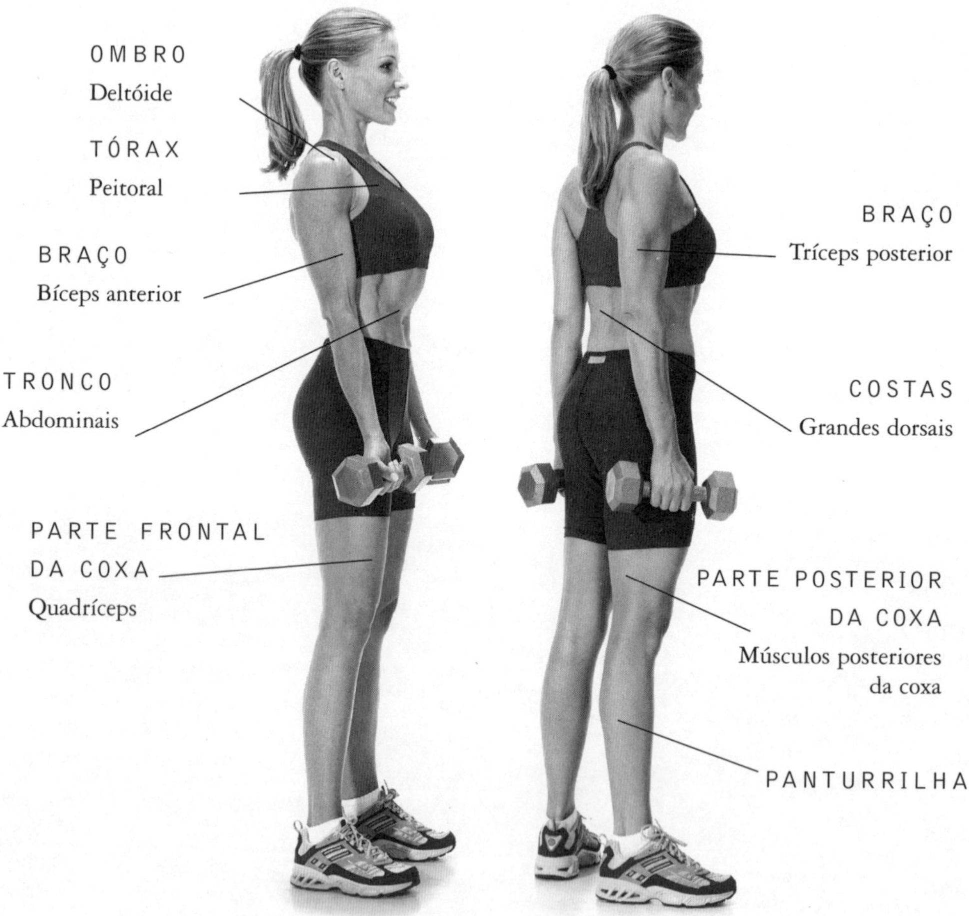

SUPINO – BANCO RETO COM HALTERES

Posição inicial: Deite-se de costas num banco reto, segurando um haltere em cada mão. Eleve-os acima dos ombros, mantendo as palmas das mãos paralelas e voltadas para os pés.

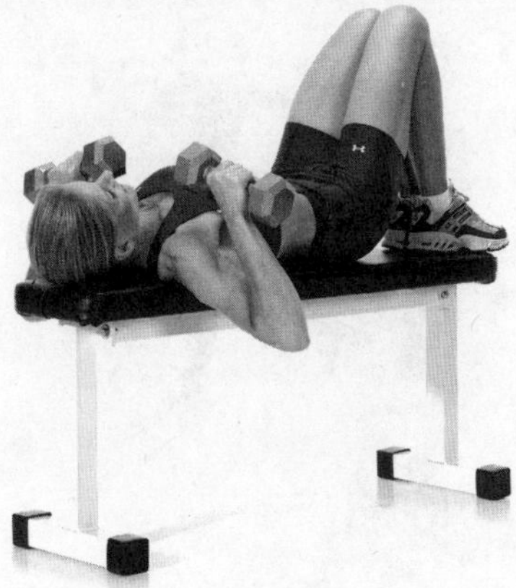

O exercício: Eleve os halteres até que eles se posicionem acima da clavícula (e não acima do rosto ou do abdômen) até formar um ângulo de 90°. Em seguida, abaixe-os lentamente, voltando à posição inicial. Sinta os músculos peitorais se alongarem enquanto os cotovelos descem a um nível abaixo do banco.

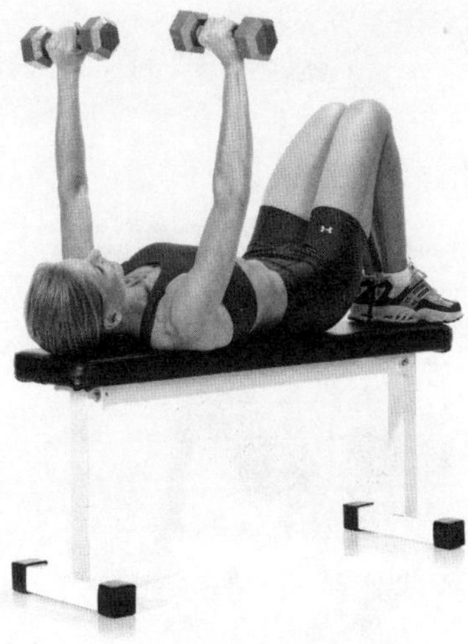

DICA

Não deixe que os halteres se projetem para trás em direção à cabeça e ao rosto. Mantenha a cabeça apoiada no banco durante todo o exercício.

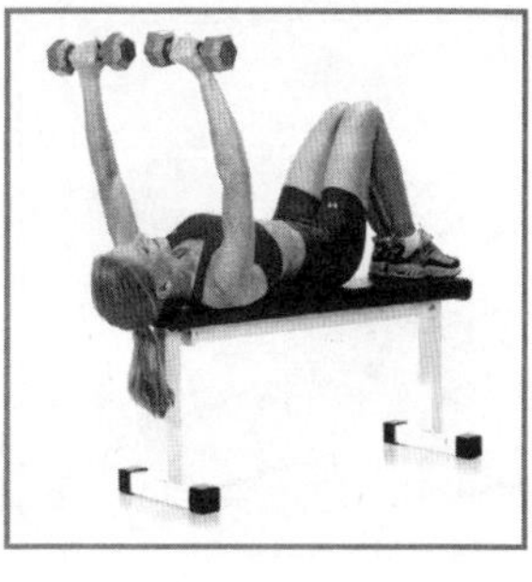

SUPINO – BANCO INCLINADO COM HALTERES

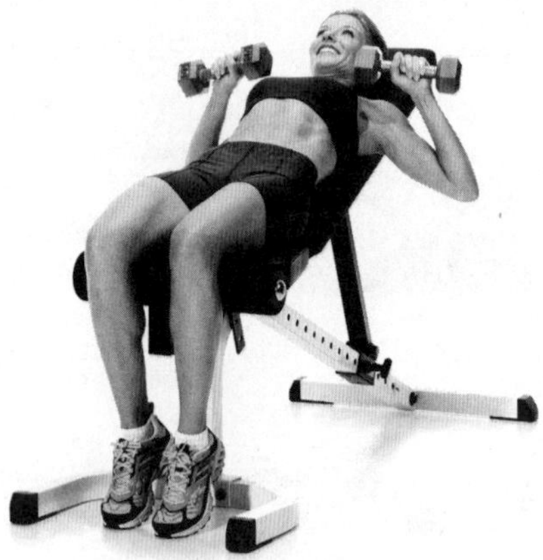

Posição inicial: Sente-se num banco com uma inclinação de 30° aproximadamente. Segure um haltere em cada mão, coloque-os sobre as coxas e, em seguida, posicione-os, um de cada vez, na base dos ombros. Incline-se para trás até estar firmemente apoiada sobre o banco.

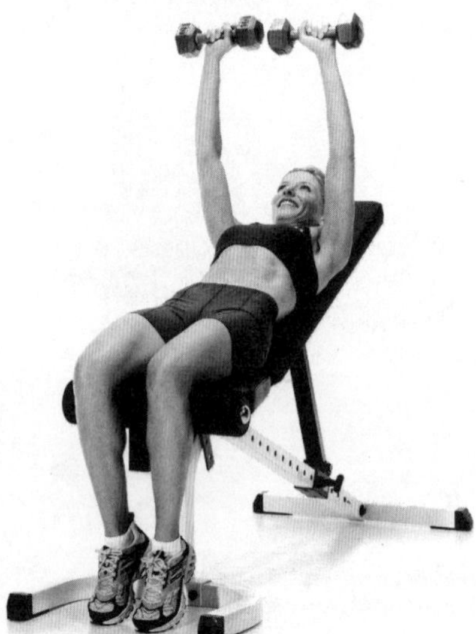

O exercício: Eleve os halteres sobre a parte superior do tórax, levantando-os acima do nariz. Mantenha-se nessa posição por um segundo. Em seguida, inspire profundamente enquanto conduz os pesos de volta à posição inicial. Deixe os halteres nessa posição por um segundo, expire e erga-os novamente.

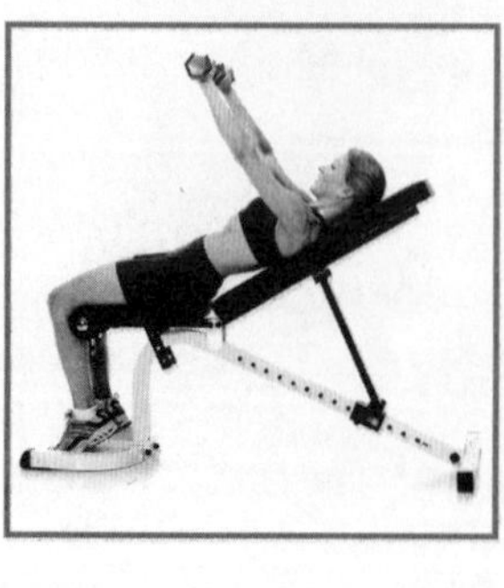

DICA

Se você sentir que está fazendo mais força com os ombros do que com a parte superior do tórax é porque o ângulo de inclinação do banco está muito alto.

CRUCIFIXO – BANCO RETO COM HALTERES

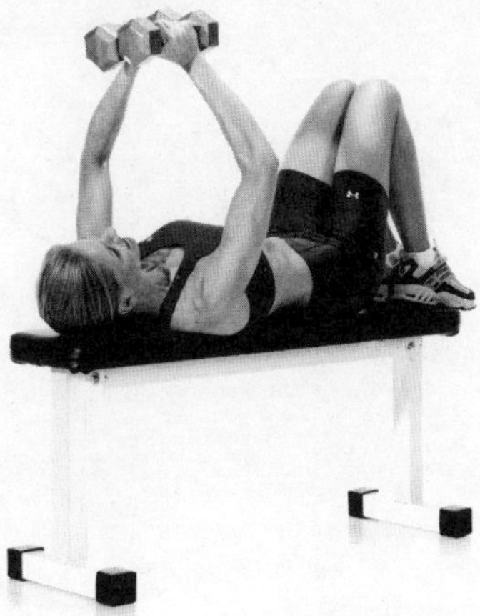

Posição inicial: Sente-se num banco reto com um haltere em cada mão. Em seguida, deite-se, mantendo os halteres próximos ao tórax. Flexione os joelhos e posicione os pés em cima do banco. Os quadris e ombros devem estar firmemente apoiados sobre o banco. Eleve os halteres sobre o tórax com as palmas das mãos voltadas uma para a outra. Mantenha os cotovelos ligeiramente flexionados, como se estivesse segurando uma bola.

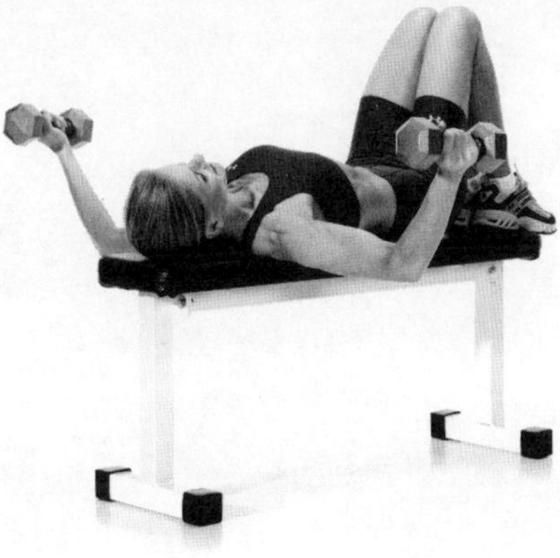

O exercício: Com os cotovelos ligeiramente flexionados, comece a abaixar os halteres bem devagar. Em seguida, inspirando profundamente e sem estender os cotovelos, abaixe os halteres pelas laterais até que eles estejam na mesma altura do banco. Estenda bastante os peitorais, mas não leve os pesos até o chão.
Espere um segundo e, em seguida, expire levantando os pesos. Mantenha os braços ligeiramente flexionados e mova os halteres formando um arco.

DICA

Mantenha os cotovelos no mesmo ângulo durante todo o exercício. Não os flexione nem os estenda, porque isso diminuirá a eficácia do exercício e possivelmente distenderá os músculos dos ombros.

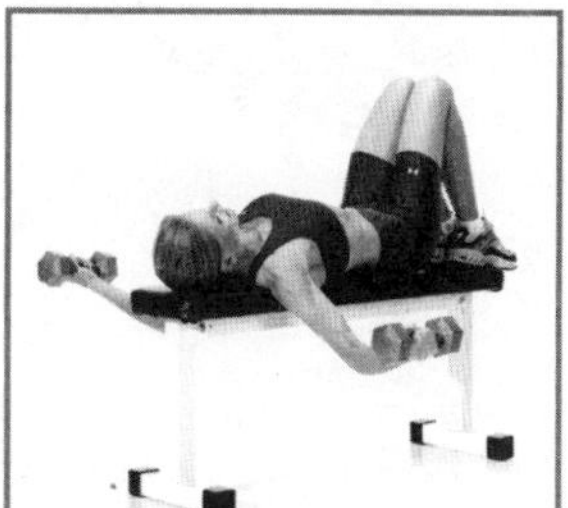

FLEXÃO DE BRAÇOS COM OS JOELHOS APOIADOS

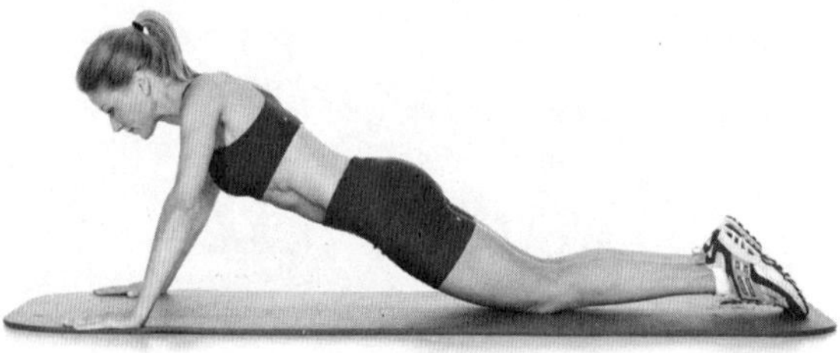

Posição inicial: Fique na posição de quatro apoios (joelhos e mãos no chão), com os braços estendidos e afastados na largura dos ombros, os dedos apontando para a frente. Os joelhos devem ficar abaixo da linha dos quadris. Mova as mãos cerca de 15cm para a frente. Em seguida, leve os quadris para a frente até o corpo formar uma linha reta da cabeça aos quadris.

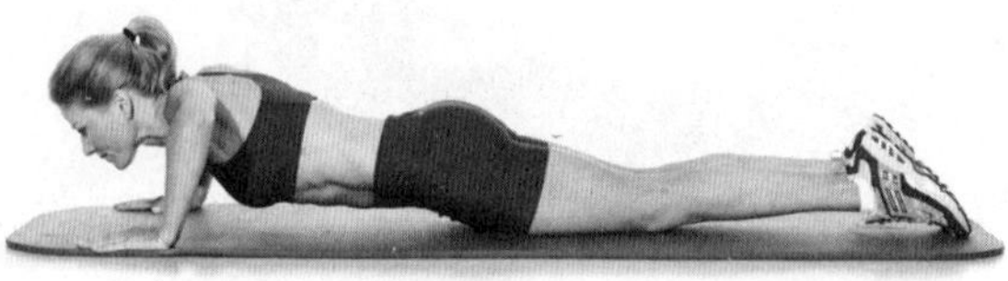

O exercício: Contraia os músculos abdominais e pressione simultaneamente as escápulas para baixo. Mantendo a posição inicial, flexione os cotovelos para fora e abaixe o tronco até que os cotovelos formem um ângulo de 90° e fiquem alinhados com os ombros. Contraia o tórax e os tríceps para estender os braços e volte à posição inicial sem travar os cotovelos.

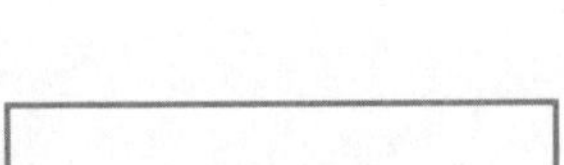

DICA

Mantenha o corpo em linha reta – não mexa as costas.

FLEXÃO COMPLETA

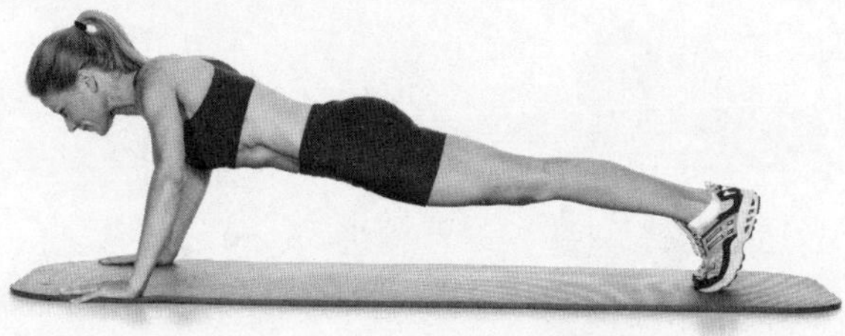

Posição inicial: Fique na posição de quatro apoios (joelhos e mãos no chão), os braços ligeiramente mais afastados do que a largura dos ombros, os punhos na mesma linha dos ombros e os dedos apontando para a frente. Os joelhos devem estar alinhados com os quadris. Contraia os músculos abdominais e pressione simultaneamente as escápulas para baixo. Estenda uma perna de cada vez para trás e apóie-se na parte inferior da ponta dos pés. O corpo deve formar uma linha reta da cabeça ao calcanhar. Olhe para baixo.

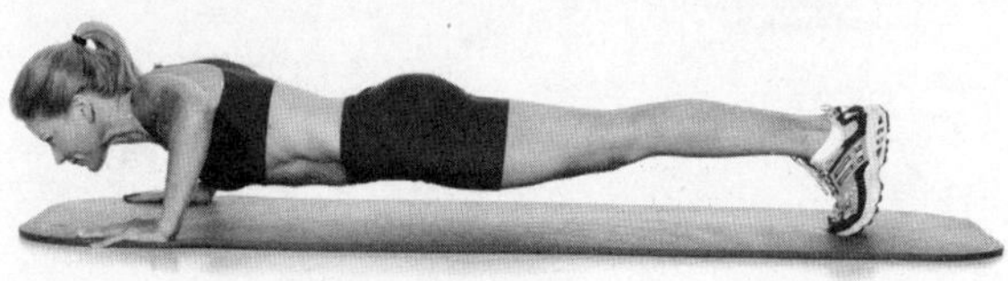

O exercício: Mantendo a posição inicial, flexione os cotovelos para fora e abaixe o tronco até que os cotovelos formem um ângulo de 90° e se alinhem com os ombros. Contraia o tórax e os tríceps para estender os braços e volte à posição inicial sem travar os cotovelos.

DICA

Não deixe que o abdômen e os quadris relaxem enquanto o corpo desce em direção ao chão. Para evitar que isso aconteça, contraia os glúteos e os músculos da perna.

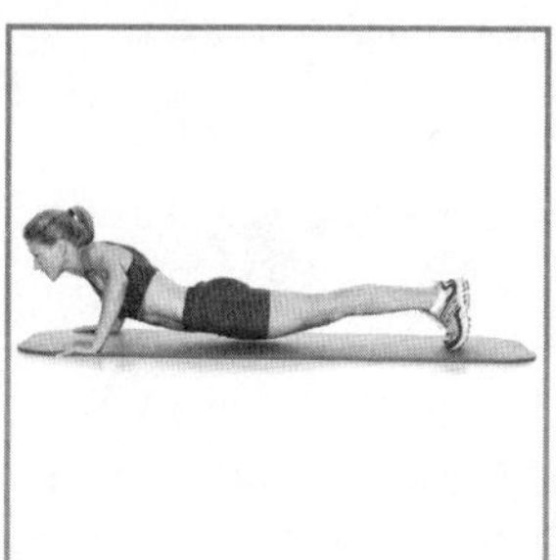

DESENVOLVIMENTO SIMULTÂNEO – COM HALTERES

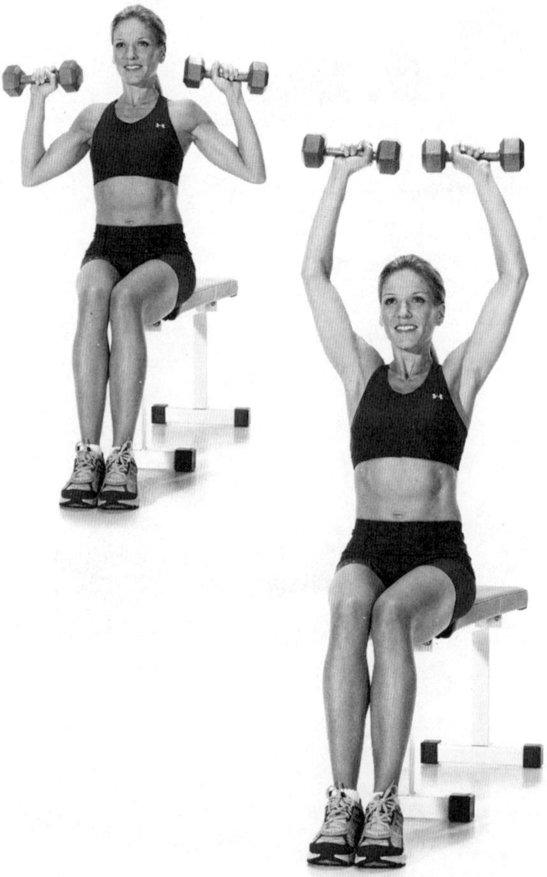

Posição inicial: Sente-se na ponta de um banco reto com os pés apoiados no chão. Segure um haltere em cada mão, na altura dos ombros, com os cotovelos apontando para fora e as palmas das mãos voltadas para a frente.

O exercício: Eleve os halteres até que eles praticamente se toquem acima da cabeça. Não deixe que se projetem nem para a frente nem para trás. Erga os pesos até que os braços fiquem quase estendidos (mas sem travar os cotovelos). Em seguida, abaixe os halteres lentamente até à altura dos ombros, voltando à posição inicial.

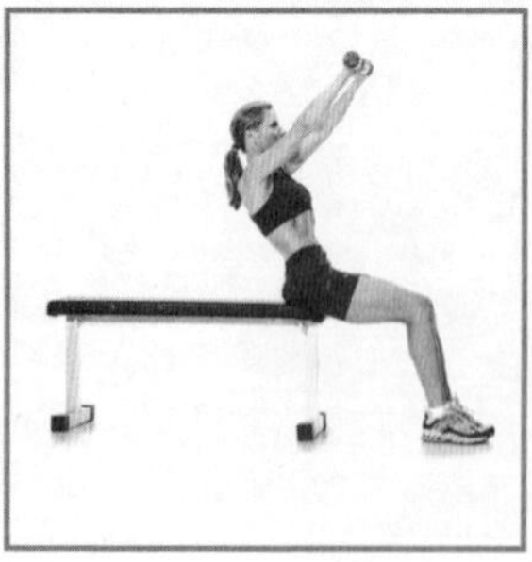

DICA

Mantenha uma boa postura durante todo o exercício. Não se incline para trás. Olhe para a frente com o queixo levantado, os ombros estendidos e o tórax projetado. Mantenha os braços alinhados com as orelhas para levantar os pesos diretamente acima da cabeça.

ELEVAÇÃO SIMULTÂNEA DE OMBROS – COM HALTERES

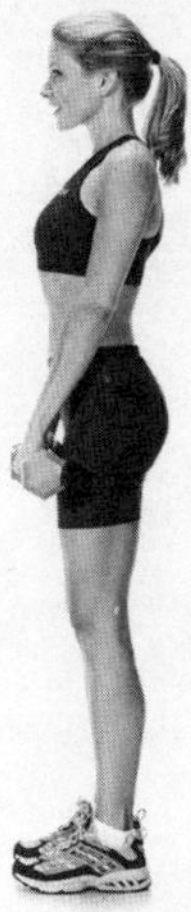

Posição inicial: Fique de pé com os pés afastados (na largura dos ombros), flexione os joelhos ligeiramente, mantenha as costas retas e os músculos abdominais contraídos. Segure um haltere em cada mão com os braços estendidos na frente das coxas, as palmas das mãos voltadas para dentro.

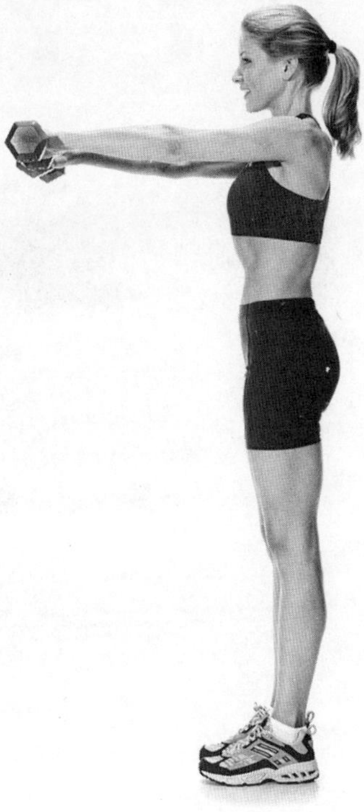

O exercício: Mantendo os punhos retos, os cotovelos ligeiramente flexionados e as palmas das mãos viradas para o chão, levante os braços pela frente até alcançar a altura dos ombros. Sustente-os nessa posição e, em seguida, abaixe-os lentamente. Para evitar que os braços balancem ou que as costas se curvem e você use o impulso para levantar os braços, tente fazer esse movimento com as costas apoiadas numa parede ou erga um braço de cada vez.

DICA

Não se incline para trás enquanto estiver levantando os halteres. Para executar o movimento da maneira correta, equilibre o peso corporal entre os dedos dos pés e os calcanhares. Não deixe que os halteres ultrapassem a altura dos ombros.

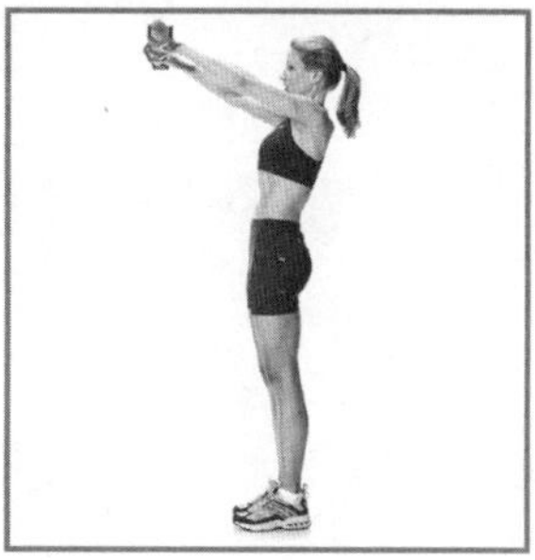

CRUCIFIXO INVERSO – COM HALTERES

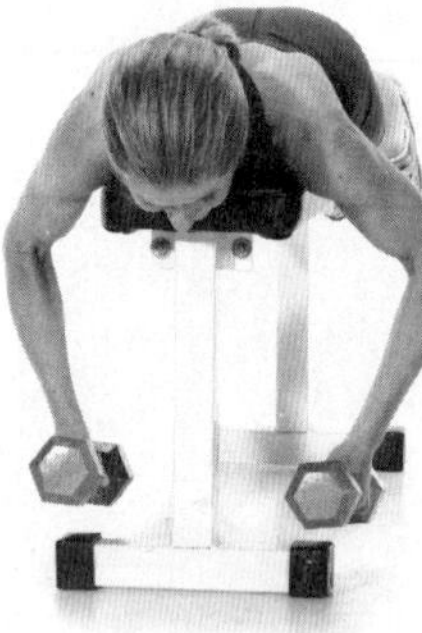

Posição inicial: Deite-se num banco reto com o abdômen para baixo, deixando o queixo um pouco projetado para fora. Mantenha as pernas unidas e estendidas. Pegue os halteres, um em cada mão. Abaixe os braços, mantendo os cotovelos ligeiramente flexionados para que os pesos fiquem um pouco levantados.

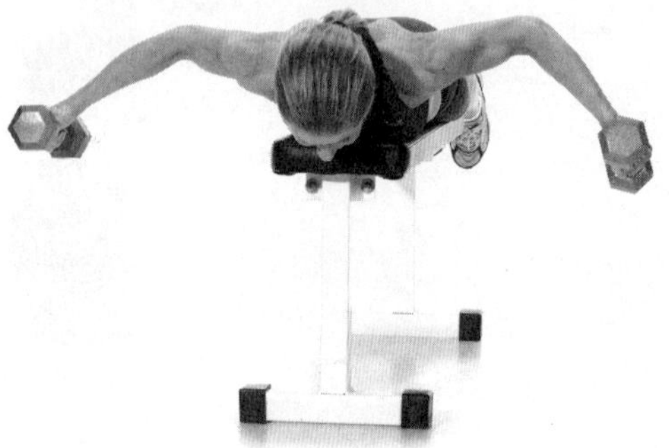

O exercício: Pressione as escápulas e erga levemente o tórax. Em seguida, eleve os braços até que eles estejam nivelados com os ombros – não mais do que isso. As palmas das mãos devem ficar voltadas para baixo. Faça uma pausa e, em seguida, abaixe os braços devagar, levando-os de volta à posição inicial.

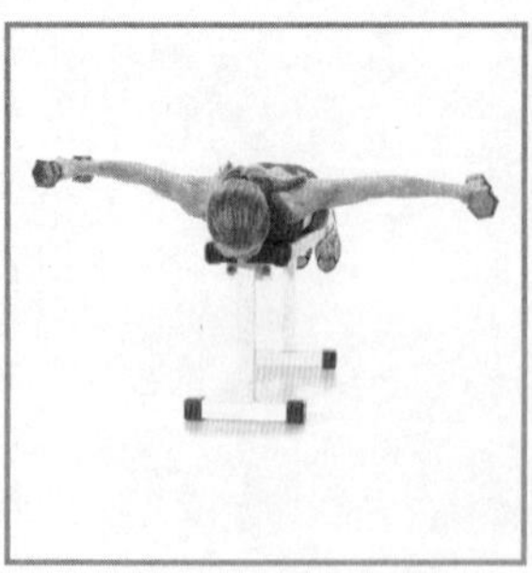

DICA

Não levante os braços acima da altura dos ombros nem estenda os cotovelos – se você fizer isso, poderá distender os músculos dos ombros ou do tórax.

ELEVAÇÃO DE OMBROS – COM HALTERES (SENTADO)

Posição inicial: Sente-se na extremidade de um banco reto com os joelhos dobrados e os pés apoiados no chão. Segure um haltere em cada mão e estenda os braços semiflexionados nas laterais do corpo. As palmas das mãos devem estar voltadas para dentro, os polegares apontando para a frente.

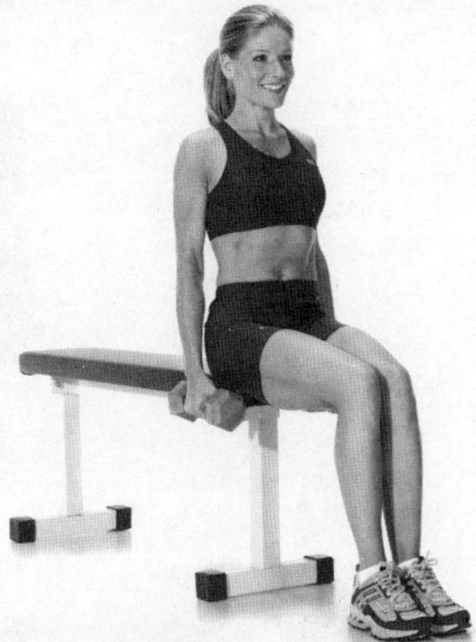

O exercício: Mantendo a postura ereta, eleve os braços até que fiquem paralelos ao chão. As palmas das mãos devem estar viradas para baixo. Faça uma pausa e, em seguida, abaixe lentamente os braços, levando-os de volta à posição inicial.

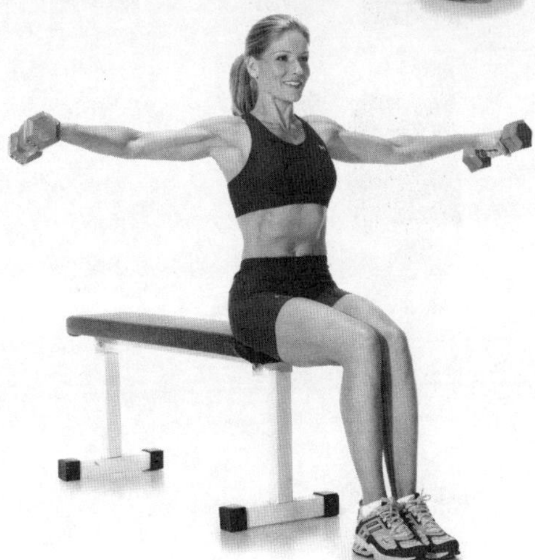

DICA

Não use o impulso para erguer os braços acima da altura dos ombros – isso pode causar lesões nos ombros ou no grupo muscular manguito rotador. Se você sentir necessidade de usar o impulso para levantar os halteres, é porque eles estão pesados demais.

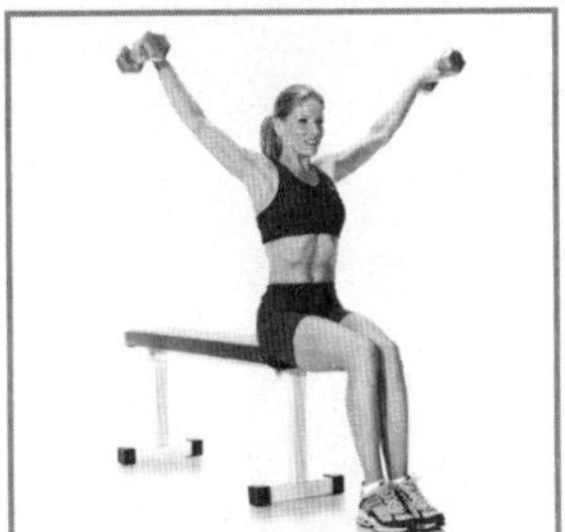

ELEVAÇÃO DE OMBROS – COM HALTERES (DE PÉ)

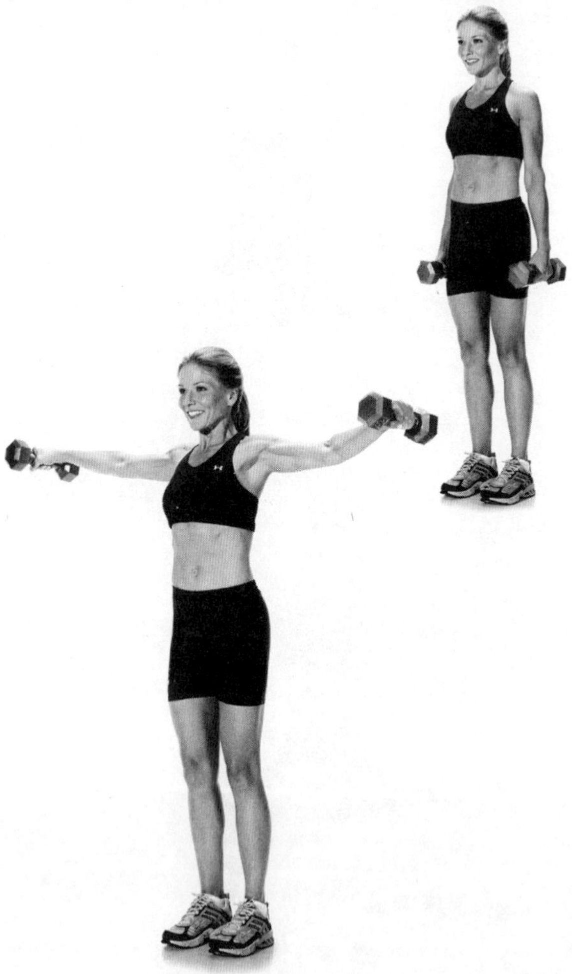

Posição inicial: Fique de pé com os pés afastados (mais ou menos na largura dos quadris), os joelhos ligeiramente flexionados e o peso corporal equilibrado entre os dedos dos pés e os calcanhares. Segure um haltere em cada mão, mantendo os braços estendidos nas laterais do corpo. As palmas das mãos devem ficar viradas para dentro e os polegares voltados para a frente.

O exercício: Com a postura ereta, eleve os braços até que eles alcancem a altura dos ombros. Mantenha as palmas das mãos voltadas para baixo. Faça uma pausa e, em seguida, abaixe os braços lentamente, levando-os de volta à posição inicial.

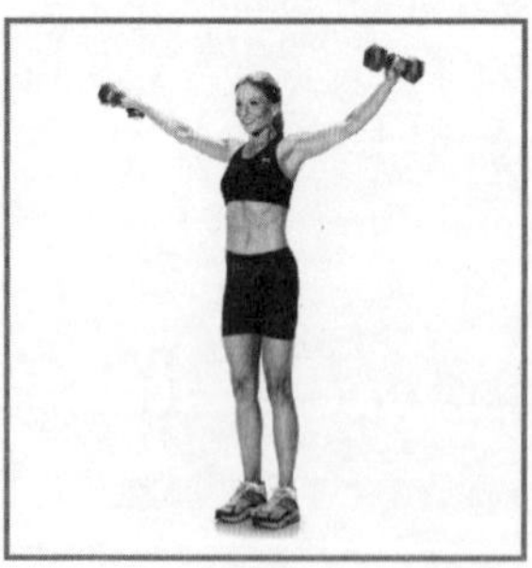

DICA

Não suspenda os ombros até às orelhas – mantenha-os abaixados e o tórax estendido. Olhe para a frente sem abaixar o queixo.

REMADA UNILATERAL – BANCO RETO COM HALTERE

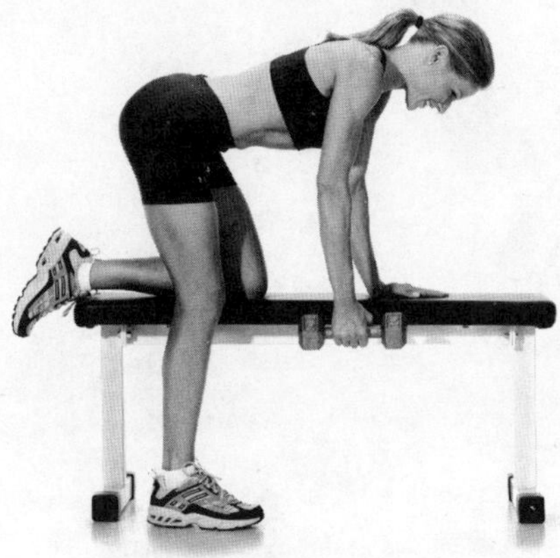

Posição inicial: Comece com o pé direito posicionado no chão e o joelho esquerdo flexionado sobre um banco reto. Segure um haltere com a mão direita. Em seguida, incline-se para a frente, apoiando o peso da parte superior do corpo no braço esquerdo, que deve estar fixo no banco. Mantenha as costas quase paralelas ao chão. Deixe o braço direito se estender perpendicularmente ao ombro, a palma da mão voltada para o corpo e o polegar apontando para a frente.

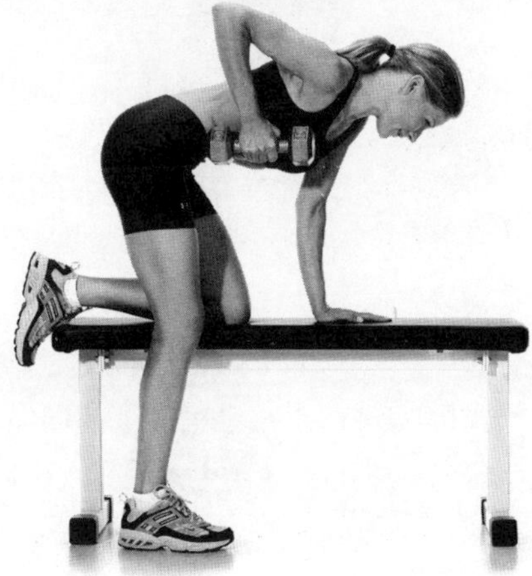

O exercício: Suspenda o cotovelo o máximo que puder – o haltere deve ficar quase paralelo ao tronco. Em seguida, leve lentamente o braço de volta à posição inicial.
Após completar o número indicado de repetições para o braço direito, siga as mesmas instruções para o braço esquerdo.

DICA

Não curve as costas, mantenha-as retas.

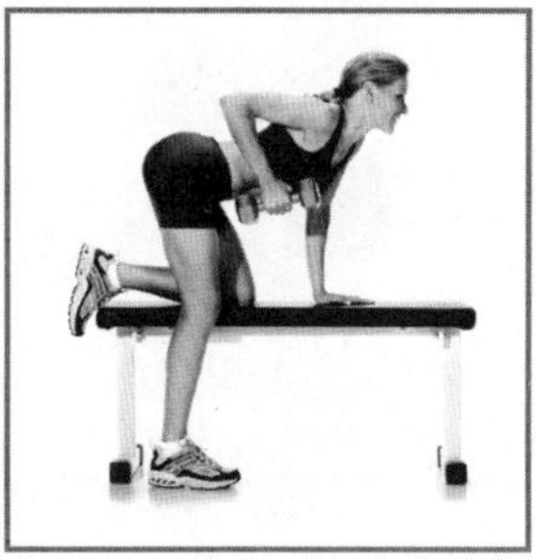

REMADA UNILATERAL – COM EXTENSOR

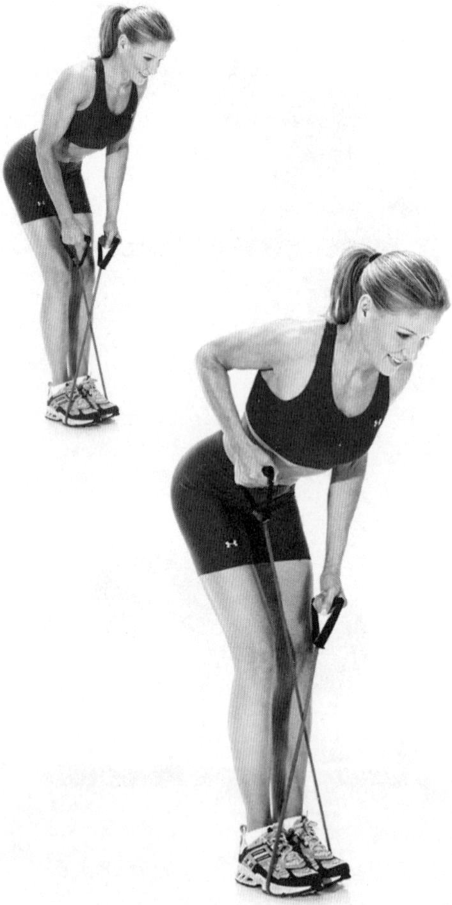

Posição inicial: De pé, com os joelhos ligeiramente flexionados, prenda o extensor embaixo dos pés. Cruze-o e segure as empunhaduras. Incline-se ligeiramente para a frente, na altura da cintura, mas deixe as costas retas. Para ajudar a manter a postura adequada, projete o tórax para a frente e estique os ombros para trás.

O exercício: Puxe um cotovelo para cima. Para fazer o exercício corretamente, não se esqueça de retrair as escápulas. O braço deve permanecer perto do corpo durante todo o exercício.

Após completar o número indicado de repetições para um braço, siga as mesmas instruções para o outro braço.

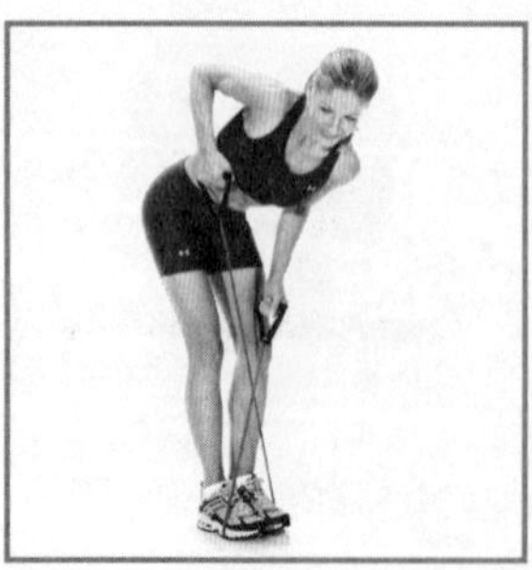

DICA

Neste exercício, a técnica é importante. Mantenha o extensor na altura do meio do abdômen, e não na altura do tórax. Ao puxar o cotovelo para cima, deixe-o encostar levemente na lateral do corpo.

TRÍCEPS FRANCÊS – COM HALTERE (DE PÉ)

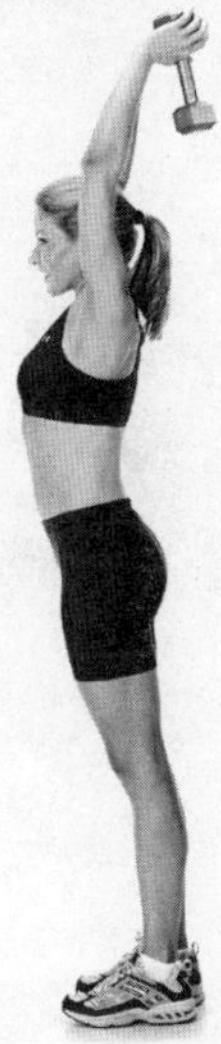

Posição inicial: Fique de pé com os pés afastados na largura dos ombros e flexione ligeiramente os joelhos. Segure um haltere pela extremidade com as duas mãos (palmas para cima) e levante-o sobre a cabeça.

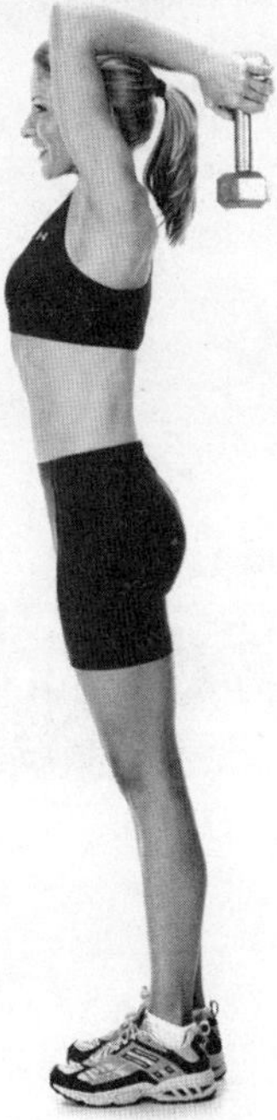

O exercício: Dobrando os braços, abaixe devagar o haltere por trás da cabeça. Mantenha os cotovelos perto da cabeça e apontados para cima durante todo o exercício para conservar o foco central nos tríceps, e não nos ombros. Abaixe o peso até sentir que os tríceps estão sendo estendidos. Faça uma pausa e leve o haltere de volta para cima – levante os braços até que eles estejam ligeiramente retos, formando um arco (assim o peso não baterá na parte de trás da cabeça).

DICA

Mantenha os cotovelos apontados para cima e junto ao corpo – não deixe que virem para fora. Além disso, não segure o haltere como se ele fosse um sanduíche. Posicione as palmas das mãos na extremidade do haltere, de modo que fiquem voltadas para dentro, com os dedos indicadores e polegares se tocando.

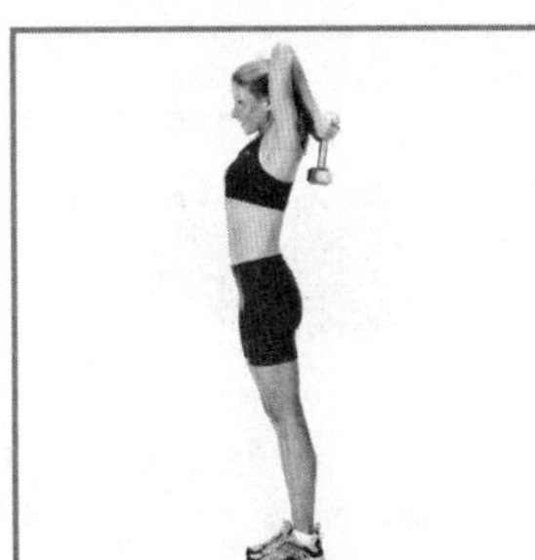

TRÍCEPS NA TESTA – COM HALTERES (DECÚBITO DORSAL)

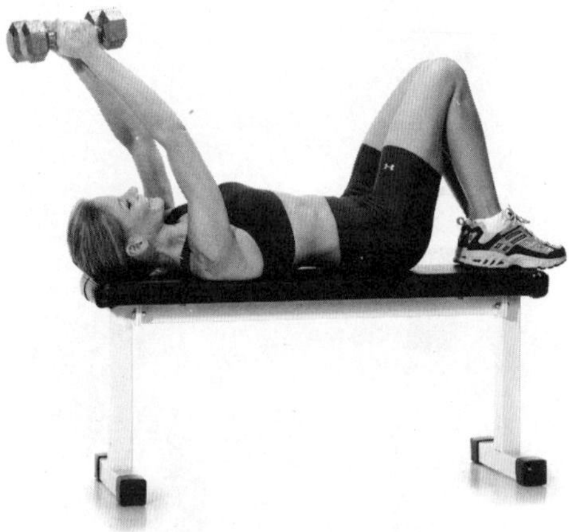

Posição inicial: Deite-se num banco reto com um haltere em cada mão, os braços estendidos sobre a cabeça para que possa olhar diretamente para os pesos. Mantenha as palmas das mãos viradas uma para a outra.

O exercício: Segure os halteres juntos. Flexione os cotovelos e abaixe lentamente os pesos em direção ao topo da cabeça. A parte superior dos braços deve permanecer imóvel. Mantenha os cotovelos apontados para cima, e não para trás.

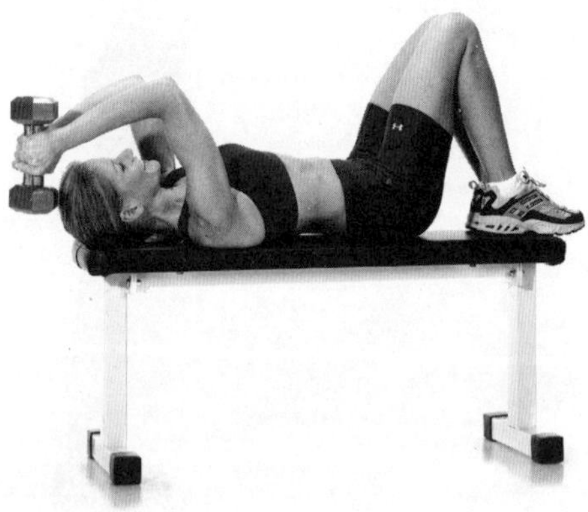

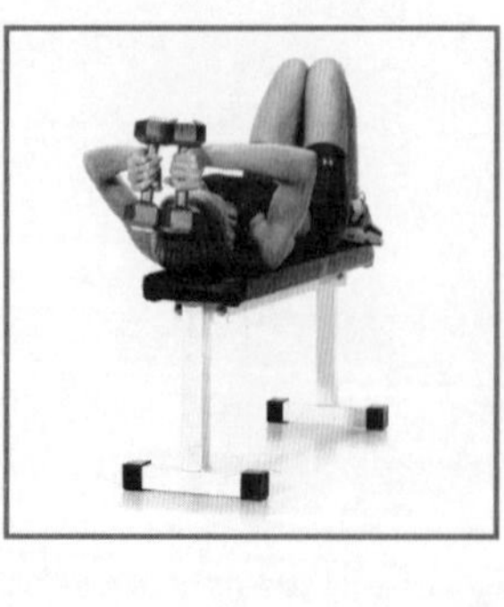

DICA

Não deixe que os cotovelos se abram. Mantenha-os fechados e apontados para cima.

TRÍCEPS UNILATERAL – BANCO BAIXO COM HALTERE (TRÊS APOIOS)

Posição inicial: Segurando um haltere na mão esquerda, posicione-se diante de um banco a uma distância equivalente ao seu braço. Afaste os pés na largura dos quadris. Apóie a palma da mão direita na superfície do banco e flexione os joelhos até que as costas fiquem paralelas ao chão. Aproxime o cotovelo esquerdo do tronco até a parte superior do braço ficar paralela ao chão. As articulações dos dedos devem estar voltadas para o chão.

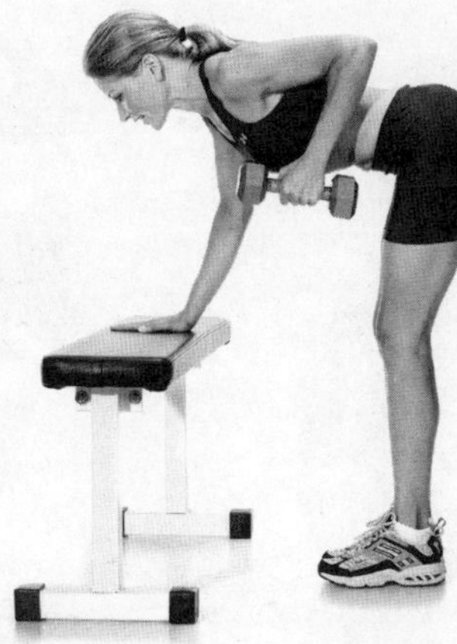

O exercício: Estique o braço esquerdo, levando o haltere para trás e para cima até à altura do quadril – o braço deve ficar totalmente estendido e paralelo ao chão (mas não trave o cotovelo). Faça uma pausa e flexione lentamente o cotovelo até que ele volte à posição inicial. Complete o número de repetições e, em seguida, mude para o braço direito.

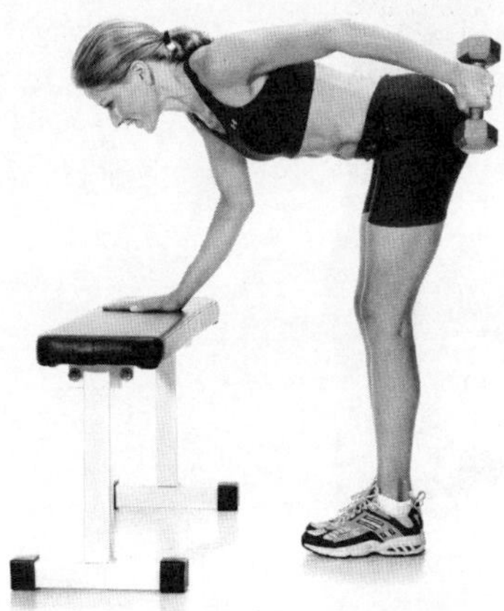

DICA

Não levante muito o braço – lembre-se de mantê-lo paralelo ao chão. As costas também devem permanecer paralelas ao chão. Não deixe um ombro ficar mais alto do que o outro.

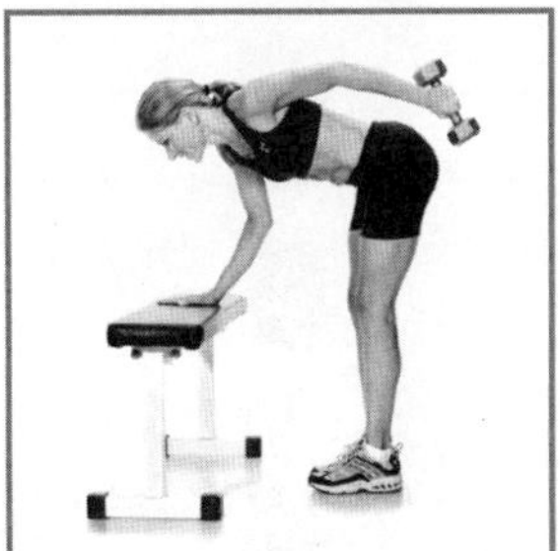

ROSCA BÍCEPS ALTERNADA – COM HALTERES

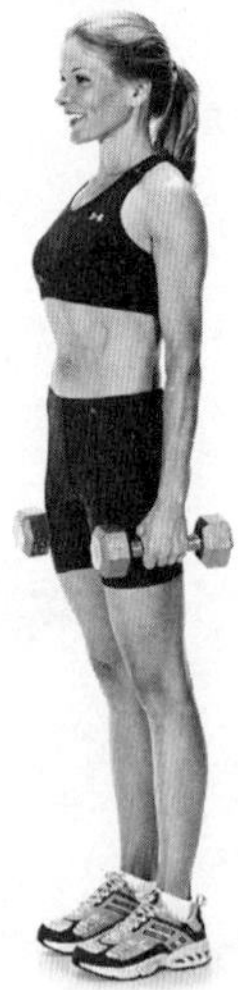

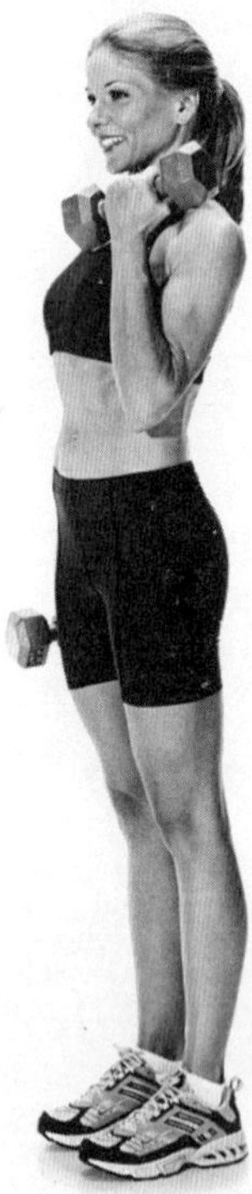

Posição inicial: De pé, segure um haltere em cada mão e estenda os braços nas laterais do corpo com as palmas das mãos viradas para as coxas. Mantenha os pés afastados na largura dos quadris e as pernas estendidas, porém com os joelhos relaxados.

O exercício: Mantendo o tronco imóvel, dobre o cotovelo esquerdo e leve o haltere em direção ao ombro. No fim do movimento, gire a palma da mão para que fique voltada para dentro, mas sem deixar que o cotovelo se projete para a frente. Faça uma pausa e, em seguida, abaixe lentamente o braço. Alterne os braços durante a série. (Erga somente um braço de cada vez. Um movimento de cada lado equivale a uma repetição.)

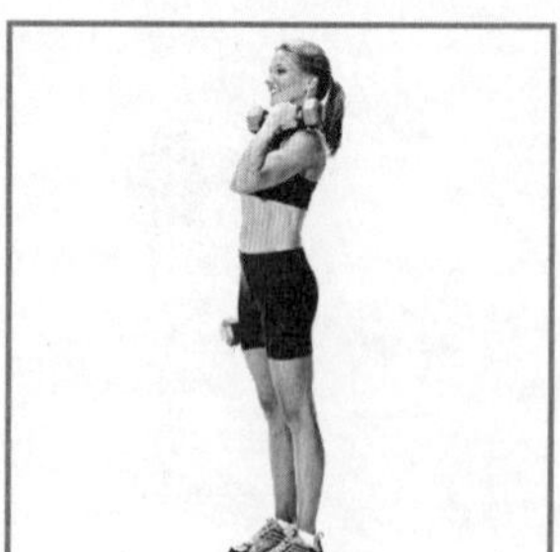

DICA

Não balance os braços – o tronco deve ficar imóvel durante a execução do exercício. Complete o movimento com um braço antes de iniciar o movimento com o outro braço. Não deixe que os cotovelos se projetem para a frente. Mantenha-os junto às laterais do corpo durante todo o exercício. Além disso, não curve as costas para ajudar a levantar os halteres – elas têm que permanecer retas.

ROSCA BÍCEPS SIMULTÂNEA – COM HALTERES (DE PÉ)

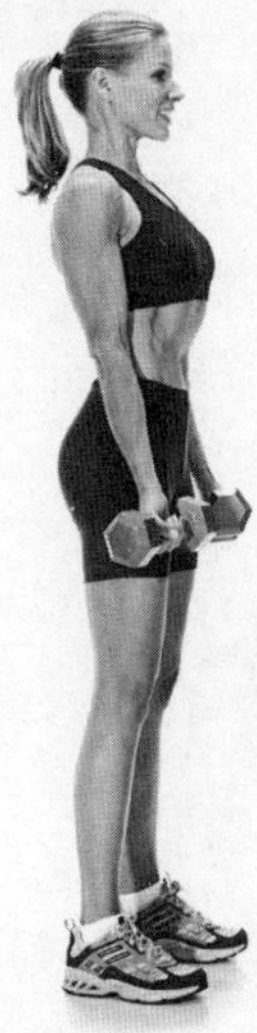

Posição inicial: De pé, segure um haltere em cada mão e afaste os pés na largura dos quadris, mantendo os joelhos ligeiramente flexionados e os dedos dos pés voltados para a frente. Deixe os braços estendidos nas laterais do corpo, os cotovelos formando uma linha reta com os ombros. As palmas das mãos devem ficar viradas para a frente, com os polegares apontando para fora.

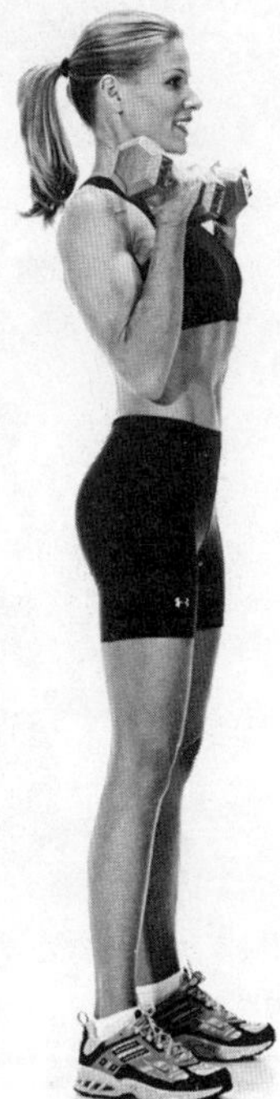

O exercício: Erga os halteres lentamente em direção aos ombros. Concentre-se em manter a parte superior dos braços na vertical e os punhos retos. Faça uma pausa e, em seguida, leve os halteres de volta à posição inicial bem devagar.

DICA

Não se incline muito para a frente nem para trás. O corpo deve estar ereto para que você tenha estabilidade. Mantenha os cotovelos junto às laterais do corpo.

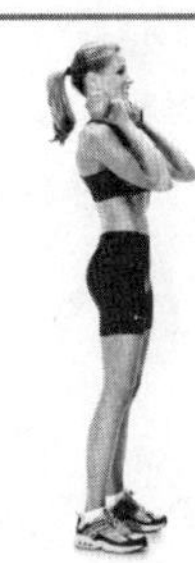

ROSCA BÍCEPS SIMULTÂNEA – COM HALTERES (SENTADO)

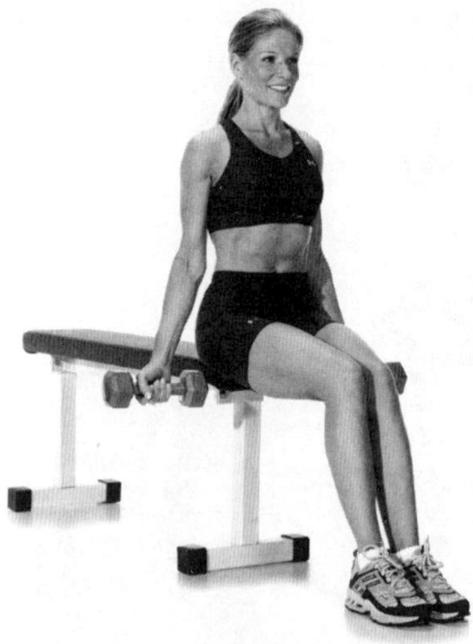

Posição inicial: Sente-se na extremidade de um banco reto com um haltere em cada mão. Deixe os braços estendidos nas laterais do corpo e mantenha as palmas das mãos voltadas para a frente.

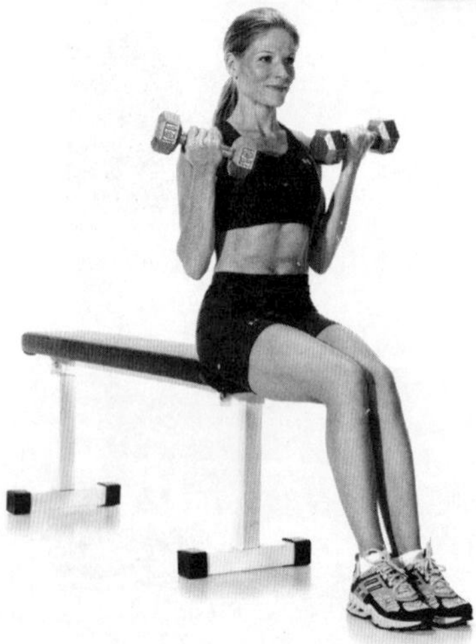

O exercício: Contraia os braços e erga os halteres em direção aos ombros. Durante o movimento, mantenha imóveis a parte superior dos braços e o tronco – haverá algum movimento, porém evite impulsionar os pesos para cima. Deixe que os bíceps façam o esforço. Em seguida, leve lentamente os halteres de volta à posição inicial.

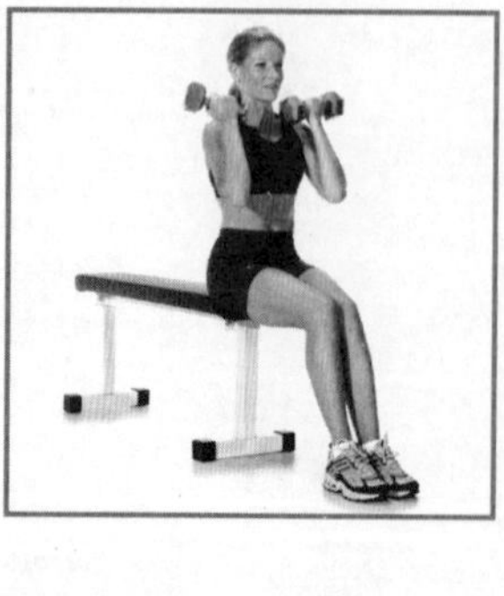

DICA

Não se incline para trás nem para a frente enquanto abaixa os pesos, porque isso diminui a quantidade de esforço que os bíceps estão fazendo.

ROSCA BÍCEPS PEGADA ROMANA – COM HALTERES (DE PÉ)

Posição inicial: Fique de pé com os pés afastados na largura dos ombros, os braços estendidos nas laterais do corpo, um haltere em cada mão e as palmas das mãos voltadas para as coxas.

O exercício: Flexione os braços e erga os halteres na direção dos ombros. Durante o movimento, mantenha imóveis a parte superior dos braços e o tronco. Abaixe lentamente os pesos, levando-os de volta à posição inicial.

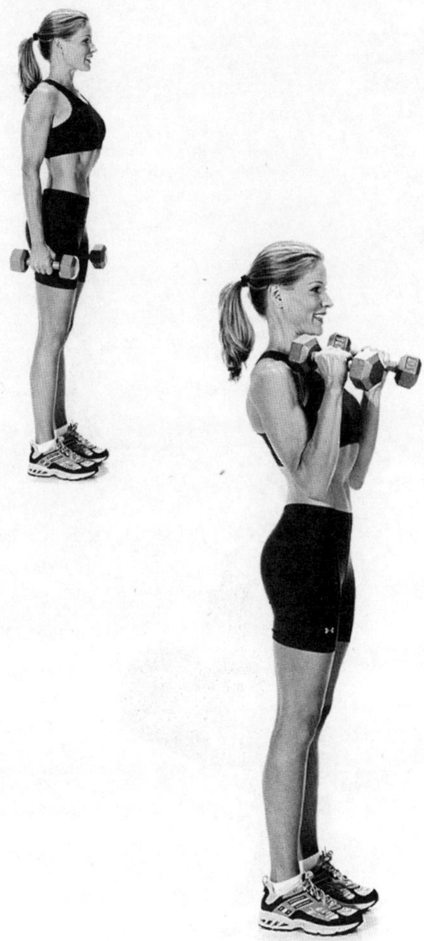

DICA

Mantenha a postura ereta durante todo o exercício. Não se incline para a frente nem para trás. O abdômen deve ficar contraído e o tronco reto. Erga os halteres com as palmas das mãos voltadas uma para a outra – elas não podem ficar viradas para baixo.

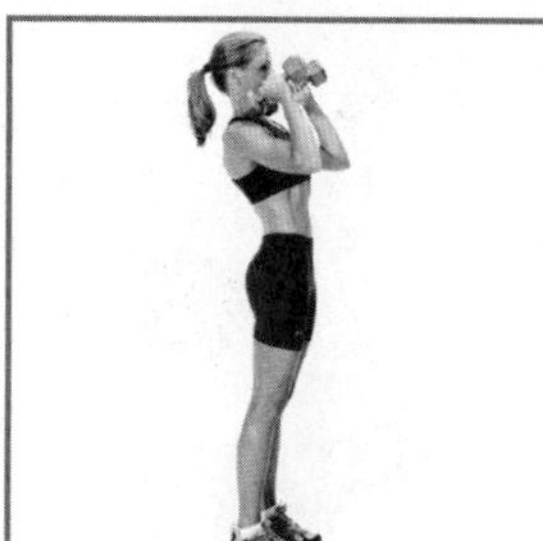

AGACHAMENTO A 90° COM PÉS PARALELOS – COM HALTERES

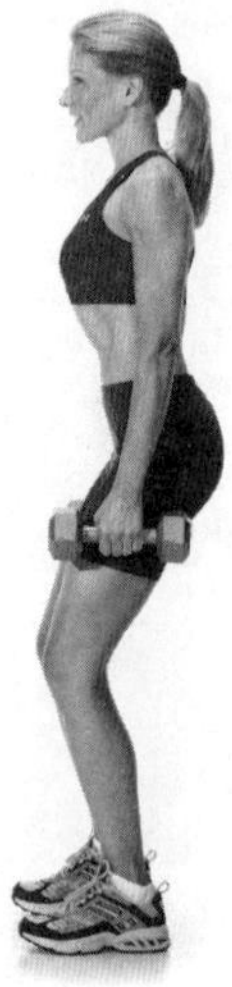

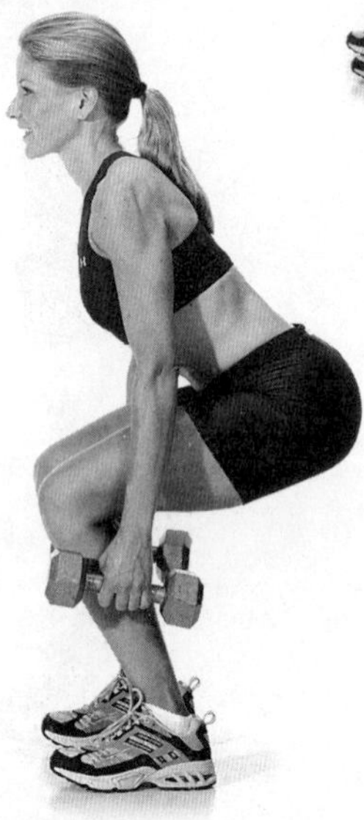

Posição inicial: De pé, com os pés afastados quase na largura dos ombros, segure dois halteres, mantendo os braços estendidos nas laterais do corpo, as palmas das mãos voltadas para dentro.

O exercício: Com a cabeça, as costas e os ombros eretos, flexione os joelhos e abaixe os quadris até que as coxas estejam paralelas ao chão. Em seguida, apoiando-se nos calcanhares, levante-se e volte à posição inicial. Permaneça com as costas retas durante todo o exercício. Se você achar difícil se equilibrar, experimente colocar um suporte de madeira de 3cm de espessura ou um par de halteres com essa medida embaixo dos calcanhares.

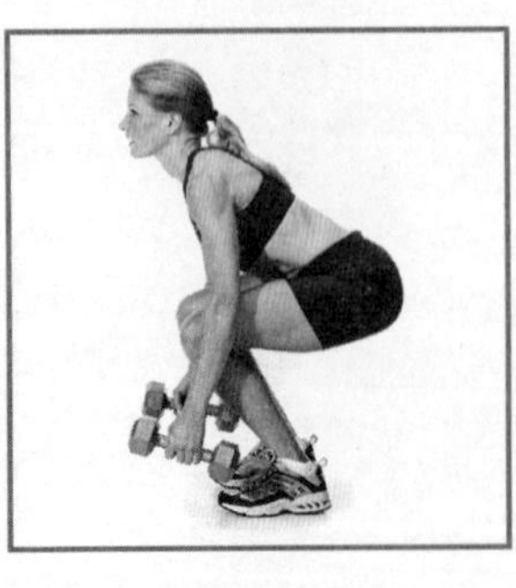

DICA

Não deixe que os joelhos se projetem à frente dos pés. O peso do seu corpo deve se deslocar para trás enquanto você se agacha. Mantenha os músculos abdominais contraídos para estabilizar a região lombar.

AGACHAMENTO UNILATERAL AVANÇADO – COM HALTERES

Posição inicial: Fique de pé com os pés juntos, dedos apontando para a frente, e segure um haltere em cada mão. Mantenha os ombros estendidos, o queixo levantado, as costas retas e as palmas das mãos voltadas para dentro.

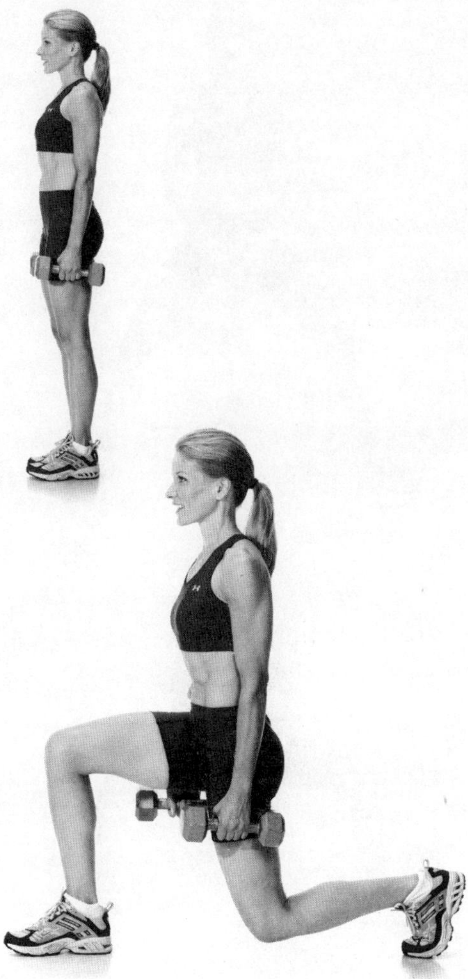

O exercício: Dê um passo para a frente com o pé direito. Flexione os joelhos e abaixe os quadris até o joelho esquerdo ficar a alguns centímetros do chão. Em seguida, faça força com a perna direita para erguer-se de volta à posição inicial. Complete o número de repetições indicado para a perna direita. Em seguida, execute o exercício com a perna esquerda.

DICA

Não deixe os dedos dos pés voltados nem para dentro nem para fora – eles devem ficar virados para a frente. Além disso, não levante o calcanhar do pé que está na frente – mantenha-o apoiado no chão. A maneira correta de executar o exercício é alinhar o joelho da perna da frente com o tornozelo.

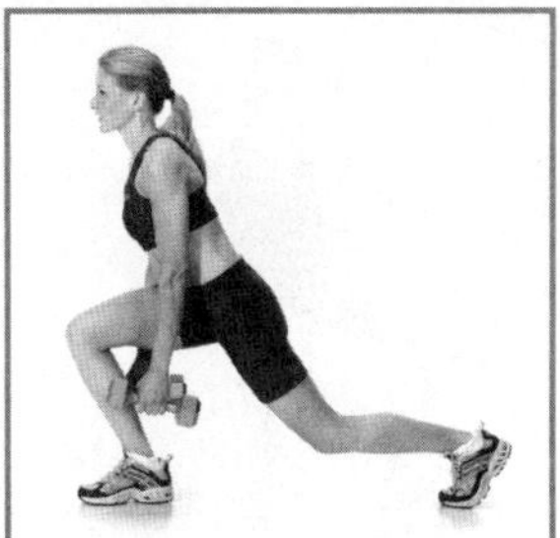

AGACHAMENTO A 90° EM GRANDE ABERTURA – COM HALTERE

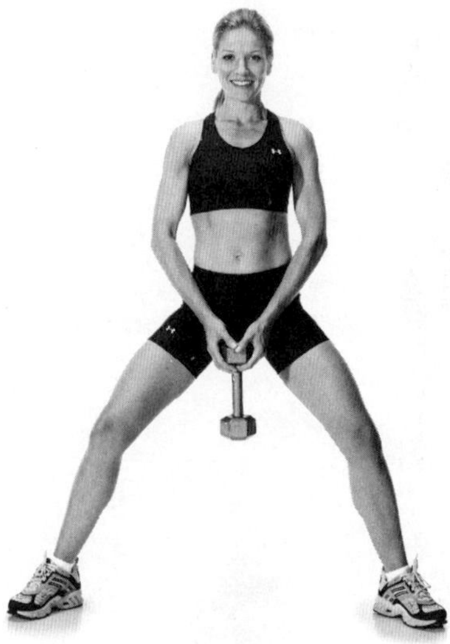

Posição inicial: Fique de pé com os pés afastados de 60 a 90cm um do outro, os dedos apontando para fora num ângulo de 45°. Mantenha as pernas esticadas, mas sem travar os joelhos. Com os cotovelos ligeiramente flexionados, segure um haltere com as duas mãos, de modo que ele se posicione verticalmente na frente do corpo.

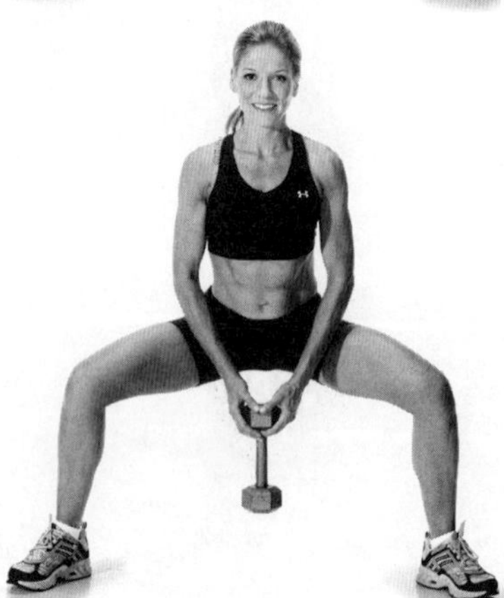

O exercício: Mova os quadris para trás como se você fosse se sentar. Em seguida, flexione os joelhos, seguindo o ângulo exato dos dedos dos pés. Abaixe o corpo até que as coxas fiquem paralelas ao chão. Mantenha os calcanhares abaixados e seu peso corporal distribuído por igual. Volte à posição inicial.

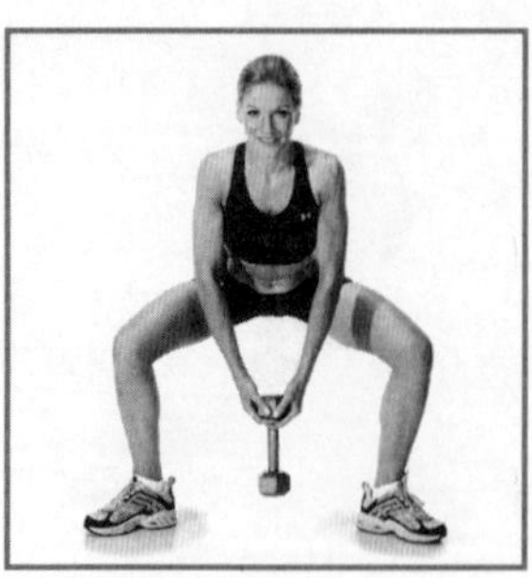

DICA

Não deixe que os joelhos ultrapassem a linha dos dedos dos pés. Mantenha uma boa postura. Enquanto estiver fazendo o movimento, o tronco deve ficar na vertical, o tórax estendido, os pés apoiados no chão.

AGACHAMENTO UNILATERAL – COM HALTERES

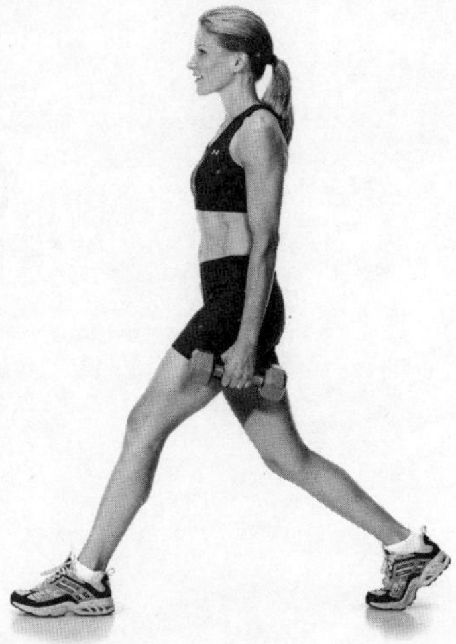

Posição inicial: De pé, com os pés afastados de 60 a 90cm um do outro, segure os halteres junto às laterais do corpo com as palmas viradas para dentro. Em seguida, posicione o pé esquerdo na frente do pé direito.

O exercício: Com o tronco ereto, abaixe o corpo até que o joelho da perna da frente esteja flexionado num ângulo de 90° e o joelho da perna de trás quase toque o chão. O calcanhar da perna de trás deve sair do chão. O joelho da perna da frente tem que ficar atrás da linha dos dedos do pé. Retorne à posição inicial. Termine as repetições indicadas e, em seguida, faça o exercício colocando o pé esquerdo à frente do pé direito.

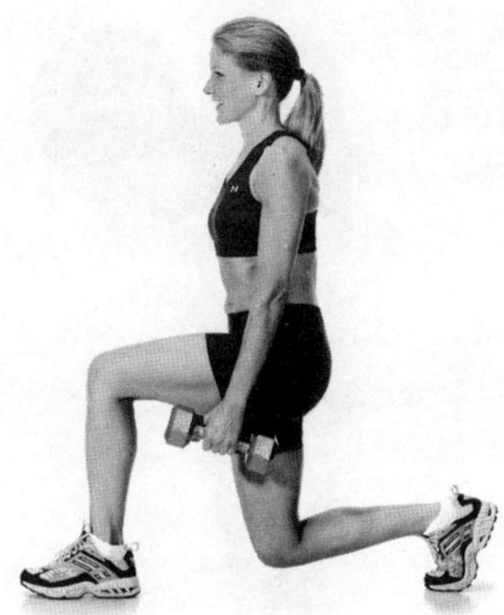

DICA

Não deixe que o joelho da perna da frente ultrapasse a linha dos dedos do pé. Mantenha o tronco ereto e os músculos abdominais contraídos durante todo o exercício.

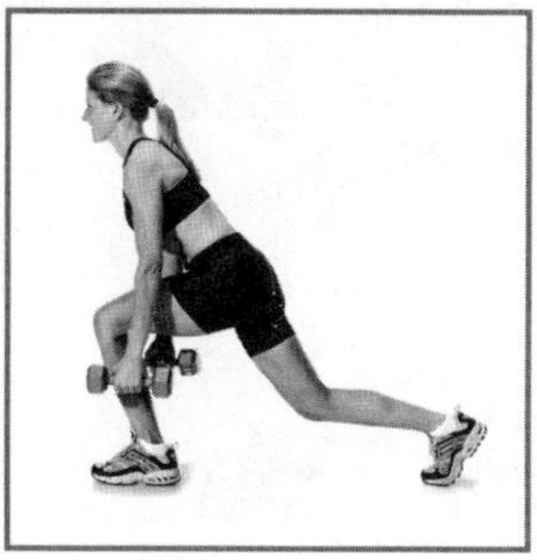

HIPEREXTENSÃO DA REGIÃO LOMBAR – COM HALTERES

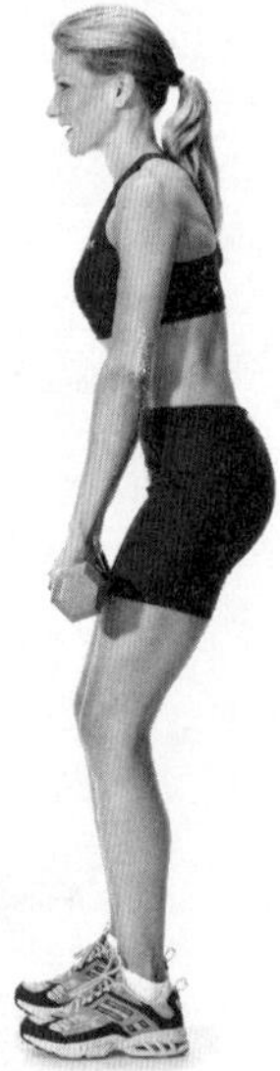

Posição inicial: Fique de pé com os joelhos ligeiramente flexionados, mantendo os pés afastados na largura dos quadris. Segure os halteres na frente das coxas com as palmas das mãos viradas para dentro.

O exercício: Mantendo a região lombar reta, incline-se lentamente na altura dos quadris o máximo que puder sem curvar as costas. Não mude o ângulo dos joelhos. Deixe os halteres o mais perto possível do corpo durante todo o exercício. Faça uma pausa e, em seguida, retorne à posição inicial.

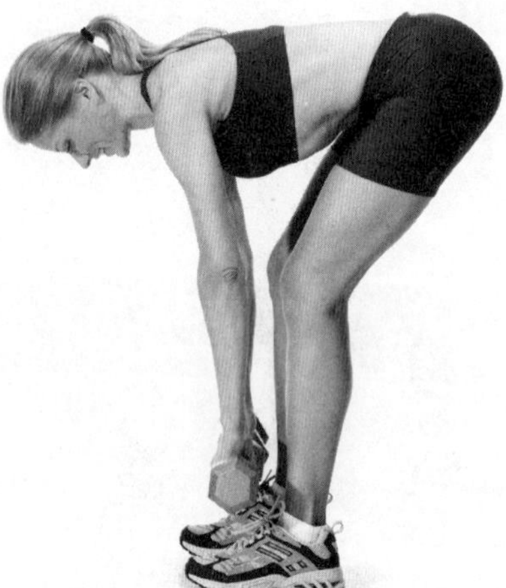

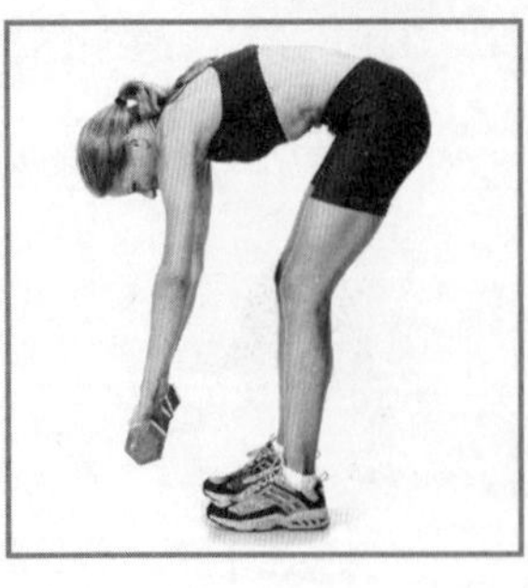

DICA

Não curve a coluna. Se tiver dificuldade em mantê-la reta, flexione os joelhos mais um pouco e erga o tronco ligeiramente.

FLEXÃO PLANTAR UNILATERAL – COM HALTERE

Posição inicial: Apóie a parte da frente da planta do pé direito sobre um degrau ou sobre um suporte firme de madeira. Segure um haltere na mão esquerda com a palma da mão virada para dentro. Para manter o equilíbrio, apóie a mão direita num objeto, como uma cadeira. Levante o pé esquerdo e prenda-o atrás da panturrilha direita. Abaixe o calcanhar direito o máximo que puder para estender totalmente a panturrilha.

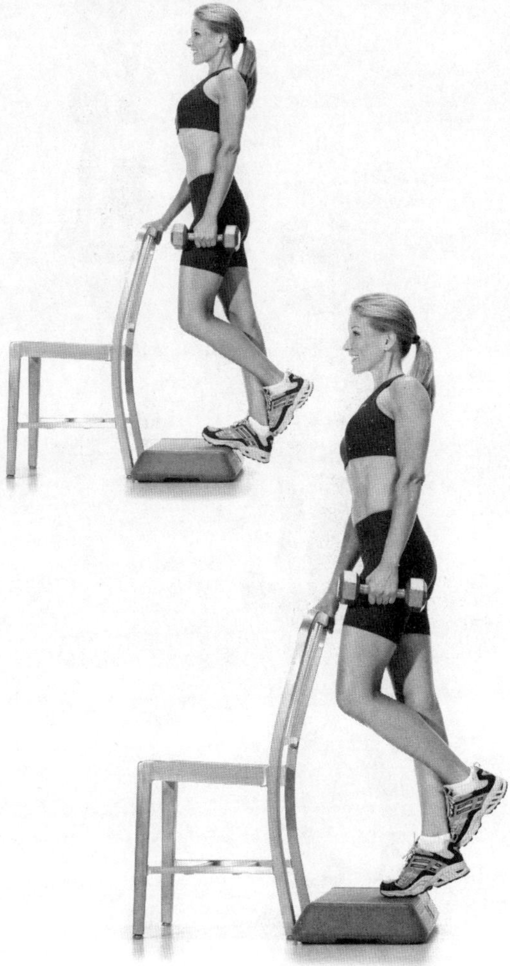

O exercício: Pressione os dedos do pé o máximo que conseguir, contraindo o músculo da panturrilha. Mantenha-se nessa posição por um segundo e, em seguida, desça lentamente o corpo. Faça o número indicado de repetições. Troque de perna e de mão (agora você vai segurar o peso com a mão direita e o objeto de apoio com a mão esquerda) e siga as mesmas instruções.

DICA

Não deixe o pé girar enquanto você estiver se levantando. Ao erguer o corpo, flexione a panturrilha e deposite o peso na parte da frente da planta do pé. Não se incline para a frente – permaneça ereta o máximo possível.

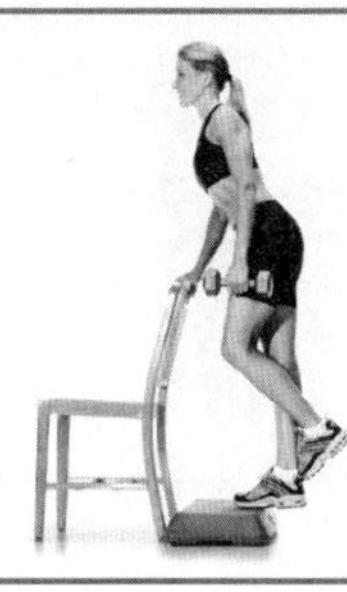

FLEXÃO PLANTAR SIMULTÂNEA – COM HALTERES

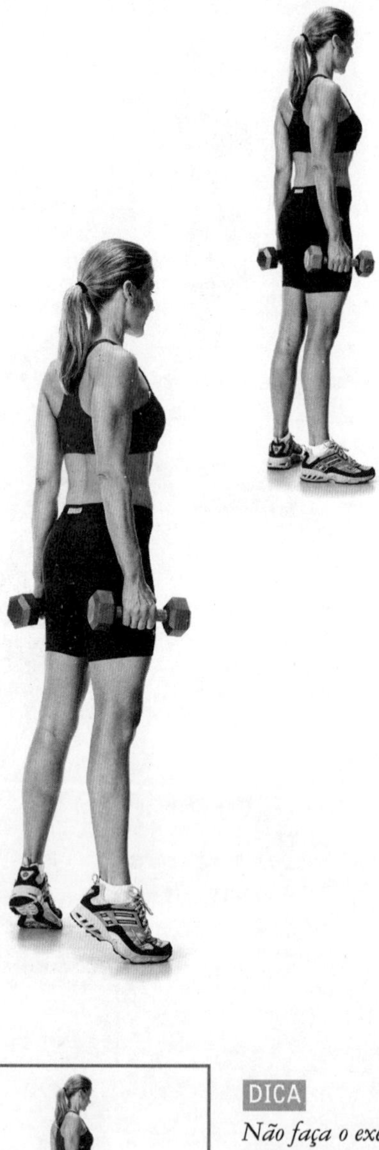

Posição inicial: Fique de pé, com os pés afastados na largura dos quadris, e segure um haltere em cada mão com as palmas voltadas para dentro. Vire os dedos dos pés para fora num ângulo de 45°.

O exercício: Mantendo as pernas esticadas, levante-se o mais alto que puder na ponta dos pés. Pare por um instante e, em seguida, desça lentamente até à posição inicial.

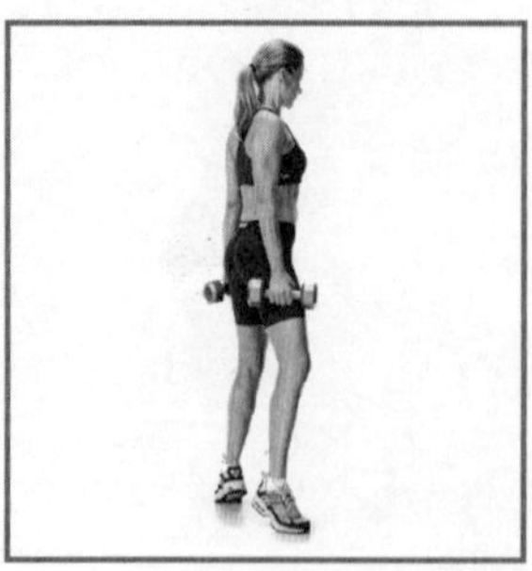

DICA

Não faça o exercício em cima de um tapete – prefira uma superfície sólida, como um piso de concreto ou de madeira. Evite girar os dedos dos pés num ângulo maior do que 45° porque isso força as articulações dos joelhos. Além disso, mantenha os joelhos fixos e retos, mas não travados. Uma flexão muito intensa do joelho impossibilita o isolamento da panturrilha.

ABDOMINAL PARCIAL COM MÃOS NA NUCA

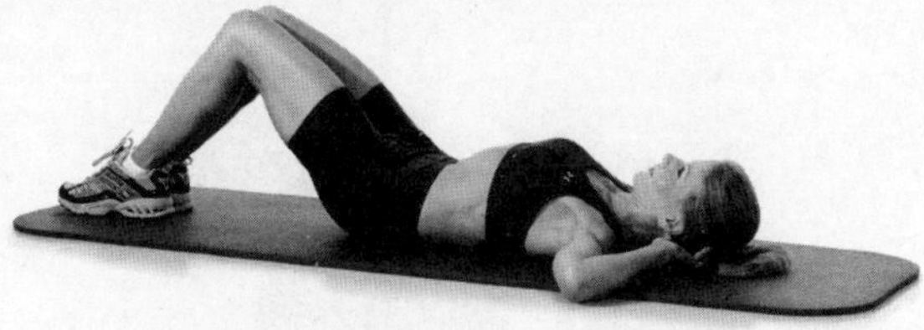

Posição inicial: Deite-se no chão (de preferência num piso acarpetado ou sobre um colchonete), posicione as mãos ao lado da nuca, junte os joelhos e apóie os pés no chão a uma distância de cerca de 30cm dos quadris.

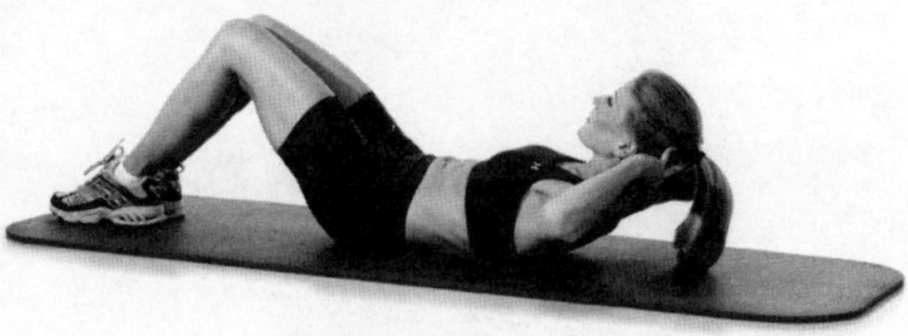

O exercício: Pressione a região lombar contra o piso, como se você estivesse tentando fazer um amassado no chão. Em seguida, comece a levantar os ombros mantendo imóveis os joelhos e os quadris. Continue a pressionar a lombar contra a superfície o máximo que puder.

Quando os ombros estiverem a alguns centímetros do chão, sustente essa posição contraindo os músculos abdominais o máximo que conseguir. Em seguida, abaixe lentamente os ombros. Pressione a lombar para baixo durante todo o exercício.

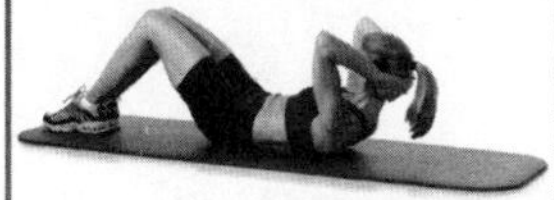

DICA

Não cruze as mãos atrás da cabeça. Elas têm que ficar junto à nuca e não devem ser usadas para dar impulso.

ABDOMINAL PARCIAL – COM BOLA SUÍÇA (*FITBALL*)

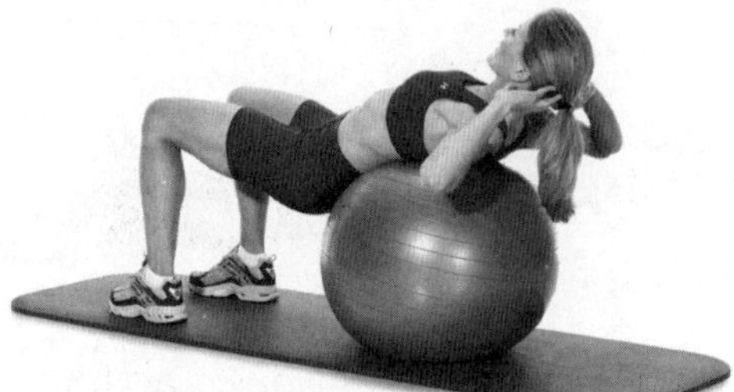

Posição inicial: Deite-se com as costas sobre a bola, as mãos atrás da cabeça, os pés apoiados no chão e as pernas flexionadas num ângulo de 90°.

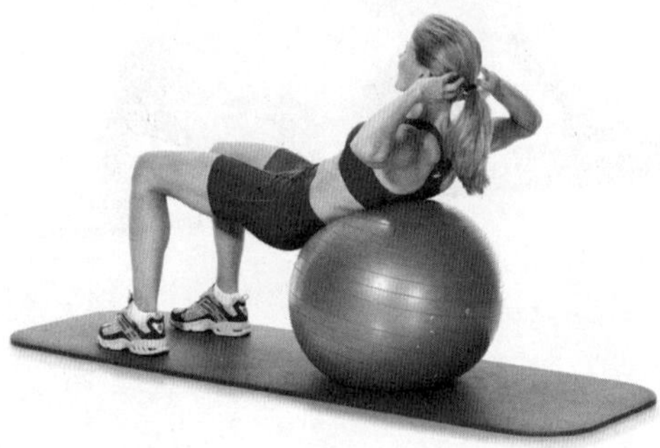

O exercício: Usando os músculos abdominais, erga a cabeça e os ombros e leve a caixa torácica em direção à pelve. Faça uma pausa e, em seguida, volte lentamente à posição inicial.

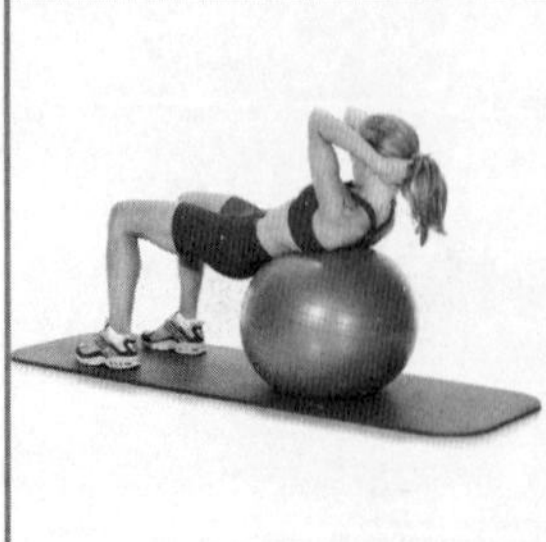

DICA

Não relaxe os músculos abdominais enquanto estiver voltando à posição inicial – mantenha-os contraídos durante todo o exercício. Evite forçar os músculos do pescoço com as mãos durante a contração. Em vez disso, cruze as mãos por trás das orelhas e mantenha os cotovelos abertos. A região lombar deve ficar o tempo todo em contato com a bola.

ABDOMINAL INVERSO COM JOELHOS FLEXIONADOS A 90°

Posição inicial: Deite-se de costas com as pernas flexionadas, formando um ângulo de 90° com os quadris. Mantenha os braços relaxados nas laterais do corpo, as palmas das mãos voltadas para baixo.

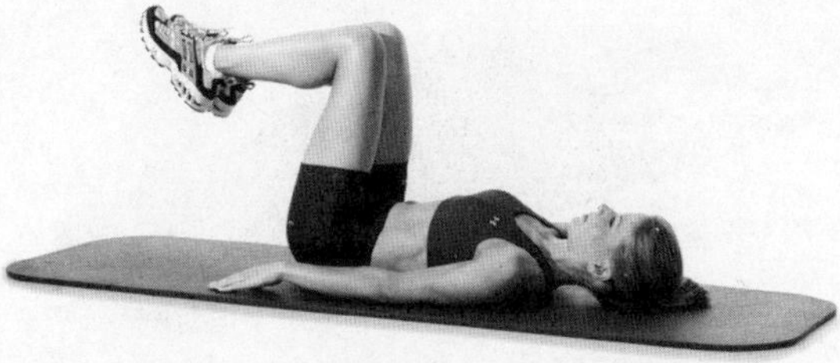

O exercício: Contraia os músculos abdominais e leve os quadris em direção ao tronco.

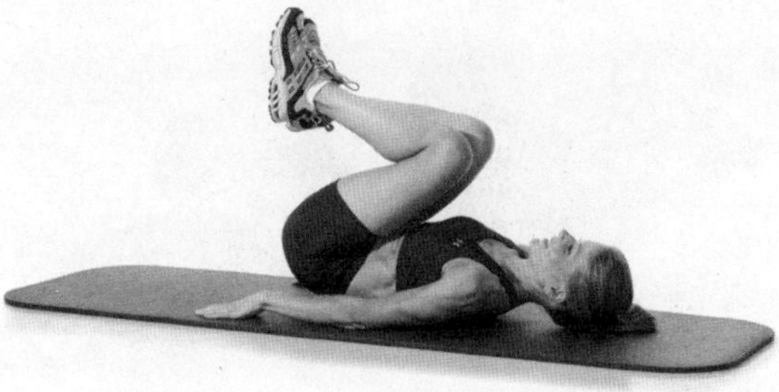

DICA

Não levante os quadris do chão num ângulo maior do que 30°. Além disso, não use as mãos para ajudar a incliná-los.

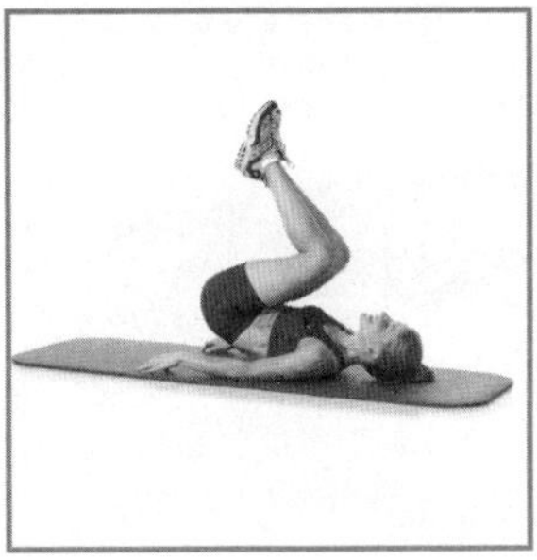

ABDOMINAL PARCIAL NA DIAGONAL COM MÃOS NA NUCA

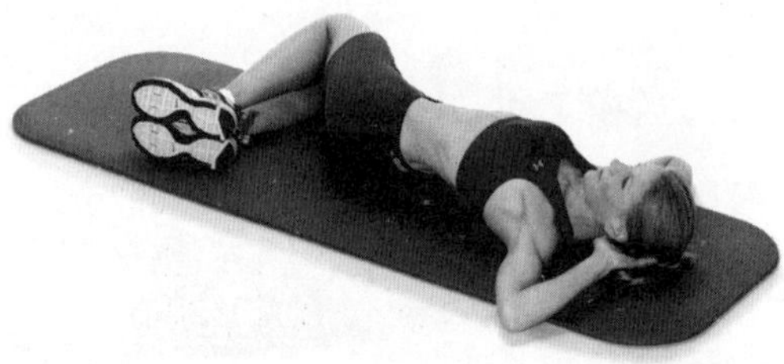

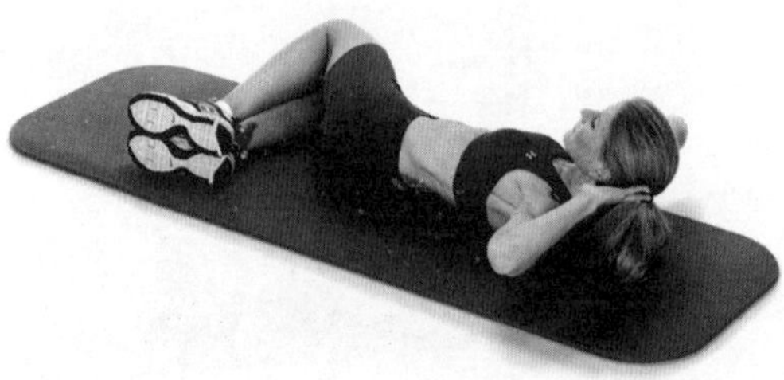

Posição inicial: Deite-se com as costas apoiadas no chão, os joelhos flexionados e as mãos ao lado da nuca. Gire as pernas juntas para o lado direito, deixando que se aproximem o máximo possível do chão. A parte superior do corpo ficará virada para cima, enquanto a parte inferior do corpo ficará de lado.

O exercício: Pressione a região lombar para baixo enquanto gira a parte superior do corpo ligeiramente para cima até que as escápulas saiam do chão. Concentre-se nos oblíquos (os músculos nas laterais do abdômen), faça uma contração e mantenha-se nessa posição por um segundo. Volte lentamente à posição inicial. Faça uma pausa e, em seguida, execute a próxima repetição. Após completar o número de repetições indicadas para o lado direito, inicie o exercício no lado esquerdo, seguindo as mesmas instruções.

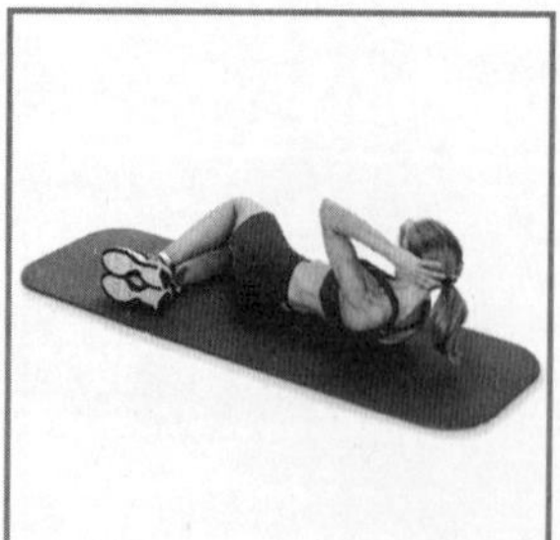

DICA

Não cruze as mãos atrás da cabeça. E não se preocupe se não conseguir abaixar as pernas completamente até o chão. A flexibilidade das pessoas não é igual. Mais importante ainda: os ombros devem estar em ângulo reto com o teto, enquanto a caixa torácica deve ficar inteiramente contraída (até o início dos quadris).

ABDOMINAL INVERSO COM JOELHOS ESTENDIDOS

Posição inicial: Deite-se com as costas apoiadas no chão, as pernas estendidas diretamente acima dos quadris e os pés flexionados. Estique os braços por trás da cabeça e segure a perna de um banco ou qualquer outro objeto que possa suportar seu peso. Os ombros devem permanecer relaxados no chão.

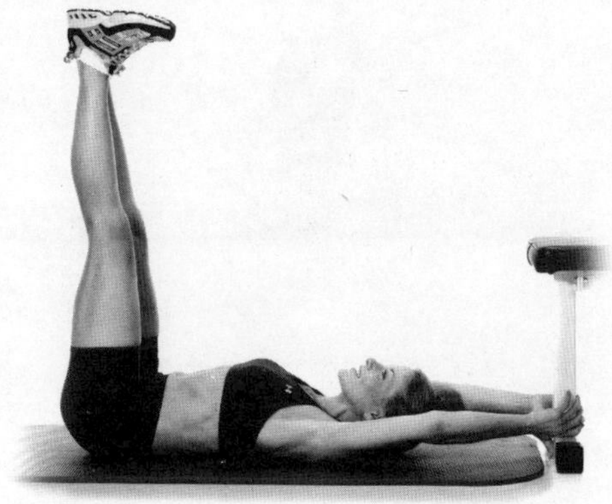

O exercício: Levante a área mais baixa do abdômen, afastando os quadris alguns centímetros do chão. Sustente a contração no pico do movimento por alguns segundos e, em seguida, volte à posição inicial.

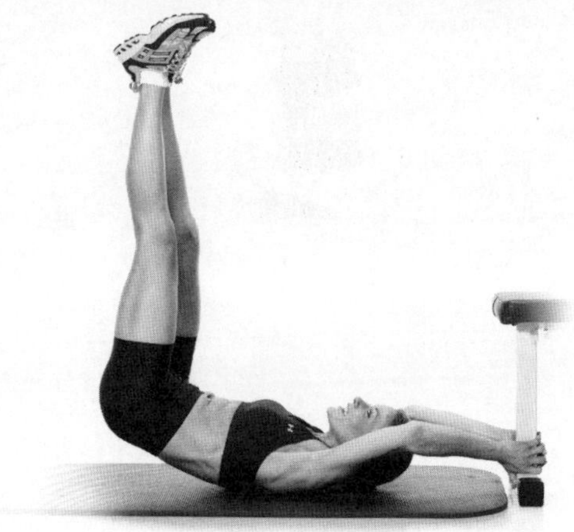

DICA

Para aumentar a eficácia do exercício, mantenha as pernas alinhadas com os quadris.

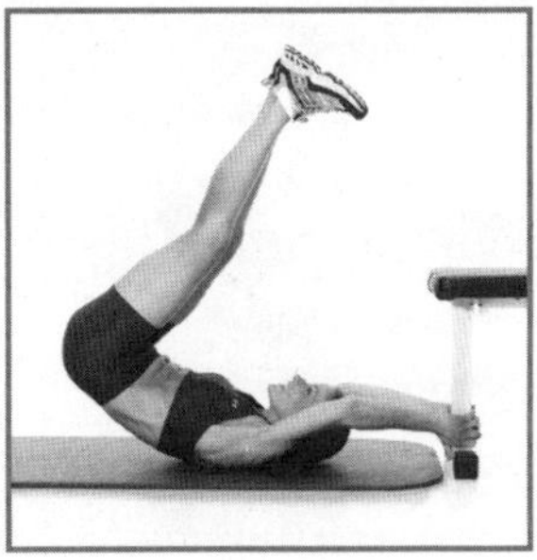

ALONGAMENTO DA COLUNA

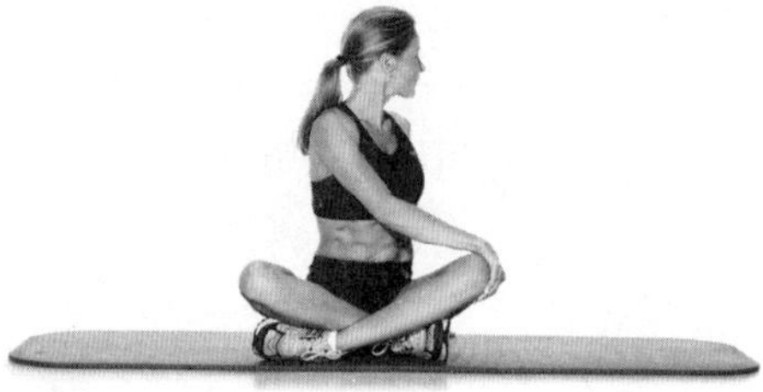

a

Posição inicial: Sente-se com as pernas cruzadas, pressionando os glúteos contra o chão, e estique a coluna, alongando-se. (Se achar essa posição desconfortável, sente-se sobre um travesseiro firme, sobre um cobertor dobrado ou estenda uma perna.) Mantenha os dois lados da região glútea encostados no chão enquanto estiver fazendo o movimento.

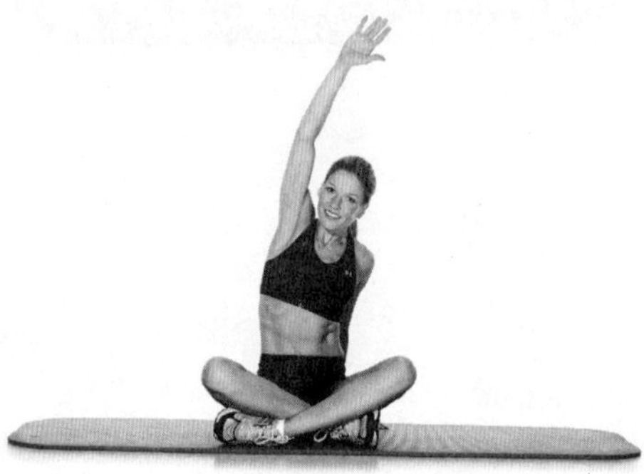

b

O exercício: (a) Coloque a mão direita sobre o joelho esquerdo, inspire e alongue a coluna. Em seguida, expire e gire para a esquerda. Respire, volte ao centro, mude o lado e repita o movimento. (b) Coloque a mão esquerda no chão, próxima ao corpo, e estenda o braço direito por cima da cabeça. Inspire e leve os dedos em direção ao teto para alongar o lado direito do corpo. Em seguida, expire e vire-se para a esquerda, para alongar o lado esquerdo do corpo. Troque de lado e repita.

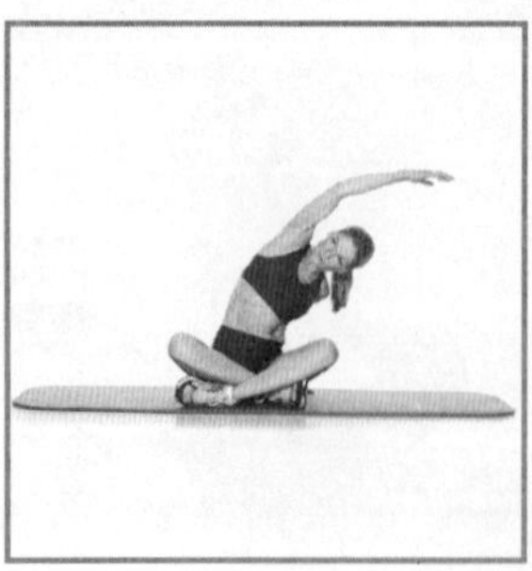

DICA

Se o lado esquerdo da região glútea sair do chão, não se alongue muito. Respire, troque de lado e repita, virando-se para a esquerda.

ARQUEAMENTO DA COLUNA LOMBAR

Posição inicial: Fique na posição de quatro apoios (mãos e joelhos no chão), com os punhos na linha dos ombros e os joelhos na linha dos quadris. Alongue a coluna, levando o topo da cabeça em direção à parede à sua frente e o cóccix em direção à parede atrás de você. Inspire profundamente e, em seguida, curve as costas em direção ao teto e conduza o queixo em direção ao umbigo.

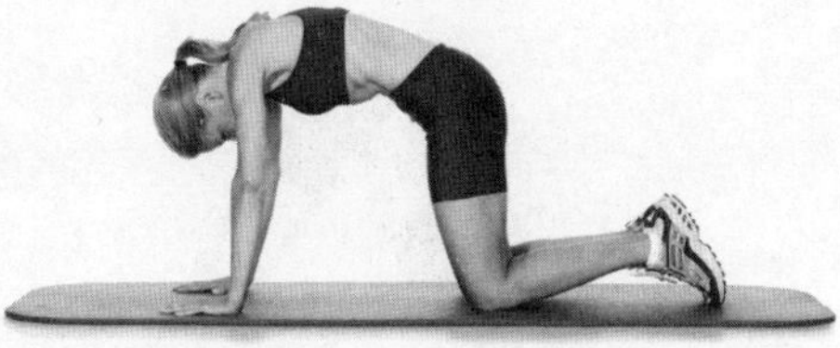

O exercício: Na próxima inspiração, curve as costas enquanto solta o abdômen em direção ao chão, levanta os glúteos e as escápulas e olha para a frente. Repita essa seqüência três vezes.

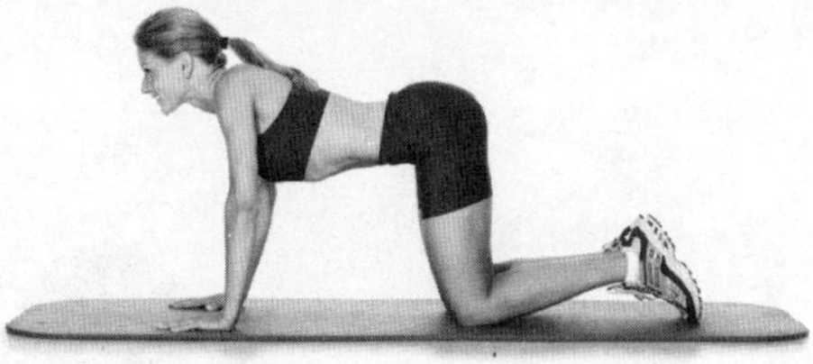

DICA

Não estenda demasiadamente o pescoço quando estiver alongando a coluna. Em vez disso, empurre a cabeça para baixo, na direção do abdômen.

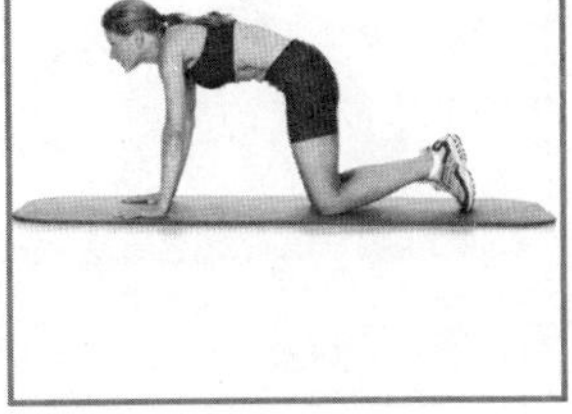

ALONGAMENTO DE POSTERIORES DA COXA, BÍCEPS FEMORAL E REGIÃO LOMBAR

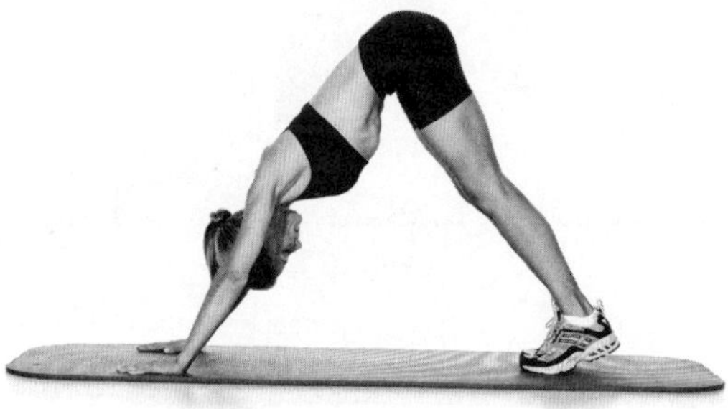

Posição inicial: Partindo da posição de quatro apoios (mãos e joelhos no chão), pressione o chão com a palma das mãos e os dedos e vá esticando os joelhos enquanto leva os quadris para cima e para trás até seu corpo formar um V de cabeça para baixo.

O exercício: Mantendo os dois joelhos ligeiramente flexionados e a cabeça alinhada com as costas, respire e empurre os ombros em direção ao chão. Relaxe um dos joelhos e pressione o calcanhar da outra perna contra o chão. Em seguida, troque de lado.

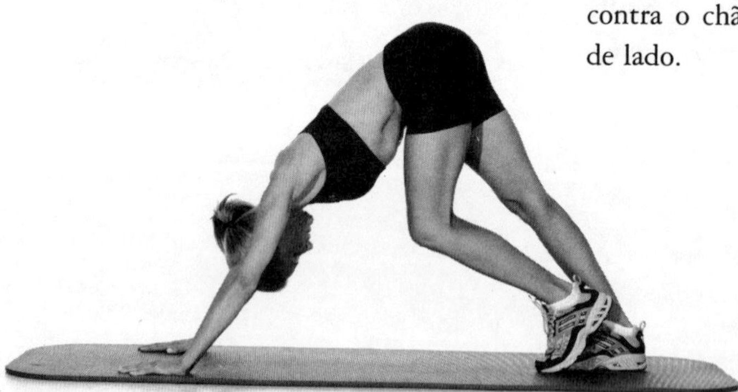

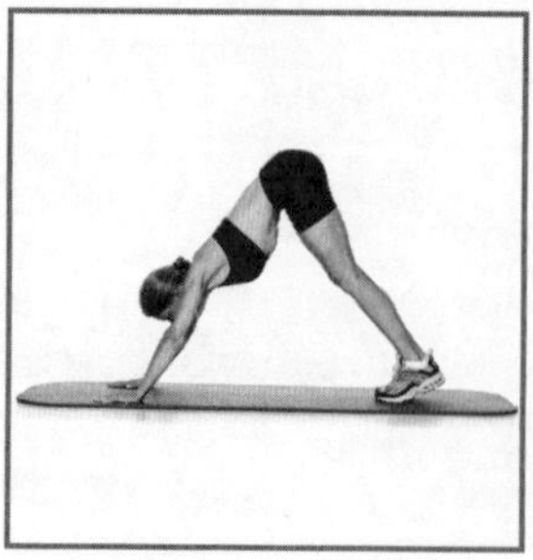

DICA

Não balance o corpo. Relaxe apenas um joelho de cada vez, mantendo o movimento lento e controlado para que os músculos relaxem. Não levante a cabeça – ela deve permanecer alinhada com as costas.

ALONGAMENTO DE QUADRÍCEPS E ADUTORES

Posição inicial: Fique na posição de quatro apoios (mãos e joelhos no chão). Coloque o pé direito na frente, de modo que os dedos do pé estejam alinhados com os dedos da mão. Posicione o joelho da perna direita exatamente na mesma linha do tornozelo.

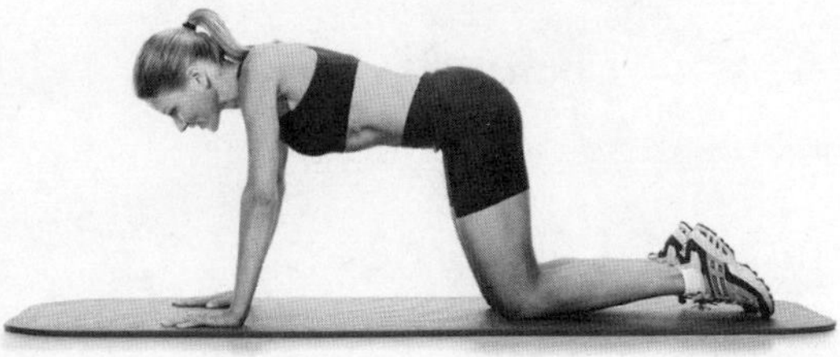

O exercício: Em seguida, deslize a perna esquerda para trás, deixando o joelho no chão. Mantenha a coluna alongada e estendida e as escápulas abaixadas. Respire, troque de lado e repita.

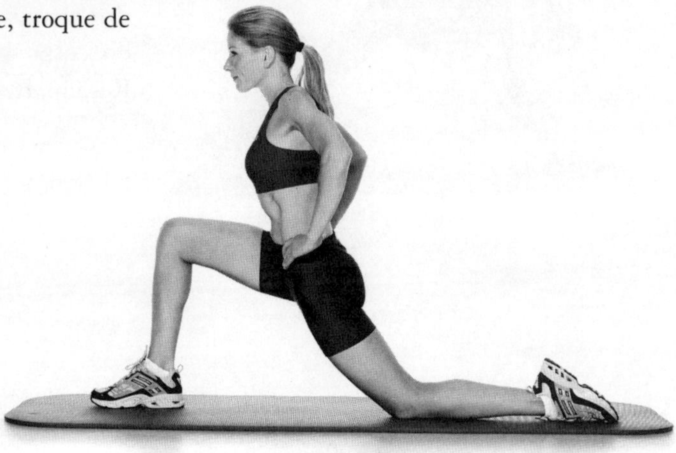

DICA

Para intensificar o alongamento, pressione os quadris para a frente e para baixo e levante as escápulas. Não deixe o joelho da perna da frente ultrapassar a linha do tornozelo.

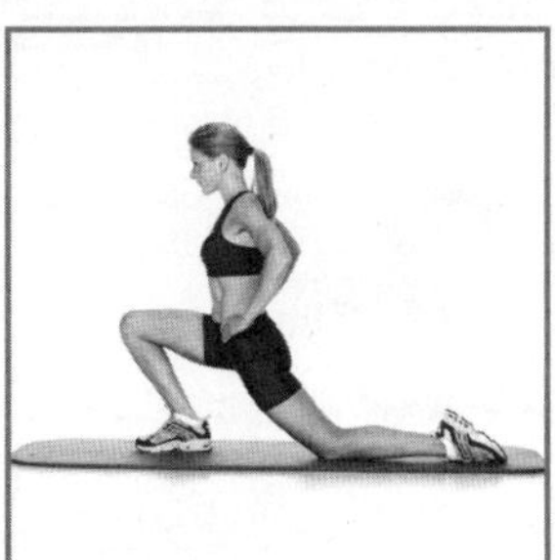

ALONGAMENTO DE POSTERIORES DA COXA E ADUTORES

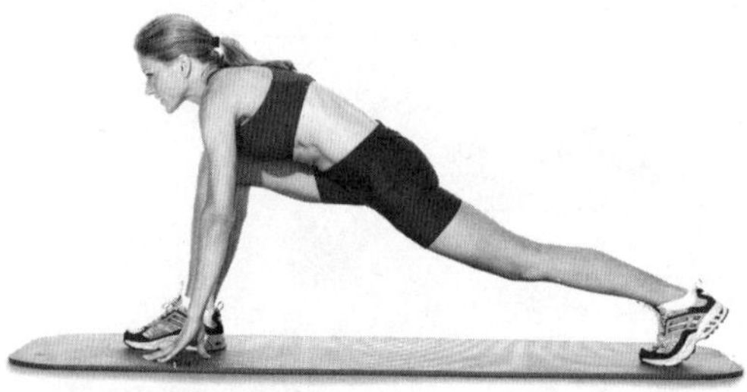

Posição inicial: Partindo da posição do exercício "Alongamento de quadríceps e adutores", levante os quadris em direção ao teto, deslizando ligeiramente as mãos para trás e deixando a perna da frente se alongar o máximo possível.

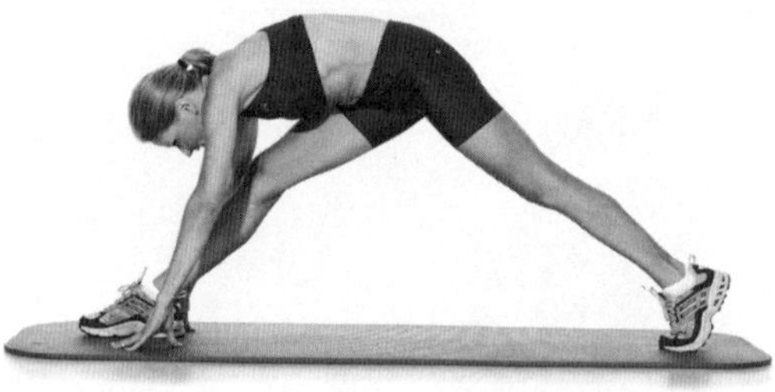

O exercício: Empurre o calcanhar de trás em direção ao chão, fazendo com que os dedos do pé se flexionem ligeiramente. Mantendo as pernas estendidas o máximo possível e os quadris elevados, relaxe a parte superior do corpo sobre a coxa da frente. Respire, troque de lado e repita.

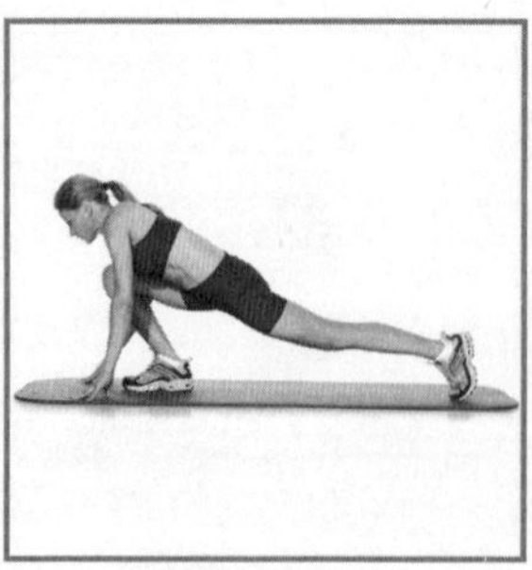

DICA

Não deixe o joelho da frente ultrapassar a linha dos dedos do pé. Se você não for suficientemente flexível para apoiar as mãos no chão, segure-se num banco para manter o equilíbrio.

ALONGAMENTO DE POSTERIORES DA COXA, ADUTORES E REGIÃO LOMBAR

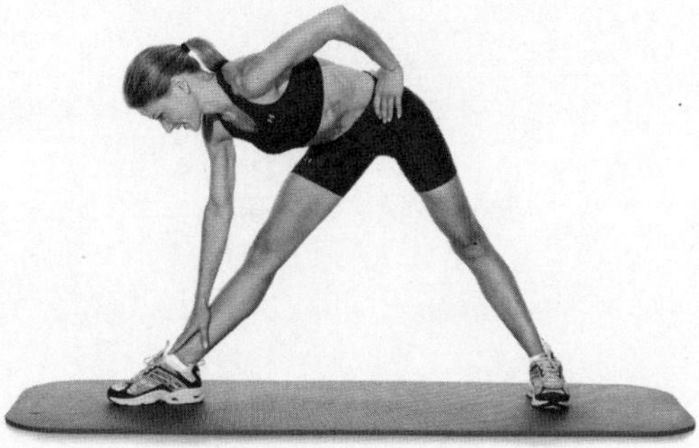

Posição inicial: Partindo da posição do exercício "Alongamento de posteriores da coxa e adutores", com a perna direita para a frente, coloque a mão direita sobre a canela ou sobre o tornozelo da perna direita e a mão esquerda sobre o quadril esquerdo. Gire o pé direito, fazendo com que os dedos apontem para a direita; os dedos do pé esquerdo devem ficar voltados para a frente.

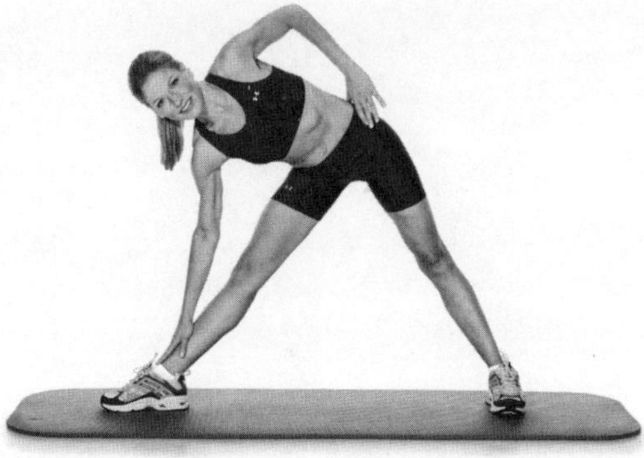

O exercício: Vire o tronco (estendido) para a frente e incline-o para a esquerda, de modo que o ombro esquerdo fique alinhado com o ombro direito. (Se você se sentir firme, levante o braço esquerdo em direção ao teto para formar uma linha com o braço direito. Mantenha a coluna alongada e olhe para o braço esquerdo. Caso sinta um desconforto no pescoço, olhe para a frente.) Respire, troque de lado e repita.

DICA

Só vire o tronco se você se sentir confortável. Caso não tenha flexibilidade suficiente para isso, comece com o "Alongamento de posteriores da coxa e adutores" e vá se exercitando até conseguir fazer este exercício. Não gire muito – os ombros devem ficar no mesmo nível para que mantenham o alinhamento adequado.

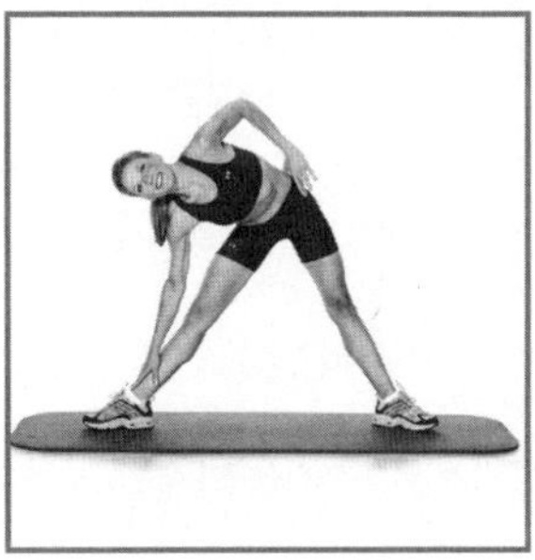

Perguntas e respostas

Apêndice B

P.: *Só posso fazer minha sessão diária de exercícios às 6h, antes de ir para o trabalho. Quero subir na esteira ergométrica, mas simplesmente não consigo sair da cama e, como desculpa, digo para mim mesma: "Está muito frio, está muito escuro, é muito cedo." Sei o que deveria fazer, digo para mim mesma que deveria fazê-lo. Porém, na maioria das manhãs, não faço. Depois, fico me sentindo culpada pelo resto do dia. Por que não consigo me convencer?*

R.: Pelo que parece, você está subindo na esteira ergométrica todas as manhãs – a esteira ergométrica do "eu poderia", "eu deveria". Essa esteira não vai levá-la a lugar nenhum rapidamente.

Eu também nem sempre aprecio me arrastar para fora da cama às 5h ou 6h para minha sessão de exercícios, mas faço isso mesmo assim. Por quê? Porque a atividade física é um presente que me dou – um presente de saúde e de vitalidade. Naqueles dias em que não estou nem um pouco a fim de me exercitar, mantenho um diálogo "mente versus colchão" comigo mesma. Experimente fazer isso. Quando você acordar, abrir os olhos e começar a ouvir as desculpas, diga a si mesma: "Não está muito escuro nem é muito cedo para me dar de presente um corpo saudável e em forma."

Portanto, por mais difícil que seja, saia da cama, vista a roupa de ginástica e vá em frente. A essa altura, você já deveria ter inventado um mantra para seu Alvo Motivacional (se ainda não tiver um, consulte a parte 3 para ver como fazer isso). Repita-o muitas vezes para se manter concentrada na meta de dar em si mesma o empurrão extra de que você precisa para sair da cama todas as manhãs. Se você se obrigar a fazer isso por alguns dias consecutivos, verá que passará a ser bem mais fácil – e que, na realidade, está curtindo esse tempo para si mesma.

P.: *Tenho 35 anos e preciso eliminar 22kg. Estou seguindo o programa, mas venho emagrecendo muito devagar. Como já experimentei quase todas as dietas conhecidas, tenho medo de ter arruinado meu metabolismo. O que está acontecendo?*

R.: É verdade que anos de dietas de fome podem reduzir significativamente a taxa metabólica basal de uma mulher. Mas não se apavore – você pode elevá-la novamente.

O metabolismo baseia-se na genética, na função tireoidiana e na massa muscular. Se constatarmos que sua tireóide está bem, o Método de Treinamento criará músculos, que queimam calorias, enquanto o Método de Alimentação fornecerá o combustível para você desenvolver a musculatura, se alimentar corretamente e manter o desejo por comida prejudicial à distância. Com o passar do tempo, à medida que você for se exercitando e se alimentando bem, sua gordura corporal, juntamente com seu peso total, começará a diminuir. O segredo está em ser paciente enquanto o corpo se adapta ao estilo de vida mais saudável.

P.: *O que devo fazer após as 12 semanas?*

R.: Isso vai depender de quantos quilos você quer eliminar. Se forem menos de 9kg, talvez alcance sua meta no fim do primeiro segmento e, então, poderá passar para o Segmento de Manutenção. Provavelmente, vai querer alternar a Fórmula de Manutenção do Peso (veja o apêndice D) para ajustar a ingestão calórica às exigências das atividades físicas desse seu novo corpo, que estará mais em forma.

Caso necessite emagrecer mais de 9kg, você terá que repetir os Segmentos de Eliminação de Peso até atingir a meta pretendida. Só então passará para o Segmento de Manutenção. Mas em cada segmento – e até mesmo no de manutenção – você continuará a estipular novas metas e a ir em frente.

Seja qual for a quantidade de peso que você deseja eliminar, mantenha-se concentrada no desenvolvimento da sua determinação mental tanto quanto na transformação do seu corpo. Esse é um componente essencial para o sucesso deste programa. Em 12 breves semanas, já vi centenas de mulheres tornarem-se mais confiantes e mais dispostas a lutar pelo direito de cuidarem de si mesmas e mais prontas a aceitar novos desafios, físicos ou não. Elas também criam métodos novos e duradouros: depois de adotarem o Método de Alimentação do *Body*-for-*LIFE para mulheres*, continuam a se desafiar nos treinamentos cardiovasculares e de força e a usar os Princípios do Poder da Mente para combater o estresse, obter equilíbrio na vida e manter-se nos trilhos.

Não importa quanto tempo você levará para alcançar o peso pretendido. O essencial é a jornada. A mente manterá o corpo em forma. E você nunca deixará o programa realmente – ele estará sempre à sua disposição. A meta principal é *manter* o que você conquistou, seja o que for, e se reestruturar imediatamente, caso tenha saído da linha.

P.: *Tenho 40 anos e preciso emagrecer cerca de 30kg. Meu colesterol está alto e minha glicose está prestes a ultrapassar o limite normal. Com que rapidez poderei emagrecer e reverter essas condições clínicas?*

R.: Seguindo o programa, espere a eliminação de aproximadamente 11kg durante o primeiro segmento. Porém, se você costumava se matar de fome para ficar magra durante a adolescência ou durante seus vinte ou trinta e poucos anos – e também se ganhou e eliminou a mesma quantidade de gordura corporal muitas vezes –, seu metabolismo talvez precise de um período de readaptação antes de engrenar.

Não se preocupe muito com a rapidez do emagrecimento – isso não é uma corrida. Aposto que você estará mais saudável e em forma já no fim do primeiro segmento. Para mim, isso corresponde a um significativo progresso.

Por favor, não deixe que a ansiedade para ficar saudável a faça tentar emagrecer mais de 1kg ou 1,5kg por semana. Isso equivale a um déficit calórico semanal de 7 mil a 10,5 mil calorias. Uma redução maior poderá causar perda de massa muscular, o que não é bom. Lembre-se: quanto mais músculos você tiver, mais calorias queimará. Decididamente, seu objetivo não é privar-se de músculos, pois seu metabolismo poderia entrar em colapso e encerrar o processo de eliminação de gordura.

Não se esqueça de que o propósito é eliminar gordura, e não apenas "peso". Portanto, para acompanhar seu progresso, recomendo que meça sua gordura corporal após cada segmento. Utilize um equipamento próprio para isso (veja a parte 5) ou vá a uma academia de ginástica para realizar essa aferição.

P.: *Já tinha visto fotografias de outras mulheres com corpos bem musculosos e modelados. Mas será que essa deve ser minha meta? Quero apenas me sentir mais saudável, melhor comigo mesma e ter mais energia.*

R.: No caso das mulheres retratadas neste livro, todas alcançaram resultados surpreendentes. Elas se esforçaram muito para conquistar essa aparência física porque isso era algo que consideravam importante. Como médica, fico satisfeita em saber que, para a maioria das mulheres, em especial para aquelas que têm mais de 40 anos de idade, a saúde – e não o "abdômen de tanquinho" – é o que as motiva.

Suas metas pessoais estão corretas. Se você diminuir o IMC, o percentual de gordura corporal, reduzir a circunferência da cintura e baixar o peso corporal total para uma faixa de variação saudável, alcançará todos os seus objetivos – e muito mais.

P.: Estou há quatro semanas no segundo Segmento de Eliminação de Peso e cheguei àquele patamar em que praticamente não emagreço. Isso sempre acontece comigo e é muito frustrante. O que estou fazendo errado?

R.: Provavelmente você não está fazendo nada errado. Sua idade, sua composição corporal e seu metabolismo (algumas mulheres possuem uma "caldeira" menos quente do que as outras) desempenham um papel na velocidade com que você consegue eliminar peso. Porém, talvez seja necessário reajustar sua rotina alimentar e de treinamento.

É nesse ponto que entram os Relatórios Diários de Progresso da Fórmula Mente–Boca–Músculos. Reveja suas anotações (e, se você não estiver fazendo esses registros, eu a incentivo a iniciá-los já). Caso tenha emagrecido um pouco e depois "estacionado" nesse patamar, verifique se atualizou sua Fórmula de Eliminação de Peso (veja o apêndice D) e se fez os ajustes apropriados na ingestão calórica e na quantidade de atividades físicas. Isso é útil porque uma ingestão de 200 calorias extras por dia pode equivaler a um aumento de 9kg por ano. Será que você tem prestado atenção no tamanho das porções e limitado sua alimentação a Proteínas Inteligentes, Carboidratos Inteligentes e Gorduras Inteligentes? Ou será que os Carboidratos Prejudiciais voltaram a fazer parte da sua dieta rotineira? Será que, em vez de seguir os Princípios do Poder da Mente, você recomeçou a buscar alívio para o estresse na comida?

Caso esteja seguindo o programa corretamente, tente aumentar a intensidade e a freqüência das suas atividades físicas. Por exemplo, se você estiver fazendo exercícios cardiovasculares quatro vezes por semana, passe para cinco. Pode ser que, após quatro semanas, seu corpo tenha se adaptado ao esforço despendido com esses exercícios e com os treinamentos de força e, por isso, a quantidade total de calorias que você queima tenha diminuído. Seus músculos já não precisam se esforçar tanto, o que faz com que seu gasto calórico diminua. Intercale os exercícios do treinamento para desafiar seu corpo também.

Após experimentar tudo isso, aguarde e observe. Às vezes, são necessárias algumas semanas para ultrapassar um patamar. Provavelmente, sua paciência e sua persistência serão recompensadas.

P.: *Estou fazendo o programa, mas sinto muita dificuldade em combater a necessidade que tenho de segui-lo totalmente à risca. Já cometi alguns erros – nada muito importante. Porém, cada vez que isso acontece, me convenço de que estraguei tudo e depois passo o resto do dia comendo alucinadamente e me recriminando. Como posso parar de fazer isso?*

R.: Quer dizer que você andou comendo biscoitos recheados no escritório e até batatas fritas? Tudo bem, sem problemas. É isso mesmo. Sem problemas. Portanto, por favor, pare de se recriminar. Essa atitude não é apenas ineficaz – ela é autodestrutiva. Se você continuar a se punir a cada pequeno deslize, mais cedo ou mais tarde abandonará o programa definitivamente. Esse não é o meu desejo e aposto que também não é o seu.

Recomendo que você se concentre no Princípio 5 do Poder da Mente: persiga o progresso, e não a perfeição. Tenho certeza de que isso não será fácil no seu caso, mas é extremamente importante que tente mesmo assim. Ninguém consegue mudar o corpo nem um estilo de vida pouco saudável da noite para o dia. Sua única opção é fazer o melhor possível.

Pense em adotar também a Regra das Expectativas Desfavoráveis – ela diz que devemos esperar pelos erros. Todas nós erramos! Lembre-se: tudo o que você realmente precisa fazer é seguir o programa 80% do tempo. Nos outros 20% do tempo, você será imperfeita. Dê a si mesma permissão para escorregar. Você descobrirá que a compaixão por si mesma a deixará mais perto das suas metas do que recriminações e críticas destrutivas.

P.: *Meu marido quer que façamos juntos o programa de eliminação de peso do* Body-*for*-LIFE. *Eu concordei, mas estou relutante porque ele sempre emagrece muito mais rápido do que eu. Fico tão arrasada que desisto, e isso afeta nosso relacionamento. Como podemos seguir o programa juntos?*

R.: É ótimo que ele queira fazer o programa com você. Eu diria que você é sortuda! Mas também compreendo seu temor – parece que os homens têm muito mais facilidade para emagrecer do que nós.

Existem vários motivos para isso. Primeiro, de modo geral, o homem possui mais massa muscular do que a mulher, o que faz com que ele tenha uma taxa metabólica basal mais alta. Portanto, consegue queimar calorias mais depressa. E, como os homens são simplesmente maiores do que as mulheres, eles podem comer mais do que nós sem ganhar peso. Além disso, desenvolvem os músculos mais depressa por causa dos hormônios sexuais masculinos e da testosterona.

Recomendo que você apóie os esforços do seu marido, como ele certamente apoiará os seus. Será útil também determinar as expectativas de vocês dois antes que iniciem o programa. Aceite o fato de que ele eliminará gordura corporal mais rápido do que você. Espere isso. E, por maior que seja a tentação, não lhe pergunte quantos quilos ele já emagreceu. Na realidade, peça ao seu marido que não lhe dê essa informação. Os números não são a única meta deste programa – você também vai aprender a cuidar de si mesma.

Continuem a apoiar um ao outro, mas se exercitem cada um no seu próprio ritmo. Se ele quiser se esforçar mais ou ir mais rápido, deixe-o fazer isso. Coma de acordo com suas necessidades calóricas. Ele pode desenvolver os músculos e queimar gordura mais depressa, mas, se você seguir o programa, alcançará esses resultados também – eu garanto.

P.: *Eu consigo seguir o Método de Alimentação sem nenhuma dificuldade – nunca fico com fome e aprendi a planejar refeições deliciosas com a Tabela dos Alimentos*

Inteligentes. Mas tudo vai para o espaço na semana que antecede a menstruação, quando desejo comer doces – chocolate, biscoitos e especialmente sorvete. Tento resistir, mas é difícil não devorar um pote inteiro de sorvete quando estou inchada e com o humor alterado. Socorro!

R.: Concordo plenamente com você. A TPM põe à prova a determinação das mulheres mais fortes. Eu não estou imune às compulsões por comida que ela provoca – simplesmente preciso comer meu chocolate. Mas há um detalhe: já que você sabe que vai ficar louca por doces nessa fase, por que não planeja comê-los e, assim, minimiza os danos?

Para diminuir essas compulsões, coma várias vezes ao dia. Consuma um pouco de proteína em cada refeição e descarte o arroz branco e os alimentos feitos com açúcar refinado e farinha de trigo branca, entre os quais pães e massas. Esses Carboidratos Prejudiciais fazem a glicose disparar e, em seguida, despencar, o que desencadeia mais compulsão por comidas nocivas à saúde. Para controlar o inchaço, limite a ingestão de grãos integrais e amido a duas ou três porções por dia e coma-as antes das 17h. Quando você precisar de um doce, opte por uma pequena tigela de frutas vermelhas misturadas com ricota fresca.

Sei o que você está pensando: "E se eu fizer tudo isso e ainda quiser o sorvete?" Então, tome o sorvete. Dizer a uma mulher que está inchada e com humor alterado que ela não pode tomar uma taça de sorvete me tornaria uma traidora das minhas companheiras de gênero. Simplesmente seja inteligente em relação a isso. Saboreie uma porção e retome o programa no dia seguinte.

P.: Assim como muitas mulheres, eu como em excesso quando estou estressada. O problema é que me estresso todos os dias – com o trabalho, com minha família e com outras obrigações. Tento me controlar, mas a comida é tão reconfortante. Será que há esperança para mim?

R.: Antes de responder à sua pergunta, quero que você responda a isto: se sua melhor amiga lhe fizesse a mesma pergunta que você me fez, o que você lhe diria?

Provavelmente que a compreende e que também come além da conta quando está estressada. Mas você poderia lhe dizer ainda que ela precisa lidar com o estresse de maneira positiva – que deve reservar um tempo para si mesma, se dar um presente magnífico, porém não comestível. Tenho quase certeza de que você lhe diria, talvez não exatamente com essas palavras, que ela deve a si mesma o controle do estresse antes que ele arruíne sua saúde física e sua qualidade de vida.

É isso o que estou lhe respondendo. Por mais estressante que esteja sua vida, ela ficará menos opressiva se você aprender a cuidar de si mesma e lidar com o estresse de um modo construtivo, em vez de tentar superá-lo com atitudes que possam prejudicá-la.

Sugiro que você releia a parte 3. Quando acabar, selecione duas ferramentas e se comprometa a experimentá-las antes de devorar montes de comida. Muitas das minhas pacientes me disseram que puseram os avisos da Receita para o Estresse (veja as páginas 104 a 106) nos lugares apropriados e que a visão dos lembretes colocados na porta da geladeira, na esteira ergométrica e na sacola de ginástica as ajudaram imensamente.

É óbvio que existem medidas práticas para eliminar essa compulsão alimentar causada pelo estresse. Por exemplo, coma várias vezes por dia – a cada duas ou três horas – para que não fique com fome. Quando sentir que está prestes a ceder à compulsão, procure as Proteínas Inteligentes e os Carboidratos Inteligentes – digamos, dois pedaços de queijo semidesnatado e uma fatia de fruta. Por fim, esteja você em casa ou no escritório, dê uma volta a pé, mesmo que isso corresponda a subir e descer escadas algumas vezes. As atividades físicas elevam os níveis das endorfinas, que diminuem a reação ao estresse e a deixarão mais calma e controlada.

P.: *Minha filha de 18 anos e eu nos unimos para fazer o programa. Cada uma de nós deseja emagrecer cerca de 9g. Estou com 45 anos e comecei a engordar a partir dos 40 anos. Ela está acima do peso desde que entrou na adolescência. O que podemos conseguir nas primeiras 12 semanas?*

R.: Como sua filha está no Ciclo 1, ela provavelmente emagrecerá um pouco mais depressa do que você, que está no Ciclo 3. Mas nunca se sabe – talvez ela relute e precise mais de você do que é esperado. Qualquer que seja a situação, não compare seu progresso com o dela. Apenas lhe forneça apoio e apóie-se nela quando precisar.

Uma palavra sobre a eliminação rápida de peso: o objetivo do programa do *Body*-for-*LIFE para mulheres* não é promover uma melhora da noite para o dia – seu propósito é estabelecer um estilo de vida. Embora todas as mulheres queiram emagrecer em dois tempos, aquelas que eliminam peso numa velocidade baixa mas constante são as que mantêm os quilos extras à distância. Por quê? Porque elas dedicam bastante tempo ao desenvolvimento e à adoção de hábitos saudáveis que permanecem. Se você necessitar de seis meses para se livrar de 9kg e conseguir ficar sem eles, qual é o problema? Isso é melhor do que emagrecer os 9kg num mês e depois retomar os hábitos que causaram o aumento de peso original, recuperar esses quilos e ainda ganhar mais alguns.

P.: Após passar anos morrendo de fome, tomei a decisão de nunca mais subir numa balança. A visão do número ali me perturba. Vou fazer o programa, mas não quero usar nem mesmo a balança que mede a gordura corporal. Será que preciso realmente me pesar?

R.: A fobia à balança é bastante comum entre minhas pacientes. E é claro que você não é obrigada a se pesar. O propósito deste programa não é fazê-la alcançar um número na balança, mas lhe mostrar como desenvolver a força mental e física, ficar saudável e feliz e viver de acordo com suas possibilidades.

Portanto, em vez de usar a balança para avaliar seu progresso, escolha uma peça de roupa – uma calça jeans, talvez – da qual você realmente goste e na qual consiga entrar, embora não seja capaz de abotoar completamente. Pendure-a do lado de fora do armário para que a veja ao se levantar da cama e antes de ir dormir. Ela será um lembrete visual para você se manter concentrada nas suas metas. Uma vez por semana, experimente-a. Se ela estiver mais larga, é porque você está eliminando o excesso de gordura corporal. Caso esteja mais justa, é óbvio que está na hora de você fazer uma reavaliação.

P.: *Tenho 60 anos e fui ativa na maior parte da minha vida. Quero experimentar o programa, mas talvez seja simplesmente muito tarde para conseguir entrar em forma.*

R.: *Nunca* é muito tarde. Pesquisas revelam que mulheres de qualquer idade – até mesmo aquelas que já estão com 90 anos – podem alcançar significativas melhoras na composição do corpo, na força, na resistência e na flexibilidade.

Portanto, vá em frente e comece o programa hoje. Seu primeiro passo: agendar uma consulta com seu médico e levar este livro para que ele o veja. Depois de se certificar de que você está bem, pergunte-lhe se este programa é apropriado para seu caso. O médico irá trabalhar junto com você para sugerir adaptações de acordo com sua saúde, seu nível de condicionamento físico e sua idade. Sugiro também que você procure academias de ginástica ou centros comunitários para ter aulas de treinamento com pesos e de exercícios cardiovasculares específicas para mulheres com mais de 60 anos. Os professores que realizam esse tipo de atividade têm experiência no treinamento de mulheres nessa faixa etária e podem lhe ensinar a adaptar o programa às suas necessidades.

Aos 60 anos, é provável que você ache que levará tempo para emagrecer e desenvolver a musculatura. Mais uma vez, seja paciente e persistente. Cada passo que você der na esteira ergométrica ou simplesmente caminhando, assim como cada minuto que dedicar ao treinamento com pesos, a deixará mais perto da sua meta final: ficar saudável, em forma e cheia de vitalidade de modo permanente.

P.: *Minha filha está com 16 anos e, nos últimos anos, engordou. Isso a deixou deprimida e retraída, o que afetou sua vida social. Eu preciso emagrecer e ficar em forma e pretendo começar este programa. Ele também é apropriado para minha filha?*

R.: Este programa é apropriado para mulheres jovens com 16 anos ou mais. Aproxime-se da sua filha com sutileza. Você pode mencionar casualmente que irá começar o programa e lhe perguntar se ela também gostaria de fazer isso. Se a resposta for “Não, não insista”, simplesmente comece sozinha. Ao praticar o que está pregando, você fará com que ela veja em você mudanças que podem motivá-la a aderir ao programa. O segredo está em levá-la a perceber que uma boa alimentação e a prática de atividades físicas vão melhorar seu humor e sua auto-estima.

Se sua filha disser sim, ela poderá seguir todo o programa. Incentive-a a limitar ou eliminar aquelas comidas favoritas dos adolescentes que causam excesso de peso: Carboidratos Prejudiciais, como biscoitos, salgadinhos, refrigerantes, balas e doces. Incentive-a a comer Alimentos Inteligentes – muitas frutas e vegetais, peixes, aves e grãos integrais. E verifique se ela está ingerindo ferro e cálcio.

P.: *Seguindo sua recomendação, estou aumentando a intensidade dos exercícios cardiovasculares. Caminho na rua e, além de aumentar a velocidade, acrescentei trechos com subidas para aumentar o esforço. No entanto, não freqüento uma academia e preferiria executar o treinamento de força em casa. É possível fazer isso?*

R.: Sim. Na realidade, quando elaborei o plano de treinamento, levei em consideração o fato de que algumas mulheres iriam optar por fazer os exercícios em casa. Reúna o material de ginástica para principiantes adquirindo um conjunto de halteres, um banco de exercícios regulável e um colchonete.

Dê preferência aos halteres de barra curta (HBC), de pesos individuais. Você poderá guardá-los num armário ou embaixo da cama. Eles também são versáteis. Use-os juntamente com bancos ou bolas suíças (*fitballs*) para ampliar as opções de exercícios.

P.: *Tenho um problema terrível: o hábito de comer à noite. Sigo o programa todos os dias até às 20h. Lá pelas 23h, já comi cerca de 600 ou 700 calorias extras. Não consigo me controlar – sinto muita fome! Alguma sugestão?*

R.: Será que você está comendo pequenas e nutritivas refeições cinco a seis vezes por dia, inclusive um lanche no meio da tarde e um razoável lanche após o jantar, cerca de 90 minutos antes de ir para a cama? Se a resposta for afirmativa, então desconfio de que seu problema não é fome. O que você quer é comer.

A fome é uma necessidade física – o estômago ronca e a pessoa pode se sentir fraca ou tonta por falta de alimento. Por outro lado, o apetite é uma necessidade psicológica por comida. Ele surge, por exemplo, quando passamos por uma confeitaria e desejamos um doce, apesar de termos acabado de almoçar muito bem.

Você adquiriu o hábito de comer à noite, e o que sua mente lhe diz ser fome nada mais é do que o costume de se alimentar sempre que você quer comida, e não apenas quando precisa dela. Há várias medidas que podem acabar com isso. Telefone para alguém da sua rede de apoio. Tome um banho. Vá para a cama mais cedo – às vezes, os lanches noturnos são indícios de que é de sono que você precisa, e não de alimento. Se você for capaz de ficar três noites sem comer, estará indo bem. Você vai conseguir fazer isso!

P.: *Estou irritada e deprimida com os 7kg que engordei desde que fiz 40 anos. Eu me sinto constantemente cansada e inchada, meu humor varia e tenho uma imensa vontade de comer chocolate, principalmente antes de ficar menstruada. Meu ciclo menstrual está irregular, minha cintura já era, meus seios estão maiores e até minhas costas estão com dobras de gordura. O que este programa pode fazer por mim?*

R.: Bem-vinda ao Ciclo 3, que é onde estou neste momento. Como médica, sei que as mulheres que estão nessa fase da vida tornam-se mais propensas à depressão e a variações de humor, principalmente quando seus hormônios sexuais ficam instáveis. Você está vivenciando a dupla praga da alteração de humor pré-menstrual e do início da diminuição do estrogênio, que pode exercer um grande impacto no ciclo menstrual da mulher e no seu humor.

Sei como é terrível sentir o corpo mudar diante dos nossos próprios olhos. Seguramente, a incorporação da Fórmula Mente–Boca–Músculos à sua vida vai aliviar esses sintomas da perimenopausa. O aprendizado de técnicas que a ajudem a lidar com o estresse causado por essas mudanças no corpo, assim como o hábito de alimentar-se bem e de movimentar o corpo regularmente, a deixará muito menos propensa a sucumbir às alterações de humor e ao excesso de comida.

Acima de tudo, lembre-se de que as mulheres que possuem o corpo e a mente mais em forma desgastam-se menos com as mudanças físicas e mentais decorrentes da perimenopausa. Com o programa do *Body*-for-*LIFE para mulheres*, você eliminará gordura corporal excessiva (caso necessite) ou estabilizará o peso para não voltar a engordar. Além disso, se manterá saudável e em forma. Sob qualquer aspecto, estará ganhando. Mas, caso você tenha feito o possível para otimizar seu estilo de vida e, mesmo assim, os sintomas continuarem insuportáveis, consulte seu médico sobre terapias apropriadas que lhe forneçam alívio a curto prazo.

P.: *Recentemente recebi o diagnóstico de hipotireoidismo. Meu médico me receitou o remédio para esse problema, mas eu já tinha engordado quase 14kg quando ele descobriu o que estava errado. Agora, não estou conseguindo me livrar do peso extra nem mesmo com a medicação. Socorro!*

R.: Distúrbios auto-imunes, como o hipotireoidismo, são muito comuns em mulheres. Infelizmente, os sintomas, como aumento de peso e de gordura corporal, também são. A boa notícia é que você pode emagrecer.

É possível eliminar o excesso de peso intensificando as atividades físicas. Você está fazendo os exercícios cardiovasculares cinco vezes por semana? Experimente acrescentar mais um dia e exercitar-se no nível máximo de intensidade em que se sinta confortável. Além disso, preste atenção na quantidade da comida que você está ingerindo. Não confie nos seus instintos em relação a isso – eles também estão sendo afetados pelo fato de o nível do hormônio da tireóide estar abaixo do normal.

A eliminação de cerca de 14kg provavelmente demandará dois segmentos de 12 semanas. Talvez você alcance sua meta antes do fim do segundo segmento. Se isso acontecer, passe para a Fórmula de Manutenção do Peso e comece a praticar o controle do peso.

P.: *Acabei de me submeter a uma histerectomia. Estou fazendo terapia hormonal (estrogênio apenas) para aliviar os sintomas da menopausa decorrente da cirurgia. Minha preocupação é com a possibilidade de eu engordar muito em pouco tempo. Será que este programa pode me ajudar a evitar isso?*

R.: Com a menopausa, a mulher tende a acumular gordura na parte superior do corpo. Porém, na menopausa natural, esse aumento de gordura é gradual. Quem entra na menopausa por causa de cirurgia ou de remédios pode engordar num período mais curto.

Mas, se você estiver se submetendo a doses baixas de reposição hormonal e seguindo o programa do *Body*-for-*LIFE para mulheres*, provavelmente não ganhará mais peso do que uma mulher que tenha entrado na menopausa de modo natural. O programa a ajudará a reduzir essa gordura e lhe fornecerá as ferramentas necessárias para que você se mantenha tão firme e em forma quanto possível nesse estágio da sua vida.

P.: *Fiz 38 anos e pretendo engravidar em pouco tempo. Estou animada, mas tenho a preocupação de não conseguir emagrecer após o parto. Existe um histórico de obesidade na minha família e já estou 9kg acima do peso. Alguma sugestão para eliminar a gordura extra agora e depois do nascimento do bebê?*

R.: Embora a obesidade esteja presente na sua família e, talvez, você precise se esforçar mais do que outras mulheres para manter um peso saudável, este programa pode beneficiar tanto você quanto o bebê, até mesmo antes do início da gravidez.

Primeiro, elabore planos para iniciar o Segmento 1 do Método de Treinamento. Se você seguir o programa e não ocorrerem circunstâncias especiais, a eliminação dos 9kg será possível. Quando atingir o peso pretendido, inicie logo o Segmento de Manutenção do Peso para consolidar sua nova composição corporal e seu novo estilo de vida. A partir desse ponto, estará livre e solta.

Assim que engravidar, fale com seu médico a respeito do programa – o que você está comendo, com que freqüência treina – e mantenha-o informado durante toda a gestação para que ele possa fazer ajustes na sua dieta e no plano de atividades físicas. Se você adquirir uma quantidade saudável de peso durante a gravidez (de 11 a 15kg), conseguirá eliminá-la num período de quatro a seis meses após o parto.

P.: *Acredito que sou viciada em açúcar. Todas as vezes em que tento comer apenas um biscoito, acabo devorando todo o pacote. Meu desejo por açúcar piorou desde que parei de fumar há alguns meses. Minha mãe, que era alcoólatra, tinha uma paixão por doces pior do que a minha. É possível ser viciada em açúcar?*

R.: Sim, é possível. Estudos recentes mostraram que o desejo de comer doce pode se originar de um "gene da dependência", que controla comportamentos que viciam, como o alcoolismo. Portanto, há casos em que a paixão por doces é um indicador de dependência. Além disso, as mulheres que possuem esse gene mas que não são dependentes de álcool nem de tabaco podem ser "viciadas" em açúcar.

O fato de você ser uma ex-fumante cujo desejo por doces aumentou após o abandono do cigarro é um indício – muitos ex-fumantes e ex-alcoólatras em recuperação se voltam para o açúcar. Em sua maioria, eles não percebem que, quando ingerem doces, na realidade estão "fumando" ou "bebendo" esses alimentos.

No entanto, a maior parte das mulheres viciadas em açúcar está consciente de que possui essa dependência. Meu conselho é que você faça o possível para evitar alimentos com açúcar refinado. É importante saber que a ingestão de uma porção de Proteína Inteligente, como um pedaço de queijo magro, pode refrear significativamente o desejo por açúcar. Utilize também os seguintes substitutos: frutas (opte por aquelas que contenham água, como maçã e frutas vermelhas, e evite as que sejam ricas em açúcar, como uva e banana), sucralose (Splenda®), frutose ou Stevia.

Relatórios Diários de Progresso

Apêndice C

Body-for-LIFE para mulheres	*Diário da Fórmula Mente–Boca–Músculos: mente*
Data:	Dia ____ de 84

A Regra das Expectativas Desfavoráveis: encare qualquer obstáculo no seu caminho não como um problema, e sim como uma oportunidade para aprender a não abdicar do cuidado consigo mesma.

RELATÓRIO DIÁRIO DE REESTRUTURAÇÃO

Se seu Plano A der errado hoje...

O que aconteceu? E como você colocou seu plano alimentar e/ou treinamento de volta nos trilhos?

____

____

____

RELATÓRIO DIÁRIO DE ESTRESSE

Se você teve um dia estressante...

O que aconteceu? Você lidou com o estresse de maneira positiva ("A resposta está aqui") ou de maneira negativa ("A resposta não está aqui")?

____

____

____

Você se recuperou durante o dia? Utilizou sua técnica de relaxamento?

____

RELATÓRIO DIÁRIO DE ALEGRIA

Minha alegria hoje foi:

____

____

Se você não se alegrou hoje, por favor faça isso amanhã!

RELATÓRIO DIÁRIO DE GRATIDÃO

Pelo que você pode se sentir grata na sua vida?

____

____

Body-for-LIFE para mulheres | *Diário da Fórmula Mente–Boca–Músculos: boca*

Data:	Dia ____ de 84

Total de porções de Proteínas Inteligentes:	Total de porções de Proteínas Inteligentes:
Total de porções de Carboidratos Inteligentes:	Total de porções de Carboidratos Inteligentes:
Total de porções de Gorduras Inteligentes:	Total de porções de Gorduras Inteligentes:

PLANEJAMENTO	REALIDADE
REFEIÇÃO 1 ☐ ANTES DO MEIO-DIA ☐ DEPOIS DO MEIO-DIA	REFEIÇÃO 1 ☐ ANTES DO MEIO-DIA ☐ DEPOIS DO MEIO-DIA
REFEIÇÃO 2 ☐ ANTES DO MEIO-DIA ☐ DEPOIS DO MEIO-DIA	REFEIÇÃO 2 ☐ ANTES DO MEIO-DIA ☐ DEPOIS DO MEIO-DIA
REFEIÇÃO 3 ☐ ANTES DO MEIO-DIA ☐ DEPOIS DO MEIO-DIA	REFEIÇÃO 3 ☐ ANTES DO MEIO-DIA ☐ DEPOIS DO MEIO-DIA
REFEIÇÃO 4 ☐ ANTES DO MEIO-DIA ☐ DEPOIS DO MEIO-DIA	REFEIÇÃO 4 ☐ ANTES DO MEIO-DIA ☐ DEPOIS DO MEIO-DIA
REFEIÇÃO 5 ☐ ANTES DO MEIO-DIA ☐ DEPOIS DO MEIO-DIA	REFEIÇÃO 5 ☐ ANTES DO MEIO-DIA ☐ DEPOIS DO MEIO-DIA
REFEIÇÃO 6 ☐ ANTES DO MEIO-DIA ☐ DEPOIS DO MEIO-DIA	REFEIÇÃO 6 ☐ ANTES DO MEIO-DIA ☐ DEPOIS DO MEIO-DIA

Hortaliças ☐ ☐ ☐ ☐

Alimentos enriquecidos com cálcio ☐ ☐ ☐

Água ☐ ☐ ☐ ☐ ☐ ☐ ☐ ☐ ☐ ☐ ☐ ☐

Minipausa ☐

COMO VOCÊ SE SAIU?

____

____

____

Body-for-LIFE para mulheres — *Diário da Fórmula Mente–Boca–Músculos: músculos*

Data:____________	Hora planejada do início:	Hora real do início:
Dia___de 84	Hora planejada do término:	Hora real do término:
Cardiovascular	Tempo a completar:	Tempo total:

	PLANEJAMENTO				REALIDADE			
Exercícios realizados	Quanto tempo?	Onde?	Com quem?	Nível de intensidade?	Quanto tempo?	Onde?	Com quem?	Nível de intensidade?

Como você se saiu?

____

____

____

Body-for-LIFE para mulheres — *Diário da Fórmula Mente–Boca–Músculos: músculos*

Data:__________	Hora planejada do início:	Hora real do início:
Dia___de 84	Hora planejada do término:	Hora real do término:
Sessão da parte superior do corpo	Tempo a completar:	Tempo total:

		PLANEJAMENTO					REALIDADE				
Grupos musculares	Exercícios realizados	Séries	Repetições	Peso	Minutos entre as séries	Nível de intensidade	Séries	Repetições	Peso	Minutos entre as séries	Nível de intensidade
Tórax Peitorais											
Ombro Deltóides											
Costas Grandes dorsais											
Braço Tríceps posterior											
Bíceps anterior											

Como você se saiu?

____

____

____

Body-for-LIFE para mulheres — *Diário da Fórmula Mente–Boca–Músculos: músculos*

Data:___________	Hora planejada do início:	Hora real do início:
Dia___de 84	Hora planejada do término:	Hora real do término:
Sessão da parte inferior do corpo	Tempo a completar:	Tempo total:

		PLANEJAMENTO					REALIDADE				
Grupos musculares	Exercícios realizados	Séries	Repetições	Peso	Minutos entre as séries	Nível de intensidade	Séries	Repetições	Peso	Minutos entre as séries	Nível de intensidade
Quadríceps e músculos posteriores da coxa											
Panturrilhas											
Abdominais											

Como você se saiu?

____

____

____

Body-for-LIFE para mulheres *Diário da Fórmula Mente–Boca–Músculos: músculos*

Data:____________	Hora planejada do início:	Hora real do início:
Dia___de 84	Hora planejada do término:	Hora real do término:
Exercícios de alongamento	Tempo a completar:	Tempo total:

	PLANEJAMENTO		REALIDADE	
Exercícios	Realizado?	Duração do alongamento	Realizado?	Duração do alongamento
Alongamento da coluna				
Arqueamento da coluna lombar				
Alongamento de posteriores da coxa, bíceps femoral e região lombar				
Alongamento de quadríceps e adutores				
Alongamento de posteriores da coxa e adutores				
Alongamento de posteriores da coxa, adutores e região lombar				

Como você se saiu?

____

____

____

Alternando opções e fórmulas

Apêndice D

Alterne opções de monitoramento das porções

Algumas mulheres odeiam contar calorias, enquanto outras se sentem à beira de um precipício dietético quando não dispõem da rede de proteção de um monitoramento rígido. O fantástico é que o Método de Alimentação do *Body*-for-*LIFE para mulheres* se ajusta a todas as nossas idiossincrasias calóricas individuais. Veja suas opções.

Opção 1: Diminuição das porções. Essa opção dá mais resultados se você pratica o controle da porção com freqüência, se está atenta à densidade calórica geral dos alimentos que consome, se sabe quando tende a comer em excesso (sentada diante da televisão, por exemplo) e se está mais para comedora descuidada do que para comedora emocional. A opção 1 é válida também se você estiver iniciando seu primeiro Segmento de Eliminação de Peso, se precisar emagrecer pelo menos 9kg ou se quiser simplesmente se concentrar na eliminação dos Alimentos Prejudiciais, diminuir todas as porções da sua dieta, comer Alimentos Inteligentes e continuar com o processo de emagrecimento. Na realidade, é possível alcançar sua meta exclusivamente com a Opção 1.

Opção 2: Diminuição das porções com um mínimo de monitoramento da ingestão de calorias. Essa opção é melhor para mulheres que, além de precisarem diminuir as porções, necessitam de um pouco mais de monitoramento para aumentar sua percepção sobre o excesso de comida que ingerem. Se for seu caso, comece verificando os rótulos e prestando atenção nas calorias que você consome ao longo do dia. A Opção 2 aplica-se às mulheres que comem descuidadamente ou por motivos emocionais, às que precisam eliminar os últimos 5 ou 7kg e às que estão atentas à ingestão de alimentos para conseguirem atingir a meta ou estão tão perto dela que qualquer caloria conta (além das que já atingiram o peso pretendido e agora desejam controlá-lo). Finalmente, quem já alcançou seu objetivo e está começando o Segmento de Manutenção do Peso também só terá a ganhar com um leve controle de calorias para prestar mais atenção nas suas novas cotas.

Opção 3: Diminuição das porções com um monitoramento mais rígido do consumo de calorias. Essa é a opção para as mulheres que consideram mais útil o controle diário da ingestão de calorias do que "somá-las" a cada 12 semanas. Não se trata de ficar obcecada com esse controle, mas de se manter numa determinada faixa de consumo de calorias (como se você estivesse se atendo a um orçamento). A Opção 3 é mais indicada para quem possui alguma forma de distúrbio alimentar, como a compulsão por comida. Esse é o caso das comedoras emocionais que se encontram num estado mais grave – aquelas que chegam a ingerir mil calorias ou mais numa refeição, ou que, após anos de privações e sofrimentos por causa de dietas, não sabem mais o que é se sentir plenamente satisfeita. A Opção 3 também é recomendada para as mulheres que "beliscam" descuidadamente durante todo o dia ou que estão tomando remédios que aumentam o apetite.

Você não sabe bem qual é a melhor opção para seu caso? Escolha a que lhe parecer melhor e faça uma experiência. Se quiser, depois teste outra. E, seja qual for a opção que escolher, preencha seu Relatório Diário de Progresso da Fórmula Mente–Boca–Músculos: boca (página 247) todos os dias. O controle das refeições, assim como o das porções de Proteínas Inteligentes, Carboidratos Inteligentes e Gorduras Inteligentes, a manterá nos trilhos e revelará padrões nos seus hábitos alimentares, alguns dos quais talvez precisem ser ajustados.

Tenha em mente a flexibilidade. Hoje a Opção 2 pode atender suas necessidades, mas, daqui a dois anos, você talvez queira experimentar a Opção 1. Seja paciente e aprenda a adaptar o sistema para que ele funcione no seu caso.

Alterne a Fórmula dos Segmentos de Eliminação de Peso

Se você quiser, poderá usar esta fórmula de quatro etapas para todos os Segmentos de Eliminação de Peso até estar pronta para passar para o Segmento de Manutenção do Peso (que tem sua própria fórmula – veja a página 258). Você empregará sua taxa metabólica em repouso (TMR), para determinar o número de calorias que precisa queimar num segmento específico para assegurar o emagrecimento contínuo. A TMR, que está sempre mudando, corresponde ao número de calorias que o corpo queima mesmo quando não está fazendo absolutamente nada.

De modo geral, quanto mais leve você estiver, mais baixa será sua TMR, porque um corpo mais leve requer simplesmente menos energia para executar suas funções normais. Portanto, à medida que você emagrece, sua TMR muda também. Para continuar a eliminar peso, seria necessário ajustar sua dieta alimentar e seu programa de atividades físicas.

Embora não seja necessário usar a fórmula apresentada a seguir, acredito que o fato de você fazer isso pelo menos uma vez a cada 12 semanas aumentará suas chances de obter o máximo de progresso. Efetue esses cálculos numa folha de papel e guarde-os com seus Relatórios Diários de Progresso.

1. FAÇA UMA ESTIMATIVA DA SUA TMR REAL

Multiplique seu peso atual por um dos fatores de ajuste da TMR listados abaixo. (Veja "O peso ideal", na página 173, para ajudá-la nessa aferição.)

Se você está...	**multiplique por...**
5 a 14kg acima do peso	10
14 a 23kg acima do peso	9
23kg ou mais acima do peso	8

Seu peso X fator de ajuste da TMR = _____ (sua TMR)

2. CALCULE SEU TOTAL DE CALORIAS (TC)

Multiplique seu peso atual por um dos fatores de atividade física listados adiante. Apenas para seu primeiro Segmento de Eliminação de Peso, multiplique sua TMR pelo seu nível *atual* de atividades físicas, e não pelo nível *planejado*. Após as 12 primeiras semanas, se você estiver se exercitando regularmente e já tiver desenvolvido mais músculos, multiplique pelo nível de atividade que retrate essa nova quantidade de atividades físicas (AF):

- Sedentária (nenhum tipo de exercício físico além das atividades de rotina): 1,2
- Minimamente ativa (20 a 30 minutos de atividades físicas não intensas uma a três vezes por semana): 1,3
- Moderadamente ativa (30 a 45 minutos de atividades físicas moderadamente intensas cinco ou mais vezes por semana): 1,4
- Muito ativa (uma ou mais horas de atividades físicas intensas por dia): 1,7

Para seu primeiro Segmento de Eliminação de Peso, multiplique a TMR pelo seu nível atual de atividades físicas:

TMR X AF = Total de calorias por dia

Seu TC: ___

3. DECIDA QUANTO VOCÊ QUER EMAGRECER POR SEMANA

Escolha uma meta de eliminação de peso semanal realista nas opções abaixo. Em seguida, subtraia o número de calorias indicado por seu TC.

- Para emagrecer 250g por semana, subtraia 250 calorias do seu TC diário.
- Para emagrecer 500g por semana, subtraia 500 calorias do seu TC diário.
- Para emagrecer 750g por semana, subtraia 750 calorias do seu TC diário.
- Para emagrecer 1kg por semana, subtraia 1.000 calorias do seu TC diário.

4. QUEIME AS CALORIAS NECESSÁRIAS À ELIMINAÇÃO DE PESO PRETENDIDA UTILIZANDO DOIS RECURSOS: O CONTROLE DA ALIMENTAÇÃO E A PRÁTICA DE ATIVIDADES FÍSICAS

Para começar, sugiro uma divisão meio a meio. Veja alguns exemplos de como fazer isso:

- Para eliminar 250g por semana, coma menos 125 calorias por dia e queime mais 125 calorias por dia.
- Para eliminar 500g por semana, coma menos 250 calorias por dia e queime mais 250 calorias por dia.
- Para eliminar 750g por semana, coma menos 375 calorias por dia e queime mais 375 calorias por dia.
- Para eliminar 1kg por semana, coma menos 500 calorias por dia e queime mais 500 calorias por dia.

Experimente combinações diferentes, se quiser. Mas não pense que conseguirá atingir a meta concentrando-se apenas na alimentação ou somente nas atividades físicas. Será necessário trabalhar nessas duas frentes.

Alterne a Fórmula do Segmento de Manutenção do Peso

Você está pesando menos – agora é uma mulher mais em forma (vá em frente!) – e as necessidades metabólicas do seu corpo são bem diferentes do que eram no início. Esta fórmula vai ajudá-la a calcular quanto você pode comer e quantas calorias precisa queimar para manter o peso atual.

Primeiro, consulte o IMC e as tabelas de gordura corporal (nas páginas 127 e 176) para ver onde seus números se encaixam. A seguir, siga estas orientações:

Se você atingiu o peso pretendido e quer mantê-lo: Caso esteja dentro da faixa de variação normal nas tabelas do IMC e de gordura corporal, simplesmente multiplique seu peso por 10. Em seguida, multiplique o resultado pelo seu nível atual de atividades físicas. Por exemplo, se você estava com 77kg no início do programa e atingiu o peso pretendido de 61kg e estiver moderadamente ativa, sua equação será: 61 x 10 = 610.

Agora, multiplique 610 pelo seu fator de atividades físicas (1,4): 610 X 1,4 = 854 calorias. Aí está sua nova TMR.

Se você está "fazendo uma pausa" para controlar o peso: Multiplique seu peso atual pelos números no passo 2 de "Alterne a Fórmula dos Segmentos de Eliminação de Peso" (veja a página 256). Em outras palavras, caso você ainda esteja de 5 a 14kg acima do peso pretendido, multiplique seu peso atual por 10. Caso esteja de 14 a 23kg acima do peso, multiplique-o por 9. E, se estiver mais de 23kg acima do peso, multiplique-o por 8. Em seguida, multiplique esse resultado pelo seu fator de atividades físicas atual para obter a nova TMR.

Minha TMR nova é : ___

Lembre-se de que essas fórmulas são apenas pontos de partida. Portanto, esteja preparada para aprimorar o programa. Se, apesar de seguir as orientações, você ganhar peso, consuma menos 100 calorias por dia e/ou intensifique sua atividade física para queimar mais 100 calorias por dia. Monitore seu progresso e permaneça paciente enquanto seu corpo se adapta às mudanças em termos de peso, nível de atividade física e estilo de alimentação. Lembre-se de que foi a tartaruga que venceu a corrida, e não o coelho.

Histórias reais de sucesso

Apêndice E

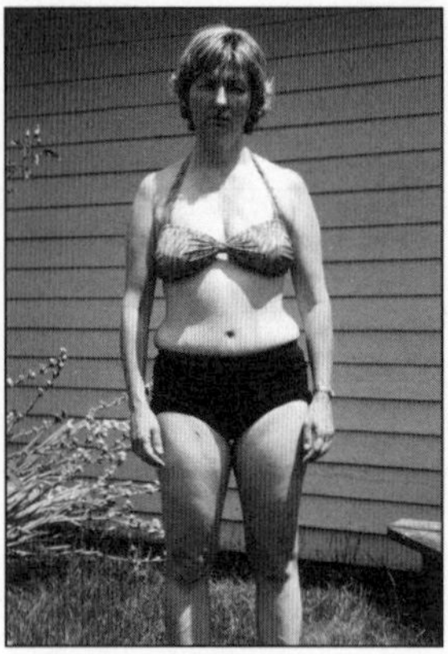

Antes

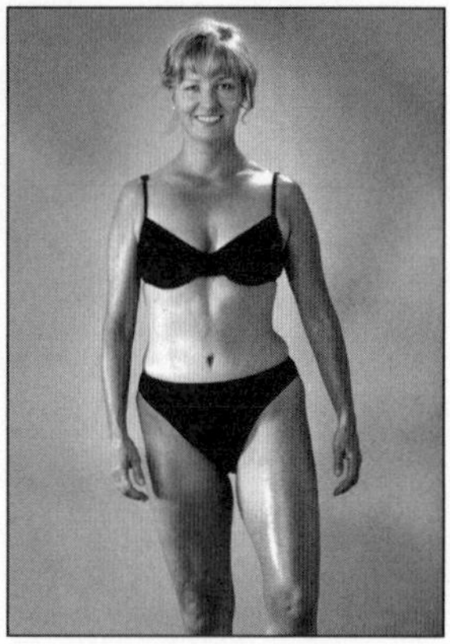

Depois

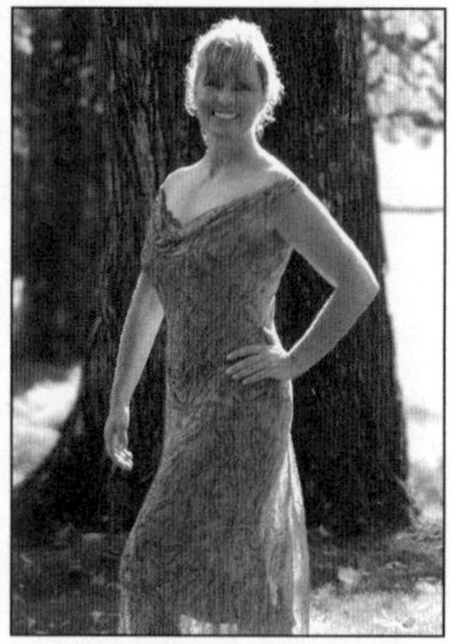

Dois anos depois

"Meu filho foi para a faculdade e eu comecei uma vida nova."

Eu tinha muitas desculpas para não estar em forma e saudável. "Mãe solteira, autônoma, uma agenda maluca, falta de tempo, não saber como, é muito difícil..." Como autora, instrutora motivacional e conselheira pessoal, eu apoiava e incentivava outras pessoas, mas não a mim mesma. De fato, havia algo de errado nessa imagem.

No dia da festa de formatura do meu filho no colégio, uma colega me falou sobre o Desafio. Será que eu estava a fim? Relutantemente, concordei. Eu não sabia no que estava me metendo, mas vislumbrei um marco.

Após ver minhas fotografias de "antes", me entreguei por completo, de cabeça. Foi difícil acreditar que a mulher naquelas fotografias era eu! Minha hesitação se transformou em determinação e comprometimento e, nas 12 semanas seguintes, passei a me levantar diariamente às 5h15 para me encontrar com minha "companheira" na academia. Faltando ainda um mês para o prazo acabar, comprei orgulhosamente um biquíni para minha foto de "depois". A moça de 18 anos que me vendeu o biquíni disse: "Se eu estivesse tão em forma quanto você, iria me exibir também!" Vendido! Minha melhor amiga de infância gritou quando me viu: "Você não estava tão bem assim na época de colégio!"

Por fim, emagreci 8kg, baixei a gordura corporal para 12% e passei do manequim 46 para o 40/42. Mantive minhas conquistas e, a cada dia, eu ficava mais forte e flexível. Considero a data em que comecei, em junho, o dia do meu "renascimento".

Meu filho foi para a faculdade e eu comecei uma vida nova – não apenas com um novo físico, mas com uma nova confiança. Meu negócio cresceu e ampliei meu circuito de palestras e treinamento, incluindo a Europa e a Austrália. Viajo pelo mundo todo e desço do avião com uma resistência que me assegura que estou pronta para o que der e vier. Estou totalmente comprometida com o objetivo de ensinar outros pais e filhos a alcançar o bem-estar mental, emocional e físico. Por causa disso, estipulo um nível mais alto para mim e calculo a distância para ultrapassá-lo.

Não me vejo mais como uma pessoa assoberbada, como é o caso de muitas amigas minhas. Parto de um propósito diário de coerência, vigor e meta. Sou uma mulher *produtiva*, e não uma pessoa sobrecarregada. É incrível o que este programa fez por mim e por outras mulheres como eu.

Diana Haskins
Idade: 48
Conselheira pessoal
Portland, Oregon

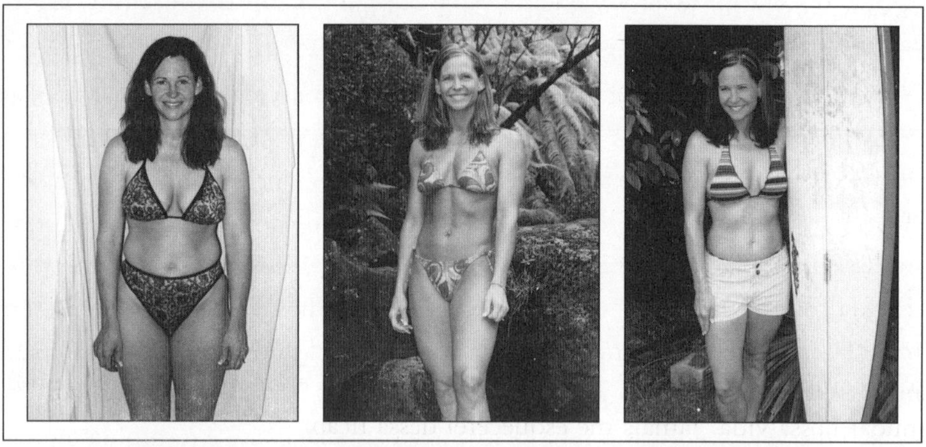

Antes *Depois* *Quatro anos depois*

"Aprendi que, com muito esforço e amor-próprio, uma pessoa consegue mudar sua vida."

Durante algum tempo, evitei substituir as baterias da minha balança. Quando finalmente as troquei, fiquei chocada: vi que eu estava carregando 71kg em 1,70m de altura. Eu sabia que estava engordando porque, a cada dia, minhas roupas ficavam mais apertadas, mas eu não esperava aquele número. Meu pai morreu de infarto aos 42 anos. Eu tinha ouvido falar sobre o Desafio e sabia que estava pronta para uma mudança de vida. Aceitei seguir o programa e fui em frente.

Quando tirei as fotografias de "antes", tive o segundo choque: a imagem do meu corpo que eu via no espelho era muito diferente daquela que as fotografias mostravam. Isso foi um grande estímulo para mim. No entanto, meus incentivos reais foram meus dois filhos – de dois e quatro anos. Desejava vê-los formados na faculdade e ser avó um dia. Queria participar de tudo o que meu pai não teve condições de participar por ter morrido tão cedo.

O principal obstáculo foi superar minha paixão por massas brancas e chocolate. Eu tinha o mau hábito de me matar de fome até às 15h e depois comer qualquer coisa – exatamente qualquer coisa. Durante aquelas 12 semanas, aprendi a me alimentar, a ler o rótulo de todos os produtos que eu colocava na boca. E minha sessão diária de exercícios deixou de ser uma obrigação e tornou-se o alimento que eu precisava ingerir.

Quando o Desafio acabou, eu tinha passado de um manequim 44/46 para um 38/40, de 28 para 15% de gordura corporal e de 71 para 58kg. Sentia-me tão maravilhosa que queria mostrar ao mundo inteiro a "nova eu". Meu marido e eu tínhamos planejado viajar para o Havaí na semana em que o Desafio terminasse. Quando caminhei na praia, me senti muito orgulhosa e confiante.

Logo que vi as fotografias de "antes" e "depois", pensei comigo mesma: "Não é possível uma mulher conseguir mudar seu corpo tão radicalmente em 12 semanas!" Bem, agora eu sou uma dessas mulheres e tenho as fotografias para comprovar. Aprendi que, com muito esforço e amor-próprio, podemos mudar nossa vida. Jamais me esquecerei dessa lição.

Michelle Cornell
Idade: 34
Gerente de restaurante
Roseville, Califórnia

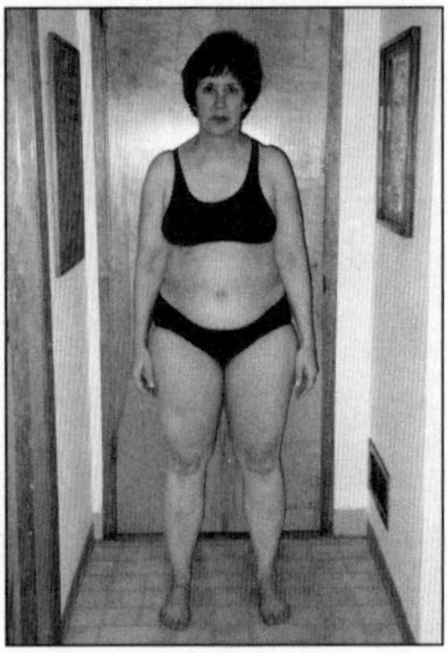

Antes

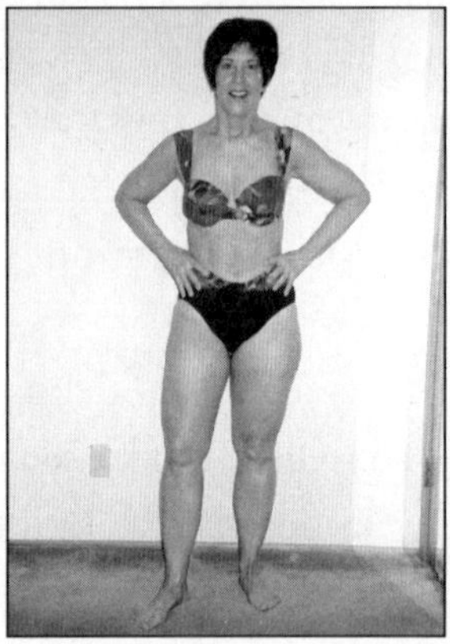

Depois

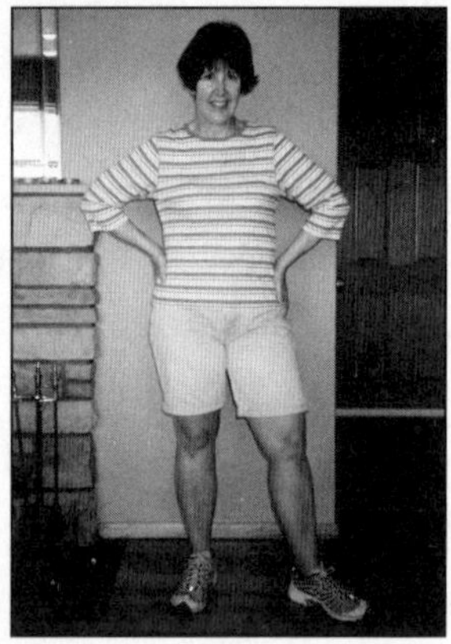

Dois anos depois

"Hoje estou sempre buscando novos desafios – tanto físicos quanto mentais."

Na ocasião em que minha fotografia de "antes" foi tirada, eu achava que estava em boa forma. Corria quase uma hora por dia e me sentia suficientemente saudável, apesar de estar carregando alguns quilos extras. Além disso, eu tinha uma família maravilhosa, muitos amigos e uma estimulante carreira de professora. A vida era boa.

Portanto, quando comecei o Desafio, não estava procurando grandes mudanças. Achei que fosse eliminar alguns quilos, mas certamente não esperava nenhuma transformação. Como eu estava errada!

Comecei a perceber isso a partir do primeiro dia. Dez minutos após iniciar a sessão de atividade física, eu estava suando horrores. Obviamente, meu corpo havia ficado em ponto morto durante muitos anos. Mas, quando comecei a treinar com pesos e a aumentar a intensidade dos exercícios aeróbicos como parte do Desafio, ele "acordou". Então as mudanças – tanto as físicas quanto as mentais – começaram a acontecer.

Pela primeira vez em muito tempo, passei a prestar atenção na minha dieta. A eliminação de peso parecia fácil. Eu estava comendo mais do que nunca e, mesmo assim, comecei a emagrecer de 1 a 1,5kg por semana.

No fim da sexta semana, machuquei as costas. Durante três dias, mal consegui andar. Portanto, não havia a menor possibilidade de fazer exercícios. Eu não sabia se poderia continuar com o Desafio. Em todo caso, mantive a dieta alimentar e permaneci confiante, sempre concentrada no progresso que havia alcançado. Uma semana depois, voltei para a academia.

No final das 12 semanas, eu estava 13kg mais leve e tinha passado do manequim 50 para o 44. Diminuí 20cm na cintura, 13cm nos quadris e 8cm em cada coxa.

A transformação mental é mais difícil de ser quantificada. Comecei a me ver como uma atleta. Adquiri confiança não apenas por ter começado o programa mas por ter conseguido levá-lo adiante durante 12 semanas. Posso dizer que nada me fez sentir tão poderosa quanto o fato de ter prosseguido com o Desafio.

Hoje busco novos desafios constantemente – tanto físicos (os triatlons de curta distância são os mais recentes) quanto mentais (logo estarei fazendo doutorado). De qualquer forma, a vida está boa. Diria até que está empolgante.

Carol Coe
Idade: 57
Professora
Seattle, Washington

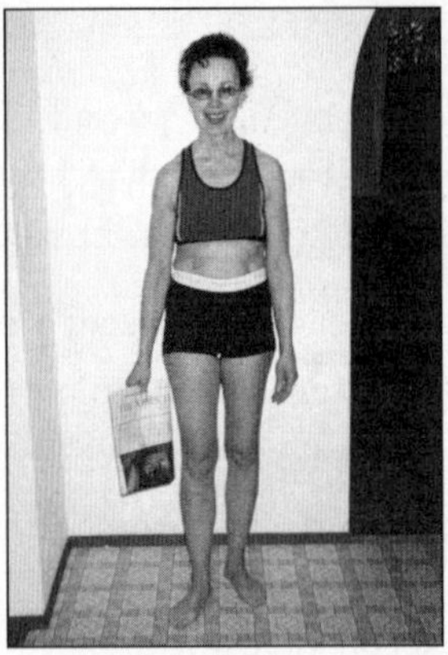
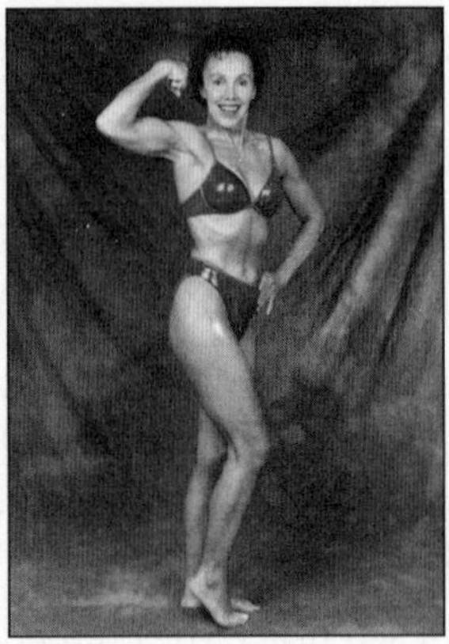
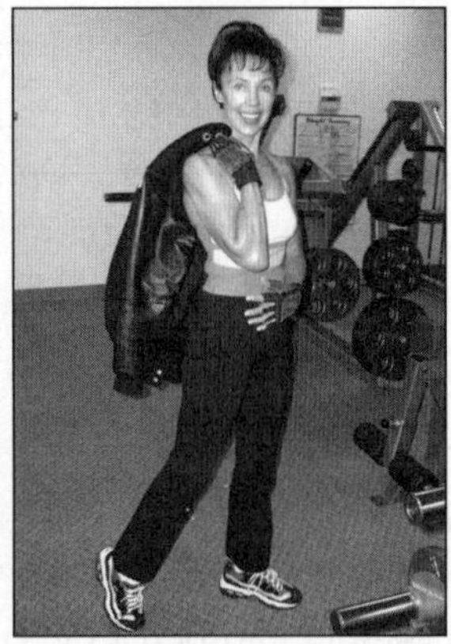

Antes *Depois* *Três anos depois*

"Quero mudar o padrão das mulheres com mais de 50 anos."

Eu estava insatisfeita com meu programa de exercícios. Embora fizesse ginástica aeróbica havia 20 anos, meu corpo nunca mudara. Fui a uma academia e disse à professora, Jana, que estava cansada de ser flácida e queria "endurecer". No dia seguinte, fiz minha primeira sessão de treinamento de força.

Comecei com pesos muito leves. Quando quis aumentar a carga, Jana sugeriu que eu verificasse minha densidade óssea, porque ela notara um desvio na minha coluna. Imagine o choque que senti quando o médico disse que minha densidade óssea estava 50% abaixo do normal. Como os exercícios com pesos livres são recomendados para mulheres com osteoporose, ele foi favorável à continuidade do treinamento de força que eu tinha começado a fazer. E até receitou um remédio, mas não o comprei. Esse diagnóstico me deu a determinação de não me tornar uma velhinha curvada antes da hora.

Totalmente impressionada com minha atitude otimista, Jana sugeriu que eu fizesse o Desafio. Pesquisei o assunto um pouco, me entusiasmei e decidi participar. Eu estava tão animada que ir para a academia não era um problema para mim. Por outro lado, passar a comer seis vezes por dia foi muito difícil – eu vinha fazendo apenas duas refeições porque achava que engordaria se fosse além disso. Mas comecei a me alimentar durante todo o dia (com comida saudável, é óbvio), a queimar gordura e a desenvolver músculos.

No fim do Desafio, eu tinha reduzido a gordura corporal de 29,3 para 17%

e meu peso de 58 para 54kg. Quando fui fazer um check-up seis meses após a primeira consulta médica, soube que minha densidade óssea havia aumentado em 5% – e isso sem ter tomado o remédio.

Pense sobre esse assunto e você verá que é muito mais barato freqüentar uma academia do que pagar contas de hospital ou ficar presa a uma cama por causa de ossos fraturados. Se você não tiver saúde, não terá nada. E, se não cuidar de si mesma, ninguém vai fazer isso no seu lugar.

Quero mudar o padrão das mulheres com mais de 50 anos. Se nós não subirmos na arena, como poderemos saber se conseguiremos derrotar o inimigo? Não importa qual seja seu obstáculo, sua idade ou até mesmo seu problema de saúde, não perca de vista seu objetivo. Pretendo servir de exemplo e mostrar que nunca é tarde para começar a melhorar.

Lorinde Williams
Idade: 63
Vendedora de produtos de confeitaria
Puyallup, Washington

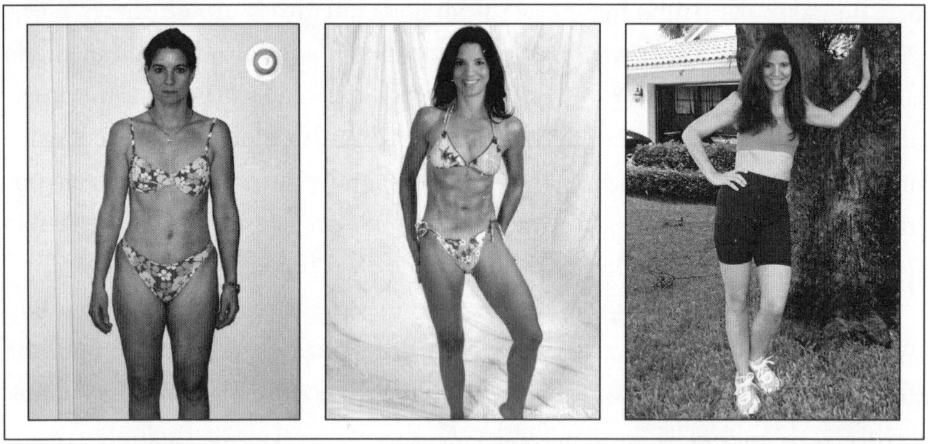

Antes *Depois* *Dois anos depois*

"Eu me transformei numa pessoa diferente tanto na aparência quanto por dentro."

Após 14 anos de casamento e três filhos, meu corpo tinha mudado. Eu não estava muito acima do peso – na realidade, ficava bem nas minhas roupas. No entanto, não gostava de estar com a musculatura flácida. Eu me sentia gorda e desinteressante e estava com medo dos 40 anos de idade, que estavam se aproximando.

Foi minha irmã quem me salvou. Ela começou o Desafio e, 12 semanas depois, tinha transformado inteiramente seu corpo. Pensei comigo mesma: "Se ela consegue fazer isso mesmo tendo três filhos e trabalhando em horário integral, eu também consigo." E decidi aderir ao Desafio.

Para mim, a parte mais difícil foi encontrar tempo e determinação para ir à academia. Por sempre colocar as necessidades da minha família em primeiro lugar, eu era parcimoniosa com "meu" tempo. Mas lá estava eu na academia às seis da manhã, seis dias por semana. Em seguida, corria para casa, preparava as crianças para a escola e me arrumava para ir trabalhar. (Cumpro horário integral como enfermeira de sala de emergência.)

As três primeiras semanas foram as mais desafiadoras. Meu corpo estava constantemente dolorido e as sessões de exercícios àquela hora da manhã diminuíam o tempo que eu tinha para dormir. Mesmo assim, insisti, semana após semana. Antes que eu percebesse, o Desafio havia se tornado parte da minha vida, tão importante quanto o ato de respirar.

A nona semana foi o momento decisivo. Na décima segunda semana, eu havia passado do manequim 42 para o 38. Meu percentual de gordura corporal caíra de 20 para 13%. Fiquei surpresa com essa conquista – sentia-me mais forte e mais poderosa do que antes. Eu havia me transformado numa pessoa diferente tanto na aparência quanto por dentro. E, apesar de a minha rotina diária ser exaustiva, não me faltava resistência para cumpri-la.

Sinto orgulho do meu corpo e das minhas vitórias e agora sei que posso vencer qualquer desafio mental e físico. A dedicação e o esforço me conduziram a um condicionamento físico "para toda a vida", e eu já completei várias corridas e até mesmo duas maratonas. Minha vida em família está sensacional – meu marido e eu parecemos recém-casados e tenho energia para acompanhar meus filhos.

Não deixe o pensamento "Eu não tenho tempo" ser sua desculpa. Você diz que não tem tempo para dar ao seu corpo o cuidado de que ele precisa? Sim, você tem. Se eu consegui fazer isso, qualquer pessoa consegue.

Ann Mon
Idade: 42
Enfermeira
Boca Raton, Flórida

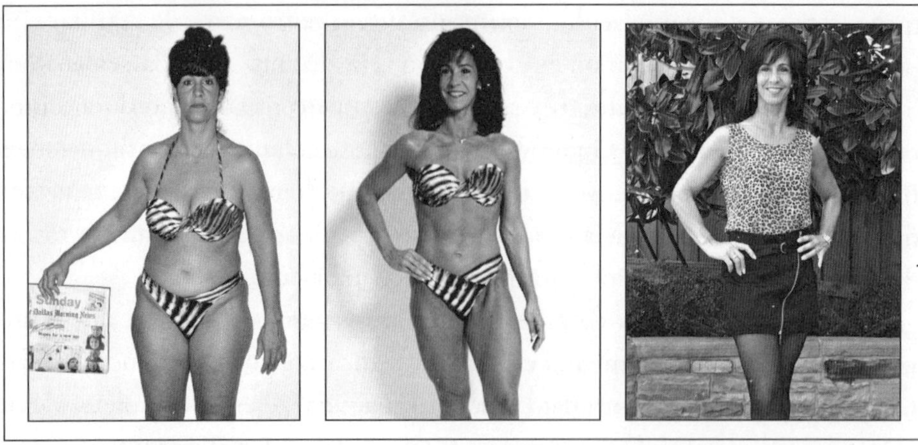

Antes *Depois* *Quatro anos depois*

"Transformei minha essência enquanto transformava meu corpo."

Aos 39 anos, eu me casei e abri meu próprio negócio. Sempre comia muito quando estava estressada e fiquei aflita ao me ver dominada por esse tipo de comportamento destrutivo mais uma vez. Na época em que decidi fazer o Desafio, eu tinha chegado ao meu peso máximo: 74kg. Estava na hora de mudar.

Logo depois que comecei a seguir o programa, um amigo me mandou uma fotografia de uma fisiculturista cujo rosto se parecia muito com o meu. Para destacar sua mensagem, ele colocou meu nome sobre o dela. Essa foto se tornou o centro do "quadro ideal" de imagens que personificavam meus objetivos. Trabalhar com um professor acelerou meu ritmo.

Fiz 40 anos na sexta semana do meu programa. Em termos físicos, eu estava me esforçando mais do que nunca. Mas meus principais obstáculos eram internos. Precisei dizer a mim mesma para relaxar e acreditar que o programa, que se revelara um sucesso para tantas pessoas, seria bom para mim também. Quando comecei o Desafio, disse brincando que o melhor indicador do meu progresso seria começar a ser notada por estranhos. Isso passou a acontecer por volta da sétima semana. No entanto, eu ria quando alguém que eu não conhecia se aproximava de mim na academia, dizendo algo como: "Nossa, você não parece a mesma pessoa!" Eu simplesmente fiquei menor, porém mais forte. Na décima segunda semana, estava com 12kg a menos de gordura e com quase 2kg a mais de músculos – minha gordura corporal diminuíra de 27,6 para 15,4%.

Tive uma grande surpresa ao constatar quanto o Desafio havia sido uma experiência emocional para mim e só no fim percebi por quê: eu tinha modificado minha essência enquanto transformava meu corpo. A vitória atingiu o fundo do meu ser. Fiquei livre para transpor as muralhas que construí por causa do medo e das dúvidas. Reformulei as mais destrutivas e limitadoras crenças que alimentava a meu próprio respeito e descobri características minhas que jamais imaginei que existissem.

A parte principal da batalha é acreditar que você é capaz de vencê-la. Seja o que for que eu decida fazer de agora em diante, sei que conseguirei. Não excluo o cuidado comigo mesma da equação, e essa é uma ótima sensação de liberdade. Minha vida está cheia de grandes desafios e de incessantes sucessos que anteriormente costumavam estar além dos meus sonhos.

Artemis Limpert-Decker
Idade: 44
Agente de treinamento e de desenvolvimento de negócios
Richardson, Texas

INFORMAÇÕES SOBRE OS PRÓXIMOS LANÇAMENTOS

Para receber informações sobre os lançamentos da EDITORA SEXTANTE, basta enviar um e-mail para atendimento@esextante.com.br ou cadastrar-se diretamente no site www.sextante.com.br

Para saber mais sobre nossos títulos e autores, e enviar seus comentários sobre este livro, visite o nosso site: www.sextante.com.br

Editora Sextante
Rua Voluntários da Pátria, 45 / 1.404 – Botafogo
Rio de Janeiro – RJ – 22270-000 – Brasil
Telefone (21) 2286-9944 - Fax (21) 2286-9244
E-mail: atendimento@esextante.com.br